Michael Busch

Kompendium

Arbeitsmedizin

Mit ausgewählten Prüfungsfragen aus Facharztgesprächen

9. Auflage · September 2017

www.kompendium-arbeitsmedizin.de

Dr. med. Michael Busch
Facharzt für Innere Medizin und Arbeitsmedizin

Spitzäcker 12
71642 Ludwigsburg

E-Mail: webmaster@kompendium-arbeitsmedizin.de

Das Kompendium Arbeitsmedizin ist bei allen Buchhandlungen oder direkt beim Autor erhältlich.

Informationen zu Buch und Autor sowie Fragen aus Facharztprüfungen:

www.kompendium-arbeitsmedizin.de

Bibliografische Information der Deutschen Bibliothek

Die Deutsche Bibliothek verzeichnet diese Publikation in der Deutschen Nationalbiografie; detaillierte bibliografische Daten sind im Internet über http://www.dnb.de abrufbar

ISBN 978-3-00-056654-7

Druck: DCC Siegmar Kästl e.K. • 73760 Ostfildern-Kemnat

Trotz größtmöglicher Sorgfalt kann für die angegebenen Zahlen keine Gewähr übernommen werden.

Die verwendete männliche Form bezieht selbstverständlich die weibliche Form mit ein. Auf die Verwendung beider Geschlechtsformen wird lediglich mit Blick auf die bessere Lesbarkeit des Textes verzichtet.

Vorwort zur 9. Auflage

Als ich mich vor annähernd 18 Jahren entschlossen habe, mein Wissen für das Facharztgespräch Arbeitsmedizin in einem Kompendium auch anderen Kolleginnen und Kollegen zur Verfügung zu stellen, ahnte ich noch nichts von der ungeheuren Resonanz, die dieses Buch einmal erfahren würde. Auch die 8. Auflage hat wieder alle Vorauflagen in ihrem Absatz deutlich übertroffen und so ist es mir Freude und Verpflichtung zugleich, den aktuellen Stand der modernen Arbeitsmedizin in der nun vorliegenden 9. Auflage darzustellen. Ziel eines Kompendiums ist eine prägnante und übersichtliche Darstellung des Stoffgebiets, gleichwohl hat es sich nicht vermeiden lassen, dass der Umfang des Buchs wieder etwas zugenommen hat.

Neben einer umfassenden Überarbeitung aller Kapitel habe ich den Schwerpunkt auf folgende Themenbereiche gelegt: Das neue *Präventionsgesetz*, die neue *Arbeitsstättenverordnung* mit dem Stichwort *Telearbeit*, die neue *Gefahrstoffverordnung*, das geplante neue *Strahlenschutzgesetz*, das neue *Mutterschutzgesetz* und die neuen Paragrafen 23 und 23a des *Infektionsschutzgesetzes* mit seinen Auswirkungen auf die Arbeitsmedizin. Als ganz neue Kapitel liegen vor: Das *Betriebliche Eingliederungsmanagement*, die *Industrie 4.0*, *Tätigkeiten im Gesundheitsdienst und in Pflegeeinrichtungen* sowie das Thema *Achtsamkeit*. Weiterhin finden sich Neuerungen bei der *Postexpositionsprophylaxe*, bei den *Arbeitsmedizinischen Regeln und Empfehlungen*, Ergänzungen beim Thema *Impfen* sowie bei der *Arbeitsmedizinischen Vorsorgeverordnung* und dem *Datenschutz*. Umfassend aktualisiert wurden zudem die Kapitel *Betriebliche Suchtprävention*, *Psychische Gesundheit am Arbeitsplatz* sowie das *Integrierte betriebliche Gesundheitsmanagement*. Aufgenommen zudem wurden die aktuellen Empfehlungen des ärztlichen Sachverständigenbeirats des BMAS zu weiteren vier *neuen Berufskrankheiten*.

Am Schluss des Buches finden sich *Ausgewählte Prüfungsfragen aus Facharztgesprächen*. Die Fragensammlung findet sich in noch deutlich größerem Umfang kostenfrei auf meiner Homepage *www.kompendium-arbeitsmedizin.de*. Ich danke in diesem Zusammenhang all denjenigen, die sich an der Erweiterung dieser Sammlung durch Zusendung ihrer Fragen aktiv beteiligt haben.

Meine Motivation zu der vielen Arbeit, die eine Neuauflage jeweils mit sich bringt, ziehe ich aus dem engen Kontakt zu meinen Leserinnen und Lesern, die mich durch ihre Zuschriften ermuntern fortzufahren und mir viele wichtige Hinweise und freundliche Anregungen geben. So entwickelt sich dieses Buch in jeder neuen Auflage mit meinen Lesern immer weiter fort.

Meiner Frau und meinen Töchtern danke ich für die Beratung bei allen Themen rund um das Buch und das Korrekturlesen der neuen und überarbeiteten Kapitel.

Mit Herrn Horst Filzer von der Firma DCC Siegmar Kästl e.K. habe ich einen langjährigen äußerst kompetenten, zuverlässigen und geduldigen Partner beim Druck dieses Buches. Ein ganz besonderer Dank gilt deshalb wie immer auch ihm.

Ludwigsburg, September 2017 — Michael Busch

Aus dem Vorwort zur 1. Auflage

Dieses Kompendium entstand in den Grundzügen während meiner Prüfungsvorbereitung auf das *Facharztgespräch Arbeitsmedizin*. Hierbei habe ich die essentiellen Themen aus den vorliegenden Informationsmaterialien und Lehrbüchern zusammengetragen, so dass in komprimierter Form der wesentliche Teil des Prüfungsstoffes abgehandelt ist.

Herrn Dr. med. Dipl. Chem. Gerd Enderle von der Sozial- und Arbeitsmedizinischen Akademie Baden-Württemberg e.V. danke ich für den Rückhalt und die ermutigende Beratung.

Ludwigsburg, Januar 1999 Michael Busch

Aus dem Vorwort zur 5. Auflage

Innerhalb von 8 Jahren erscheint nunmehr die 5. Auflage des Kompendium Arbeitsmedizin. Im Laufe der Zeit wurde es in starkem Maße weiterentwickelt und erweitert: von der noch die Berufskrankheiten betonenden ersten Auflage bis hin zur aktuellen Fassung, die den sich ständig verändernden Anforderungen an die moderne Arbeitsmedizin in den Betrieben Rechnung trägt. So rücken Themen der Arbeitspsychologie und der betrieblichen Gesundheitsförderung immer mehr in den Vordergrund, während die eigentlichen Berufskrankheiten bis auf wenige Ausnahmen die im Betrieb tätigen Arbeitsmediziner kaum mehr beschäftigen. Zusätzlich ist die Kenntnis der Verordnungen und Gesetzestexte ebenfalls ein „Muss". Hiermit beschäftigt sich ein eigenes größeres Kapitel, das sich ebenfalls den sozialmedizinischen Grundlagen widmet.

Ludwigsburg, Juni 2006 Michael Busch

Aus dem Vorwort zur 6. Auflage

Eine entscheidende Änderung hat sich durch die *Verordnung zur Rechtsvereinfachung und Stärkung der arbeitsmedizinischen Vorsorge* ergeben. Diese hat auf die zukünftige betriebsärztliche Betreuung ganz erhebliche Auswirkungen, ebenso wie die *BGV A2 Anschlussreform*. Auf beide Neuregelungen wird deshalb sehr ausführlich eingegangen.

Auch bezüglich der Unfallversicherungsträger gab es eine Reform: Aus dem *Bundesverband der Unfallkassen (BUK)* und dem *Hauptverband der gewerblichen Berufsgenossenschaften (HVBG)* ist die *Deutsche Gesetzliche Unfallversicherung (DGUV)* hervorgegangen.

Nachdem die Prüfungsfragen auf meiner Homepage eine so große Resonanz finden, habe ich mich entschlossen, erstmals eine Auswahl davon in diese Auflage aufzunehmen. Sie sollen dazu anregen, sich vertieft mit wichtigen Themen der Arbeitsmedizin zu beschäftigen.

Ludwigsburg, Dezember 2008 Michael Busch

Aus dem Vorwort zur 8. Auflage

Selten hat eine neue gesetzliche Regelung, wie die geänderte Verordnung zur arbeitsmedizinischen Vorsorge, solche Diskussionen bei den Arbeitsmedizinern bzw. Betriebsärzten ausgelöst. Sie definiert neben der Vorsorge auch die Eignungs- und Einstellungsuntersuchungen neu und greift so bedeutsam in das bisherige Selbstverständnis der arbeitsmedizinischen Tätigkeit ein. Diese neue Regelung basiert auf der hohen Stellung des Grundrechts der informationellen Selbstbestimmung und hinterlässt auch ihre sichtbaren Spuren beim Datenschutz.

So wurde es jetzt vorzeitig erforderlich, die äußerst erfolgreiche 7. Auflage des *Kompendium Arbeitsmedizin* durch eine Neuauflage abzulösen. Diese nun vorliegende 8. Auflage wurde umfassend überarbeitet, durch neue Kapitel ergänzt und durch ein neues Layout noch übersichtlicher gestaltet.

Ludwigsburg, Oktober 2014 Michael Busch

Inhaltsverzeichnis

Einleitung ... 15

Grundlagen für eine erfolgreiche betriebsärztliche Tätigkeit ... 17

Teil I: Berufskrankheiten ... 19

Vorbemerkungen zum Begriff der Berufskrankheit ... 20

1 Berufskrankheiten durch chemische Einwirkungen ... 21

11 Metalle und Metalloide ... 21

1101 Erkrankungen durch Blei oder seine Verbindungen ... 21

1102 Erkrankungen durch Quecksilber oder seine Verbindungen ... 22

1103 Erkrankungen durch Chrom oder seine Verbindungen ... 22

1104 Erkrankungen durch Cadmium oder seine Verbindungen ... 23

1105 Erkrankungen durch Mangan oder seine Verbindungen ... 23

1106 Erkrankungen durch Thallium oder seine Verbindungen ... 24

1107 Erkrankungen durch Vanadium oder seine Verbindungen ... 24

1108 Erkrankungen durch Arsen oder seine Verbindungen ... 25

1109 Erkrankungen durch Phosphor oder seine anorganischen Verbindungen ... 25

1110 Erkrankungen durch Beryllium oder seine Verbindungen ... 26

12 Erstickungsgase ... 27

1201 Erkrankungen durch Kohlenmonoxid (CO) ... 27

1202 Erkrankungen durch Schwefelwasserstoff (H_2S) ... 27

13 Lösungsmittel, Pestizide, sonstige chemische Stoffe ... 28

1301 Schleimhautveränderungen, Krebs oder andere Neubildungen der Harnwege durch aromatische Amine ... 28

1302 Erkrankungen durch Halogenkohlenwasserstoffe ... 28

1303 Erkrankungen durch Benzol, seine Homologe oder durch Styrol ... 32

1304 Erkrankungen durch Nitro- oder Aminoverbindungen des Benzols oder seiner Homologe oder ihrer Abkömmlinge ... 33

1305 Erkrankungen durch Schwefelkohlenstoff ... 34

1306 Erkrankungen durch Methylalkohol (Methanol) ... 35

1307 Erkrankungen durch organische Phosphorverbindungen ... 35

1308 Erkrankungen durch Fluor oder seine Verbindungen ... 36

1309 Erkrankungen durch Salpetersäureester (Nitroglycerin) ... 36

1310 Erkrankungen durch halogenierte Alkyl-, Aryl- oder Alkylaryloxide ... 37
1311 Erkrankungen durch halogenierte Alkyl-, Aryl- oder Alkylarylsulfide ... 37
1312 Erkrankungen der Zähne durch Säuren ... 37
1313 Hornhautschädigungen des Auges durch Benzochinon ... 38
1314 Erkrankungen durch para-tertiär-Butylphenol ... 38
1315 Erkrankungen durch Isozyanate ... 38
1316 Erkrankungen der Leber durch Dimethylformamid ... 39
1317 Polyneuropathie oder Encephalopathie durch organische Lösungsmittel oder deren Gemische ... 39
1318 Erkrankungen des Blutes, des blutbildenden und des lymphatischen Systems durch Benzol ... 40
1319 Larynxkarzinom durch intensive und mehrjährige Exposition gegenüber schwefelsäurehaltigen Aerosolen ... 40

2 Berufskrankheiten durch physikalische Einwirkungen ... 41
21 Mechanische Einwirkungen ... 41
2101 Erkrankungen der Sehnenscheiden oder des Sehnengleitgewebes sowie der Sehnen- oder Muskelansätze ... 41
2102 Meniskusschäden nach mehrjährigen andauernden oder häufig wiederkehrenden, die Kniegelenke überdurchschnittlich belastenden Tätigkeiten ... 41
2103 Erkrankungen durch Erschütterung bei Arbeit mit Druckluftwerkzeugen oder gleichartig wirkenden Werkzeugen oder Maschinen ... 42
2104 Vibrationsbedingte Durchblutungsstörungen an den Händen ... 43
2105 Chronische Erkrankungen der Schleimbeutel durch ständigen Druck ... 43
2106 Druckschädigung der Nerven ... 43
2107 Abrissbrüche der Wirbelfortsätze ... 44
2108 Bandscheibenbedingte Erkrankungen der Lendenwirbelsäule durch langjähriges Heben oder Tragen schwerer Lasten oder durch langjährige Tätigkeiten in extremer Rumpfbeugehaltung ... 44
2109 Bandscheibenbedingte Erkrankungen der Halswirbelsäule durch langjähriges Tragen schwerer Lasten auf der Schulter ... 45
2110 Bandscheibenbedingte Erkrankungen der Lendenwirbelsäule durch langjährige vorwiegend vertikale Einwirkung von Ganzkörperschwingungen im Sitzen ... 45
2111 Erhöhte Zahnabrasionen durch mehrjährige quarzstaubbelastende Tätigkeit ... 46
2112 Gonarthrose durch eine Tätigkeit im Knien oder vergleichbarer Kniebelastung ... 46

2113 Druckschädigung des Nervus medianus im Carpaltunnel (Carpaltunnelsyndrom) durch repetitive manuelle Tätigkeiten mit Beugung und Streckung der Handgelenke, durch erhöhten Kraftaufwand der Hände oder durch Hand-Arm-Schwingungen....... 46
2114 Gefäßschädigung der Hand durch stoßartige Krafteinwirkung (Hypothenar-Hammer-Syndrom und Thenar-Hammer-Syndrom) 47
22 Druckluft.......... 48
2201 Erkrankungen durch Arbeit in Druckluft.......... 48
23 Lärm 49
2301 Lärmschwerhörigkeit 49
24 Strahlen 53
2401 Grauer Star durch Wärmestrahlung.......... 53
2402 Erkrankungen durch ionisierende Strahlen 53

3 Durch Infektionserreger oder Parasiten verursachte Krankheiten&Tropenkrankheiten 54
3101 Infektionskrankheiten, wenn der Versicherte im Gesundheitsdienst, in der Wohlfahrtspflege oder in einem Laboratorium tätig oder durch eine andere Tätigkeit der Infektionsgefahr in ähnlichem Maße besonders ausgesetzt war.......... 54
3102 Von Tieren auf Menschen übertragbare Krankheiten 54
3103 Wurmkrankheit der Bergleute, verursacht durch Ankylostoma duodenale oder Strongyloides stercoralis 54
3104 Tropenkrankheiten, Fleckfieber 54

4 Berufskrankheiten der Atemwege und der Lungen, des Rippenfells & Bauchfells......... 55
41 Erkrankungen durch anorganische Stäube.......... 55
4101 Quarzstaublungenerkrankung (Silikose).......... 55
4102 Silikotuberkulose.......... 56
4103 – 4105 Durch Asbest verursachte Erkrankungen – Vorbemerkungen.......... 56
4103 Asbeststaublungenerkrankung (Asbestose) oder durch Asbeststaub verursachte Erkrankungen der Pleura 57
4104 Lungenkrebs oder Kehlkopfkrebs in Verbindung mit Asbestose, in Verbindung mit Asbeststaub verursachte Pleuraerkrankung 58
4105 Durch Asbest verursachtes Mesotheliom des Rippenfelles, des Bauchfelles oder Perikards.......... 58
4106 Erkrankungen der tieferen Luftwege und der Lungen durch Aluminium oder seine Verbindungen 59

4107 Erkrankungen an Lungenfibrose durch Metallstäube bei der Herstellung oder Verarbeitung von Hartmetallen ... 59
4108 Erkrankungen der tieferen Luftwege und Lungen durch Thomasmehl (Thomasphosphat) ... 59
4109 Bösartige Neubildungen der Atemwege und Lungen durch Nickel oder seine Verbindungen ... 60
4110 Bösartige Neubildungen der Atemwege und Lungen durch Kokereirohgase ... 60
4111 Chronisch obstruktive Bronchitis oder Emphysem von Bergleuten unter Tage im Steinkohlenbergbau ... 61
4112 Lungenkrebs durch die Einwirkung von kristallinem Siliziumdioxid (SiO_2) bei nachgewiesener Quarzstaublungenerkrankung (Silikose oder Silikotuberkulose) ... 61
4113 Lungenkrebs durch polyzyklische aromatische Kohlenwasserstoffe ... 62
4114 Lungenkrebs durch das Zusammenwirken von Asbestfaserstaub und polyzyklischen aromatischen Kohlenwasserstoffen ... 62
4115 Lungenfibrose durch extreme und langjährige Einwirkung von Schweißrauchen und Schweißgasen (Siderofibrose) ... 62
42 Erkrankungen durch organische Stäube ... 63
4201 Exogen-allergische Alveolitis ... 63
4202 Erkrankungen der tieferen Atemwege und der Lungen durch Rohbaumwoll-, Rohflachs- oder Rohhanfstaub (Byssinose) ... 63
4203 Adenokarzinome der Nasenhaupt- und Nasennebenhöhlen durch Stäube von Eichen- und Buchenholz ... 64
43 Obstruktive Atemwegserkrankungen ... 65
4301 Durch allergisierende Stoffe verursachte obstruktive Atemwegserkrankungen (einschließlich Rhinopathie) ... 65
4302 Durch chemisch-irritativ oder toxisch wirkende Stoffe verursachte obstruktive Atemwegserkrankung ... 65

5 Hautkrankheiten ... 66
5101 Schwere oder wiederholt rückfällige Hauterkrankungen ... 66
5102 Hautkrebs oder zur Krebsbildung neigende Hautveränderungen durch Ruß, Rohparaffin, Teer, Anthrazen, Pech oder ähnliche Stoffe ... 67
5103 Plattenepithelkarzinome oder multiple aktinische Keratosen der Haut durch natürliche UV-Strahlung ... 67

6 Krankheiten sonstiger Ursache ... 68

6101 Augenzittern der Bergleute ... 68

Empfehlungen für neue Berufskrankheiten nach § 9 Absatz 2 SGB VII ... 69

DGUV-Grundsätze und Berufskrankheiten. Rechtsgrundlagen zur Vorsorge und zu Eignungsuntersuchungen, Anforderungen an den mit der arbeitsmedizinischen Vorsorge beauftragten Arzt ... 70

Teil II: Kritische Arbeitsstoffe ... 75

II.1 Reizgase ... 76

II.2 Nitrate, Nitrite und Methämoglobinproblematik ... 78

II.3 Amine und Nitrosamine ... 79

II.4 Flusssäure ... 80

II.5 Kühlschmierstoffe (KSS) ... 81

II.6 Formaldehyd ... 82

II.7 Benzin (Ottokraftstoff) ... 82

II.8 Organische Lösungsmittel ... 83

II.9 Stäube und allgemeiner Staubgrenzwert ... 85

II.10 Künstliche Mineralfasern ... 86

II.11 Keramikfasern ... 87

II.12 Kanzerogene und keimzellmutagene Gefahrstoffe ... 88

Teil III: Arbeitsphysiologie ... 93

III.1 Belastungs- Beanspruchungskonzept ... 94

III.2 Energieumsatz ... 94

III.3 Dynamische und statische Arbeit ... 95

III.4 Dauerleistungsgrenze ... 95

III.5 Ermüdung und Erschöpfung ... 95

III.6 Arbeitszeit und Pausen ... 96

III.7 Biorhythmus ... 97

III.8 Ergonomie ... 98

III.9 Raumlufttechnische Anlagen ... 99

Teil IV: Arbeitsformen ... 103

IV.1 Industrie 4.0 ... 104
IV.2 Taylorismus – Vorbemerkung ... 105
IV.3 Fließfertigung ... 105
IV.4 Gruppenarbeit ... 106
IV.5 Akkordarbeit ... 107
IV.6 Schicht- und Nachtarbeit ... 108
IV.7 Schwerarbeit, Lastenhandhabung und Leitmerkmalmethode ... 108
IV.8 Hitzearbeit ... 109
IV.9 Kältearbeit ... 109
IV.10 Feuchtarbeit ... 110
IV.11 Schweißen und Löten ... 111
IV.12 Tätigkeiten mit Atemschutz ... 113
IV.13 Arbeiten mit Absturzgefahr ... 114
IV.14 Fahr-, Steuer-, Überwachungstätigkeiten ... 115
IV.15 Bildschirmarbeit ... 116
IV.16 Beruflicher Umgang mit Kindern ... 118
IV.17 Tätigkeiten mit Infektionsgefährdung ... 120
IV.18 Tätigkeiten im Gesundheitsdienst und in Pflegeeinrichtungen ... 121
IV.19 Postexpositionsprophylaxe bei Nadelstichverletzungen ... 122
IV.20 Arbeitsaufenthalt im Ausland ... 123
IV.21 Fragen zum Umgang mit Impfstoffen und Hinweise zur Impfung ... 124

Teil V: Arbeitspsychologie, Gesundheitsförderung, Sozialmedizin ... 127

V.1 Psychische Gesundheit am Arbeitsplatz ... 128
V.2 Achtsamkeit ... 130
V.3 Stress (Eustress, Disstress) ... 131
V.4 Burnout-Syndrom ... 133
V.5 Boreout-Syndrom ... 134
V.6 Arbeitssucht (Workaholism) ... 134
V.7 Mobbing ... 135
V.8 Fehlzeiten am Arbeitsplatz ... 136
V.9 Monotonie am Arbeitsplatz ... 137
V.10 Salutogenese-Konzept ... 139

V.11 Integriertes betriebliches Gesundheitsmanagement 140
V.12 Tabakrauchen im Betrieb – Prävention und Nichtraucherschutz 143
V.13 Betriebliche Suchtprävention 144
V.14 Die Arbeitswelt im demografischen Wandel 145
V.15 Betriebliches Eingliederungsmanagement (BEM) 147
V.16 Rehabilitation und Wiedereingliederung 148
V.17 Einschränkungen bei chronischen Erkrankungen 150
V.18 SGB IX Teil 2 (Schwerbehindertenrecht) 151
V.19 Sozialmedizinische Grundlagen 152

Teil VI: Rechtliche Grundlagen, Qualitätssicherung 157

VI.1 Rechtliche Fragen in der betriebsärztlichen Praxis 158
VI.2 Generelles zum Datenschutz mit Regelungen bei der arbeitsmedizinischen Vorsorge, Eignungs- und Einstellungsuntersuchungen 159
VI.3 Gesetz zur Stärkung der Gesundheitsförderung und der Prävention (PrävG) 161
VI.4 Das Arbeitsschutzgesetz (ArbSchG) 162
VI.5 Das Arbeitssicherheitsgesetz (ASiG) 164
VI.6 Arbeitszeitgesetz (ArbZG) 165
VI.7 Jugendarbeitsschutzgesetz (JArbSchG) 166
VI.8 Mutterschutzgesetz (MuSchG) 167
VI.9 Arbeitsschutzausschuss 168
VI.10 Ämter für Arbeitsschutz 169
VI.11 Aufgaben des staatlichen Gewerbearztes 169
VI.12 Arbeitsstättenverordnung (ArbStättV) 170
VI.13 Fahrerlaubnisverordnung (FeV) 172
VI.14 Unfallversicherungsrecht 174
VI.15 Berufskrankheitenverordnung (BKV) 176
VI.16 Regelwerke der Deutschen Gesetzlichen Unfallversicherung 177
VI.17 DGUV-Vorschrift 2: "Betriebsärzte und Fachkräfte für Arbeitssicherheit" 179
VI.18 Verordnung zur arbeitsmedizinischen Vorsorge (ArbMedVV) 182
VI.19 Ausschuss für Arbeitsmedizin (AfAMed) 186
VI.20 Arbeitsmedizinische Regeln (AMR) 186
VI.21 Arbeitsmedizinische Empfehlungen (AME) 187
VI.22 Gefahrstoffverordnung (GefStoffV) 188

VI.23 Technisches Regelwerk bei der Anwendung von Gefahrstoffen 189
VI.24 Strahlenschutzgesetz (StrSchG) 190
VI.25 Biostoffverordnung (BioStoffV) 191
VI.26 Gentechnik-Sicherheitsverordnung (GenTSV) 193
VI.27 Infektionsschutzgesetz (IfSG) 194
VI.28 Qualitätssicherung 195

Teil VII: Anhang 199

VII.1 Ausgewählte Prüfungsfragen aus Facharztgesprächen 200
VII.2 Aus der Geschichte der Arbeitsmedizin und der Sozialgesetzgebung 207
VII.3 Die deutschen Akademien für Arbeitsmedizin 209
VII.4 Literaturüberblick 210
VII.5 Internetadressen 213
VII.6 Abkürzungsverzeichnis 214
VII.7 Register 216

Einleitung

Die Arbeitsmedizin gilt als ein sehr junges Fach und weist doch eine lange Tradition auf. Bernardino Ramazzini (1633 - 1714), ihr „Begründer", ordnete erstmals in einer systematischen Aufstellung bestimmten Berufsgruppen spezifische Krankheitssymptome zu. Neben den Gewerbetreibenden stand vor allem der Bergbau bis Ende des 19. Jahrhunderts im Fokus der wenigen arbeitsmedizinisch interessierten Ärzte.

Seit der Mitte des 19. Jahrhunderts wurde die Arbeitswelt durch drei industrielle Revolutionen geprägt. Zunächst die Mechanisierung durch Dampfkraft in den neuen Fabriken, die zu Arbeitsteilung, vorgegebenen Arbeitszeiten und Arbeitsrhythmen, Belastungen durch Lärm, Hitze und giftige Substanzen führte, danach die Massenfertigung durch das Fließband und zuletzt der Einzug der Mikroelektronik. Die vierte industrielle Revolution steht mit der Digitalisierung der Arbeitswelt („Industrie 4.0") vor der Tür, die zu immensen Veränderungen führen wird.

In der zweiten Hälfte des 19. Jahrhunderts gefährdeten zunehmendes soziales Elend und wachsende Klassenunterschiede den inneren Frieden. Um dieser Bedrohung zuvorzukommen und einer Organisation der Arbeiterschaft vorzubeugen, führte die Regierung des Deutschen Reichs unter Bismarck am Ende des 19. Jahrhunderts eine in der damaligen Zeit noch nicht bekannte Sozialgesetzgebung ein. Hier wurde der Grundstein der noch heute gültigen Unfall-, Renten- und Krankenversicherung gelegt. Als Träger der Unfallversicherung entstanden die Berufsgenossenschaften, die sehr bald präventiv im Bereich der Arbeitssicherheit tätig wurden.

Eine Betreuung der Arbeitnehmer durch Werksärzte war neben dem Bergbau anfangs praktisch nur in den Großunternehmen der Chemie-, Stahl- und Automobilindustrie gegeben. Erst mit dem Inkrafttreten des Arbeitssicherheitsgesetzes 1974 wurde die gesetzliche Grundlage für eine generelle arbeitsmedizinische Betreuung gelegt. Bestand die gesetzliche Verpflichtung zunächst nur für größere und mittlere Betriebe, so wurde diese inzwischen auf Kleinunternehmen ausgeweitet und durch das Unternehmermodell erneut modifiziert.

Globalisierung und Strukturwandel in der Arbeitswelt beeinflussen die Anforderungen und das Berufsbild der Arbeitsmedizin erheblich. Arbeitsplätze im industriellen und Dienstleistungssektor gehen durch Rationalisierung, Verlagerung ins Ausland und Digitalisierung in großem Umfang verloren. Nur wer in der Lage und dazu bereit ist, in komplexeren Zusammenhängen zu denken, lebenslang zu lernen, mobil und gegenüber Telearbeit offen ist, wird in der künftigen Arbeitswelt bestehen. Da die Bedeutung der eigentlichen Berufskrankheiten aufgrund immer seltenerer Grenzwertüberschreitungen abnimmt und zudem gesetzliche Regelungen das informationelle Selbstbestimmungsrecht als hohes Gut betonen und festlegen, wird die Untersuchungsmedizin zunehmend durch eine Beratungsmedizin abgelöst. Hier spielt das Thema der Arbeitspsychologie eine bedeutsame Rolle. Ein weiteres wichtiges Thema ist der demografische Wandel in der Arbeitswelt durch eine älter werdende Arbeitnehmerschaft.

Dem Arbeitsmediziner bietet sich eine Fülle von hochinteressanten Aufgaben in der Akut-, Präventiv- und Beratungsmedizin, in der betrieblichen Rehabilitation sowie bei der modernen Arbeitsplatzgestaltung. Engagierte Ärztinnen und Ärzte finden hier ein faszinierendes und dankbares Betätigungsfeld. Den Lesern des Kompendiums wünsche ich Nutzen beim Nachschlagen, eine erfolgreiche Prüfungsvorbereitung – und Freude bei der täglichen Arbeit.

Grundlagen für eine erfolgreiche betriebsärztliche Tätigkeit

Persönliche Voraussetzungen:
Die arbeitsmedizinische Tätigkeit unterscheidet sich deutlich von der kurativ ausgerichteten Arbeit in der Klinik, Arztpraxis oder sonstigen Einrichtung der medizinischen Versorgung. Wer ausschließlich in der Aufgabe der Patientenbetreuung seine Schwerpunkte sieht, wird in der Arbeitsmedizin nicht glücklich. Im betriebsärztlichen Wirken steht an erster Stelle, dafür zu sorgen, dass gesunde Menschen nicht erkranken.
Neben einer guten und fundierten ärztlichen Ausbildung sind spezifische Interessen und Schlüsselqualifikationen gefragt: Ein Arbeitsmediziner hat Interesse an sozialmedizinischen Fragestellungen, will in der Prävention seine Schwerpunkte setzen, ist in der Lage, sein Wissen auch Laien anschaulich zu vermitteln, tritt selbstsicher und offen auf und versteht es, bei Konflikten zu moderieren. Er arbeitet strukturiert und hat auch Spaß an konzeptionellen und organisatorischen Tätigkeiten. Er ist neugierig darauf, andere Arbeitswelten kennen zu lernen, er ist aufgeschlossen gegenüber technischen Fragestellungen, er hat keine Angst, seinen Schreibtisch zu verlassen und sich im Montagekittel durch Werkhallen zu bewegen. Er kann mit Führungskräften und Vorständen auf Augenhöhe kommunizieren, ist aufgeschlossen für unternehmerisches Denken und behält gleichzeitig seine ärztliche Empathie für die Belange der Mitarbeiter. Er ist bereit, kooperativ mit fachfremden Personen und Organisationen zusammen zu arbeiten. In der Arbeitsmedizin ist die Chance, eigene Akzente zu setzen, so groß wie in ganz wenigen Fachgebieten.

Individuelle Kundenbetreuung:
Die betriebsärztliche Tätigkeit ist eine klassische Dienstleistung. Entsprechend versteht es sich, dass auf die spezifischen Kundenwünsche eingegangen werden muss. Hierzu zählt eine kurze Reaktionszeit auf Kundenanfragen, der Einsatz auch zu ungewöhnlichen Zeiten, Unterstützung bzw. Initiierung von Maßnahmen der Gesundheitsförderung, Beurteilung von Attesten bzgl. deren Arbeitsplatzrelevanz, obligate Begleitung jeder Wiedereingliederungsmaßnahme und Erstellung eines aussagefähigen Jahresberichts. Nicht mehr gefragt ist der typische Untersuchungsmediziner. Wer Zufriedenheit bei seiner Arbeit zum Ziel hat, der muss in seinen Geschäftsbeziehungen Qualität immer über Quantität stellen. Deshalb sollten auch nur Beziehungen zu Betrieben eingegangen werden, die eine ähnliche Einstellung haben und zu denen man auch persönlich passt. Anspruchsvolle Kunden sind immer bereit, hochwertige Leistungen gut zu vergüten. In der Regel besteht dort auch der Wunsch nach einer langjährigen Betreuung.

Weitere Erfolgsfaktoren:
Begeisterung für die eigene Tätigkeit, weitere Kompetenzen bzw. Zusatzqualifikationen, regelmäßige Kontakte zur Betriebsleitung, Sensibilität für deren ökonomische Interessen, eine offene und konstruktive Zusammenarbeit mit dem Personal- bzw. Betriebsrat, ansprechende Untersuchungsräume, gut ausgebildetes und freundliches Assistenzpersonal und einen Auftritt im Intra- bzw. Internet.

Teil I: Berufskrankheiten

Vorbemerkungen zum Begriff der Berufskrankheit 20

1 Berufskrankheiten durch chemische Einwirkungen 21

11 Metalle und Metalloide 21

12 Erstickungsgase 27

13 Lösungsmittel, Pestizide, sonstige chemische Stoffe 28

2 Berufskrankheiten durch physikalische Einwirkungen 41

21 Mechanische Einwirkungen 41

22 Druckluft 48

23 Lärm 49

24 Strahlen 53

3 Durch Infektionserreger oder Parasiten verursachte Krankheiten sowie Tropenkrankheiten 54

4 Berufskrankheiten der Atemwege und der Lungen, des Rippenfells und des Bauchfells 55

41 Erkrankungen durch anorganische Stäube 55

42 Erkrankungen durch organische Stäube 63

43 Obstruktive Atemwegserkrankungen 65

5 Hautkrankheiten 66

6 Krankheiten sonstiger Ursache 68

Empfehlungen für neue Berufskrankheiten 69

DGUV-Grundsätze und Berufskrankheiten. Rechtsgrundlagen zur Vorsorge und zu Eignungsuntersuchungen, Anforderungen an den mit der arbeitsmedizinischen Vorsorge beauftragten Arzt 70

Vorbemerkungen zum Begriff der Berufskrankheit

Kriterien einer Berufskrankheit (§ 9 SGB VII):
Eine Berufskrankheit ist eine Krankheit,
1. die nach den Erkenntnissen der medizinischen Wissenschaft
2. durch besondere Einwirkungen verursacht ist (Ursache-Wirkungs-Prinzip)
3. denen bestimmte Personengruppen
4. durch ihre versicherte Tätigkeit
5. in erheblich höherem Grad ausgesetzt sind (Verdoppelung des Erkrankungsrisikos) als die übrige Bevölkerung.
6. Eine Berufskrankheit muss in der Berufskrankheitenliste aufgenommen sein (Ausnahme sogenannte „Öffnungsklausel" gemäß § 9 Abs. 2 SGB VII).
7. Eine neue Berufskrankheit wird vom ärztlichen Sachverständigenbeirat beim BMAS vorgeschlagen und die Aufnahme in die BK-Liste durch die Bundesregierung mit Zustimmung des Bundesrats beschlossen.

Öffnungsklausel gemäß § 9 Abs. 2 SGB VII:
Eine Krankheit, die nicht in der Rechtsverordnung aufgenommen ist, kann dennoch als BK anerkannt werden, wenn neue wissenschaftliche Erkenntnisse dies begründen.

Arbeitsbedingten Erkrankungen sind
Krankheiten im Sinne der gesetzlichen Krankenversicherung (§ 11 SGB V)
1. die hinsichtlich Erscheinungsbild, Dauer, Behandlungsbedürftigkeit und Ursache der Arbeit zuzurechnen sind,
2. ohne die Kausalvoraussetzungen einer BK (bereits) zu erfüllen.

Die **Berufskrankheit** ist ein **juristischer Terminus** und fällt in das Ressort der gesetzlichen Unfallversicherung, die **arbeitsbedingten Erkrankung** ist eine **medizinische Diagnose** und unterliegt der Krankenversicherung.

Voraussetzung einer Anerkennung als Berufskrankheit:
1. **Einwirkungskausalität**
   Zusammenhang zwischen der versicherten Tätigkeit und der schädigenden Einwirkung
2. **Haftungsbegründende Kausalität**
   Zusammenhang zwischen der schädigenden Einwirkung und der Erkrankung
3. **Haftungsausfüllende Kausalität**
   Zusammenhang zwischen der berufsbedingten Erkrankung und den BK-Folgen

Stationen eines Berufskrankheitenverfahrens:
Verdachtsmeldung an gesetzlichen Unfallversicherungsträger ⇒ „Ermittlung von Amts wegen" ⇒ Information des Staatlichen Gewerbearztes sowie Erhebung der Arbeitsanamnese und Erstellung eines medizinischen Zusammenhanggutachtens ⇒ Feststellung über das Vorliegen einer Berufskrankheit ⇒ Entscheidung über Leistungen ⇒ ggf. Widerspruch beim Unfallversicherungsträger und im Weiteren beim Sozialgericht möglich.

Versicherungs- und Leistungsfall:
Zunächst gilt der Grundsatz „Rehabilitation vor Rente" (Versicherungsfall). Eine Entschädigung beginnt ab einer Minderung der Erwerbsfähigkeit (MdE) von 20 % (Leistungsfall). Bei MdE = 100 % Vollrente. Entspricht 2/3 des bisherigen Verdienstes.

1 Berufskrankheiten durch chemische Einwirkungen

11 Metalle und Metalloide

1101 Erkrankungen durch Blei oder seine Verbindungen

A) Anorganische Bleiverbindungen	
Vork.:	Herstellung, Verarbeitung und Verwendung von Bleifarben, Akkumulatoren, Batterien, Bleiglas, einzelnen Kunststoffen sowie keramischen Lasuren
Res.:	inhalativ, enteral
Tox.:	Enzyminhibitor mit drei Angriffspunkten: **1.)** Störung der Hämsynthese v.a. durch Hemmung der δ-Aminolävulinsäure-Dehydratase. Als Folge Steigerung der Ausscheidung der δ-Aminolävulinsäure (δ-ALA) und des Koproporphyrin III im Urin. **2.)** Wirkungen auf die glatte Muskulatur der Blutgefäße und des Darmes. **3.)** Schädigung des peripheren Nervensystems. Kurzzeitspeicher: Blut, Langzeitspeicher: Knochen
Klin.:	o Müdigkeit, Abgeschlagenheit etc. (hypochrome sideroachrestische Anämie) o Darmkoliken o Fallhand (periphere Neuropathie, Radialisschädigung) o Bläulich schwärzlicher Bleisaum am Zahnfleischrand (selten)
Dg.:	o basophile Erythrozytentüpfelung o δ-ALA und Koproporphyrin III im Urin vermehrt
Th.:	o EDTA (Ethylendiamintetraessigsäure) o Penicillamin o DMPS (Dimercaptopropansulfonsäure)
AMV:	G 2
B) Organische Bleiverbindungen (Bleialkyle)	
Vork.:	Früher Bleizusatz im Benzin (Antiklopfmittel) **Tox.:** Lipophil → Hautresorption → Anreicherung im ZNS, Nebenniere und Leber
Klin.:	o Zentralnervöse Symptome o RR-Abfall (Nebennierenschädigung)

Alle aktuellen **Grenzwerte** findet man im Internet unter **www.baua.de**

1102 Erkrankungen durch Quecksilber oder seine Verbindungen

Vork.:	Thermometer, Elektroindustrie, Sprengstoff, Amalgame, Batterien, Fungizide
Res.:	inhalativ, oral
Tox.:	Eiweißdenaturierung, Enzyminhibitor. Anreicherung in Leber, Nieren, ZNS
Klin.:	**akut:**
	o Tracheobronchitis, Salivation, Gastroenteritis, Nierenversagen
	chronisch:
	o Tremor mercuralis (Zittern) und Sprechstörungen (Stottern) o Erethismus mercuralis: Schreckhaftigkeit, Stimmungslabilität o Nierenfunktionsstörungen o Ulcerationen der Mundschleimhaut u. des Darmes
Th.:	Penicillamin, DMPS
AMV:	G 9

1103 Erkrankungen durch Chrom oder seine Verbindungen

Vork.:	Galvanik, Lacke, Glas, Leder, Schweißen
Res.:	inhalativ, selten oral oder transdermal
Tox.:	Chrom tritt in seinen Verbindungen hauptsächlich 3- und 6-wertig auf. Kritisch sind v.a. die Chrom (VI)-Verbindungen.
Klin.:	**akut:** o Schleimhautreizung o Gastroenteritis (bei oraler Aufnahme größerer Mengen) o Nephritis, Nierenversagen **chronisch:** o ätzend: Haut- und Schleimhautulcera, Nasenseptumperforation (meist schmerzlos) o sensibilisierend: allerg. Kontaktekzem bei Maurern (Zement) o kanzerogen: Chromatlungenkrebs
Th.:	Calcium-Natrium EDTA, hochdosiert Ascorbinsäure
AMV:	G 15

1104 Erkrankungen durch Cadmium oder seine Verbindungen

Vork.:	Farbstoffe (rot, gelb), Legierungen, Akkumulatoren, Zigaretten
Res.:	inhalativ
Tox.:	Blockierung von Enzymen mit Sulfhydrilgruppen. Speicherung in Lunge und Leber, Ausscheidung im Urin und Stuhl
Klin.:	**akut:** o Bronchopneumonie mit (Spät-)Lungenödem o Brechdurchfälle (orale Aufnahme) **chronisch:** o Nasenschleimhautdegeneration, sog. Cadmiumschnupfen mit Anosmie o Obstruktives Lungenemphysem o Tubulärer Nierenschaden mit Proteinurie o Gelbfärbung der Zahnhälse o Itai-Itai-Krankheit (Dekalzifikation des Skeletts mit Pseudofrakturen) o Verdacht auf Präkanzerose: Bronchial-, Prostata-, Nierenkarzinom!
Dg.:	ß 2-Mikroglobulin im Urin (tubuläre Nierenschädigung)
AMV:	G 32

1105 Erkrankungen durch Mangan oder seine Verbindungen

Vork.:	Legierungen, Farben, Düngemittel, Glas, Keramik
Res.:	inhalativ
Tox.:	Passiert die Blut-Hirnschranke, bei chronischer Exposition ZNS-Schädigung, insbesondere Degeneration der Ganglienzellen in Putamen, Nucleus caudatus, Globus pallidus und Putamen.
Klin.:	**akut:** o Manganpneumonie **chronisch:** o Manganismus mit parkinsonähnlichem Krankheitsbild (Hahnentritt, Maskengesicht, Stottern)
Th.:	EDTA

1106 Erkrankungen durch Thallium oder seine Verbindungen

Vork.:	Glas, Farben, Insektizide, Mäuse- u. Rattengift
Res.:	oral
Tox.:	Anreicherung in Nieren, Knochen, Leber, Gehirn, Haaren
Klin.:	**akut:** o Gastroenteritis o RR-Anstieg o Polyneuropathie mit „burning feet" o Brüchige Nägel mit hellen Querstreifen (Mees-Streifen) o Büschelweiser Haarausfall mit Ausnahme der medialen Augenbrauenabschnitte **chronisch:** o Gewichtsabnahme o Schlaflosigkeit o Sehstörungen durch Schädigung des N. opticus
Dg.:	Urin, Stuhl, Nägel, Haare

1107 Erkrankungen durch Vanadium oder seine Verbindungen

Vork.:	Verhüttung von Erzen, Stahlveredelung
Res.:	inhalativ
Tox.:	schleimhautreizend, Ausscheidung vorwiegend renal
Klin.:	Konjunktivitis, Bronchitis, grün-schwärzliche Zungenverfärbung
Th.:	EDTA

1108 Erkrankungen durch Arsen oder seine Verbindungen

Vork.:	Glas, Farben, Pestizide. Exposition der Wismut-Kumpel durch belastetes Wasser
Res.:	inhalativ, enteral
Tox.:	Giftig sind 3- u. 5-wertige Verbindungen sowie Arsenwasserstoff. Anreicherung zunächst in Erythrozyten, dann v.a. in Haut, Haaren und Nägeln
Klin.:	**akut:** o Gastroenteritis, Atemlähmung, Kreislaufversagen **chronisch:** o Rhinitis sicca, evtl. Septumperforation o Arsenmelanose, Hyperkeratose (v.a. palmar und plantar), Hautkrebs o Brüchige Nägel mit hellen Querstreifen (Mees-Streifen) o Polyneuropathie o Kapillarschädigung (black foot disease) o Bronchialkarzinom **Arsenwasserstoff:** o Übelkeit, Unruhe, Zyanose, Hämolyse, Nierenschmerzen o Charakteristischer Knoblauchgeruch, durch Lähmung der Geruchsnerven bald keine Wahrnehmung mehr
Th.:	DMPS **AMV:** G 16

1109 Erkrankungen durch Phosphor oder seine anorganischen Verbindungen

Vork.:	Phosphorgewinnung (v.a. weißer u. gelber), Schädlingsbekämpfungsmittel
Res.:	perkutan, inhalativ
Tox.:	Hemmung der intrazellulären Oxidation, haut- und schleimhautreizend
Klin.:	**akut:** o Nekrosen, schlecht heilende Brandwunden o Gastrointestinale Beschwerden mit Diarrhoe u. Kreislaufschock o später Leber- und Nierenschaden durch Enzymblockaden **chronisch:** o Schleimhautblutungen o Osteoporose durch Schädigung der Knochengefäße (früher Phosphorkiefernekrose, da kariöse Zähne Eintrittspforte) **Phosphorwasserstoff:** Lungenödem, zentrale Atemlähmung durch hohe Affinität zum ZNS
Dg.:	DD zu Tetrachlorkohlenstoffsymptomatik! Lumineszenz im Erbrochenen oder im Urin
AMV:	G 12

1110 Erkrankungen durch Beryllium oder seine Verbindungen

Vork.:	Elektroindustrie, keramische Industrie, Schweißen
Res.:	inhalativ
Tox.:	Speicherung in Lunge, Lymphknoten, Leber, Milz, Knochen. Im Tierversuch kanzerogen
Klin.:	**akut:** o 1 bis 2 Tage dauernde fieberhafte Erkrankung (sogenanntes Metalldampffieber) mit Hauterythem, Gesichtsdermatitis, Konjunktivitis, toxischer Bronchopneumonie, z.T. tödlicher Ausgang o sensibilisierende Wirkung **chronisch (sog. Berylliose):** o interstitielle Lungenfibrose. Histologisch wie Sarkoidose **Kompl.:** o Cor pulmonale
AMV:	G 40

12 Erstickungsgase

Definition:
Gase, die entweder den Sauerstoff in der Atemluft **verdrängen = äußere** Erstickung (**Bsp.:** Stickstoff, Kohlendioxid, Methan, Propan, Butan) oder im Organismus Stoffwechselvorgänge so **blockieren**, dass Sauerstoff für die Zellatmung nicht mehr zur Verfügung steht = **innere** Erstickung (**Bsp.:** Kohlenmonoxid, Schwefelwasserstoff, Blausäure) [Gasgehalt der Atemluft in %: O_2 20,95; CO_2 0,03; N_2 78,8; Edelgase 0,9].

1201 Erkrankungen durch Kohlenmonoxid (CO)

Vork.:	Unvollständige Verbrennung, v.a. Hochöfen, Kokereien, Arbeit unter Tage, Motorenprüfstände
Tox.:	Die Affinität des CO zum Hb ist ca. 240x größer als die des Sauerstoffs.
Klin.:	**akut:** o Kopfschmerzen, Übelkeit, Schwindel, Bewusstlosigkeit, Tod (über 60% CO-Hb) **chronisch:** o ZNS: Kopfschmerzen, Konzentrationsstörungen, ataktische Störungen o Herz: ST-Senkungen im EKG (Hypoxie und direkte Endothelschädigung durch CO)
Dg.:	Hellrote Gesichtsfarbe, Blut kirschrot
Th.:	Sauerstoffbeatmung
AMV:	G 7

1202 Erkrankungen durch Schwefelwasserstoff (H_2S)

Vork.:	o Bei Zersetzung organischer Substanzen - Abwässer, Kläranlagen, Kokereien o Industrie: Herstellung von Kunststoffen, Erdöl- und Erdgasverarbeitung o In Silos Gefährdung der Retter! Findet sich am Boden, da schwerer als Luft.
Tox.:	Blockiert Cytochromoxidase, damit die innere Zellatmung. Geruch nach faulen Eiern.
Klin.:	o Reizerscheinungen der Haut und Schleimhäute bis Lungenödem o Gastrointestinale Symptomatik o ZNS-Symptome o bei höheren Dosen sofortige zentrale Atemlähmung und Tod
Th.:	O_2-Beatmung, Cortison, ggf. 4-DMAP
AMV:	G 11

13 Lösungsmittel, Pestizide, sonstige chemische Stoffe

1301 Schleimhautveränderungen, Krebs oder andere Neubildungen der Harnwege durch aromatische Amine

Vork.:	Organische Stickstoffverbindungen des Benzols mit weiter Verbreitung in der chemischen Industrie. Zwischenprodukte, insbesondere bei der Herstellung von synthetischen Farbstoffen und von Insektiziden. Weiterhin beim Umgang mit Azofarbstoffen, der Herstellung von Auramin sowie der Anwendung permanenter Haarfärbemittel vor dem Jahr 1977.
Bsp.:	♦ Benzidin ♦ ß-Naphthylamin ♦ 4-Aminodiphenyl
	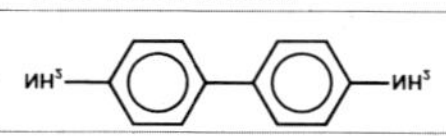 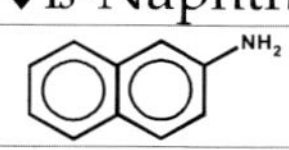 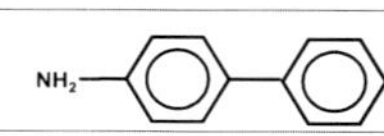
Res.:	perkutan, inhalativ
Tox.:	Nach Metabolisierung Ausscheidung in hoher Konzentration über die Harnwege. Zudem relativ lange Verweildauer in der Harnblase. Neubildungen nach jahre- bis jahrzehntelanger Latenz. Meist handelt es sich um Papillome. Bei Urothelkarzinomen findet sich relativ häufig ein Zusammenhang mit der beruflichen Exposition. Hohes Krebsrisiko bei langsam Acetylierern, niedriges Krebsrisiko bei schnell Acetylierern. Nikotin Cokarzinogen! Weiteres siehe auch BK 1304!
Klin.:	Algurie, Hämaturie
Dg.:	Urinsediment, Blasenspiegelung
AMV:	G 33

1302 Erkrankungen durch Halogenkohlenwasserstoffe

Vork.:	Lösungsmittel, Gefrierflüssigkeiten, Treibgase, Feuerlöschmittel, Weichmacher, Anästhetika, Ausgangsmaterial für Kunststoffe. In der Praxis fast ausschließlich chlorierte Verbindungen von Methan, Ethan und Ethen (= Ethylen). Schädlingsbekämpfungsmittel (zyklische Kohlenwasserstoffe)
Res.:	inhalativ
Tox.:	Halogenierung mit Jod, Brom, Chlor, Fluor. Stabilität in dieser Reihenfolge abnehmend. Zweiphasige Giftwirkung: Akute Symptome mit Schleimhautreizung und narkotischer Wirkung, in der zweiten Phase nach Metabolisierung (z.B. Dehalogenisierung) dann spezifische Organwirkung über **Radikale** und **Epoxide**
	a) Radikalbildner: **Bsp.:** Tetrachlormethan, Tetrachlorethan. Rasche Leber- und Nierenschädigung. Anstieg der Leberenzyme bis Coma hepaticum. Oligurie bis Urämie. Nur schwache narkotische Wirkung

	b) Epoxidbildner: **Bsp.:** Trichlorethylen, Tetrachlorethylen, Monochlormethan. Starke narkotische Wirkung mit nur geringer Leber- und Nierenbeteiligung. Herzrhythmusstörungen durch Sensibilisierung des Herzens gegenüber Sympathikusreizen
	c) Bildung von Dichlormethan
Klin.:	**a) Lokale Wirkungen:** Konjunktivitis, Bronchitis
	b) Chronische Intoxikation: Meist ZNS-Toxizität sowie Leber- und Nierenschädigung

Ausgewählte halogenierte Kohlenwasserstoffe:

a) Monochlormethan (CH_3Cl)	
	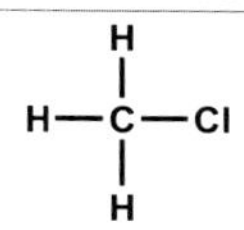
Vork.:	Lösungsmittel, Herstellung von Siliconen und Butylkautschuk, Kühlmittel
Tox.:	schwach narkotisch, schleimhautreizend. Metabolisierung zu HCl und Methanol
Klin.:	Kopfschmerzen, Sehstörungen, Schwindelgefühl, gastrointestinale Symptome, Bronchitis, Bronchopneumonie, Lungenödem, Leberschäden, Nierenschäden
AMV:	G 28

b) Tetrachlormethan (Tetra, CCl_4)	
	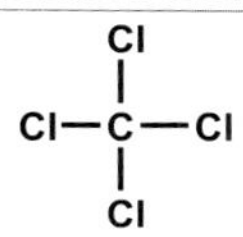
Vork.:	Lösungsmittel. Verwendungsverbot in Deutschland
Tox.:	Haut- und schleimhautreizend. Durch gute Fettlöslichkeit rasche Resorption und Speicherung im Gehirn und peripheren Nervensystem
Klin.:	Konjunktivitis, Rauschzustand, Narkose. Nach symptomfreien Intervall Leber- und Nierenschädigung
AMV:	G 14

c) Vinylchlorid (Monochlorethen/ethylen CH_2CHCl)	
	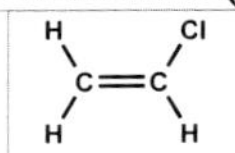
Vork.:	Herstellung von PVC, das selbst untoxisch ist
Tox.:	Obwohl Epoxidbildner vorwiegend Leberschädigung
Klin:	Sogenannte Vinylchloridkrankheit: o Leberfibrose mit portaler Hypertonie und Splenomegalie o Raynaud-Syndrom, Akroosteolysen und sklerodermieähnliche Hautveränderungen o Hämangioendotheliom der Leber und Leber-Ca (u.a. Hämangiosarkom)
Dg.:	Nachweis von Thiodiglykolsäure im Urin
AMV:	G 36

d) Trichlorethylen („Tri", $CHCl{=}CCl_2$)	
	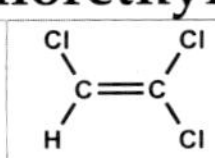
Vork.:	Metallentfettung
Tox.:	Wegen hoher Lipophilie stark kumulierend. Abbauweg über Trichlorethenepoxid, Trichloressigsäure und Trichlorethanol in der Leber
Klin:	o Rauschzustand, Atemlähmung o Gefahr der „Tri-Sucht" o Herzrhythmusstörungen o Leber- und Nierenschäden (eher gering) o Nierenkarzinome nach sehr hohen Expositionen o Hochtonhypakusis o Bei Kontakt mit O_2 und Hitze Entstehung von Phosgen, z.B. beim Schweißen
AMV:	G 14

e) Tetrachlorethylen („Per", $CCl_2{=}CCl_2$)	
	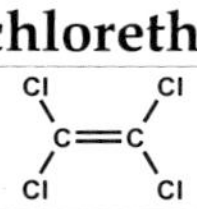
Vork.:	Lösungsmittel in chemischen (Kleider-)Reinigungen, Metallentfettung, Lösungsmittel für Lacke. Soll wegen geringerer Toxizität „Tri" ersetzen.
Tox.:	Starke Anreicherung, wird unverändert wieder abgeatmet.
Klin:	o Rauschzustand, Narkose o Hämorrhagische Enteritis o Hautentfettung
AMV:	G 17

f) Chlorierte zyklische (aromatische) Kohlenwasserstoffe	
Vork.:	Pflanzenschutz- und Schädlingsbekämpfungsmittel
Bsp.:	o **PCB** (Polychlorierte Biphenyle)
	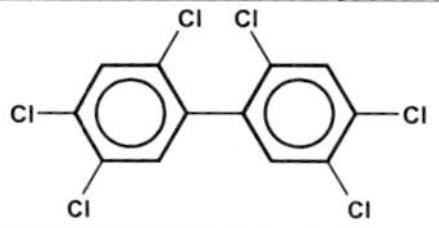
	o **DDT** (Dichlor-diphenyl-trichlorethan)
	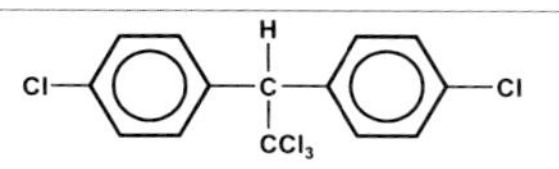
Tox.:	Anreicherung im Fettgewebe, besonders im lipidreichen Nervengewebe. Nur sehr langsamer Abbau und Ausscheidung! Anreicherung im Organismus (Unterschied zu Carbamaten und Organophosphaten)
Klin:	**akut:** o Schwindel, Verwirrtheit, Krämpfe, Koma, Tod **chronisch:** o Leberschäden, Polyneuropathie, Chlorakne, Knochenmarkschädigung

1303 Erkrankungen durch Benzol, seine Homologe oder durch Styrol

Allg.:	Benzol (Benzen) gilt – im Gegensatz zu seinen Homologen oder Styrol – als typisches Kanzerogen. Deshalb gilt ein Verwendungsverbot und Austauschpflicht durch Homologe. Der Benzolgehalt von Gefahrstoffen muss unter 0,1% liegen. Ausgenommen sind Ottokraftstoffe, die max. 1 Vol.-% enthalten dürfen (früher bis 20%!).
Vork.:	**Benzol:** 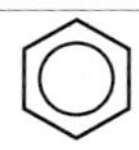
	In früheren Jahrzehnten als Extraktions-, Entfettungs-, Reinigungs- und Lösungsmittel eingesetzt. Ferner bei der Herstellung von Gummi und Kunststoffen, zum Vulkanisieren und Kleben sowie als wichtiger Ausgangsstoff für chemische Synthesen. Heute als Antiklopfmittel in Kraftstoffen - und im Zigarettenrauch!
	Toluol (Methylbenzol): 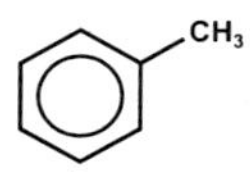 **Xylol** (Dimethylbenzol): 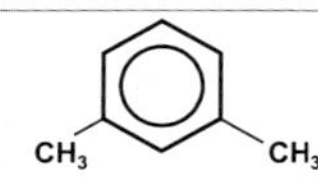
	V.a. als Lösungsmittel in Farben und Lacken sowie Bestandteil von Benzin
	Styrol: 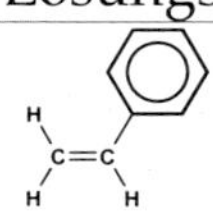
	Gewinnung durch Dehydrierung von Ethylbenzol. Verwendet als Lösungsmittel für synthetische Gummis und Harze sowie bei der Polystyrolherstellung
Res.:	Inhalativ, perkutan (Styrol nur bei großflächiger Exposition)
Tox.:	Toluol und Xylol sind weniger toxisch als Benzol, da keine Epoxidbildner. Akute Vergiftung jedoch schwerer. Anreicherung von **Benzol** im Fettgewebe, Gehirn und Knochenmark. Abbau zu Phenylmercaptursäure und Phenol. Abbau von **Toluol** zu Hippursäure, von **Xylol** zu Methylhippursäure, von **Styrol** zu Mandelsäure (85%) und Phenylglyoxylsäure (10%)
Klin:	**akut:** o Übelkeit, Rauschzustand, Herzrhythmusstörungen, Atemlähmung **chron.:** o Organisches Psychosyndrom o Allgemeinsymptome **Benzol:** Aplastische und hämolytische Anämie, myelodysplastische Syndrome, myeloproliferative Erkrankungen, Leukämien (v.a. chronische myeloische Leukämie) und Non-Hodgkin-Lymphome (s. auch BK 1318).
Dg.:	Toluol im Blut, Abbauprodukte von Benzol, Toluol, Xylol oder von Styrol im Urin (siehe oben).
AMV:	G 8 (Benzol), G 29 (Toluol/Xylol), G 45 (Styrol). Beschäftigungsverbot für Jugendliche und Schwangere

1304 Erkrankungen durch Nitro- oder Aminoverbindungen des Benzols oder seiner Homologe oder ihrer Abkömmlinge

Bsp.:	Nitrobenzol, Aminobenzol (Anilin), Trinitrotoluol, Benzidin, ß-Naphthylamin
Vork.:	Herstellung von Farbstoffen, Sprengstoffen, Pestiziden
Res.:	inhalativ, perkutan
Tox.:	Bildung von Methämoglobin ($Fe^{2+} \rightarrow Fe^{3+}$) $\rightarrow$ keine O_2-Abgabe. Spaltung des Porphyrinringes (Verdoglobin) und Denaturierung des Globins (Heinz'sche Innenkörperchen) Klinische Symptome ab 40% Met-Hb (normal 1,5%), letal ab 70 - 80% Met-Hb
Klin.:	Allgemeinsymptome (hypochrome Anämie), Zyanose (Methämoglobin), Zystitis, Blasenpapillome bzw. Urothelkarzinome (ß-Naphthylamin u.a. – s. BK 1301!), Leberparenchymschaden, ZNS-Symptome
AMV:	G 33

1305 Erkrankungen durch Schwefelkohlenstoff

Syn:	Kohlenstoffdisulfid
Vork.:	Extraktion von Fetten, Herstellung von Kunstfasern, Farbstoffen, Klebern
Res.:	inhalativ, teilw. perkutan
Tox.:	Anreicherung im zentralen und peripheren Nervensystem. Zudem toxische Gefäßschädigung
Klin.:	**akut:** Erregung, Benommenheit, Atemlähmung **chronisch:** Psychische Veränderungen, Polyneuropathie, Sehstörungen, Arteriosklerose, KHK
AMV:	G 6. Beschäftigungsverbot für Jugendliche, werdende u. stillende Mütter

1306 Erkrankungen durch Methylalkohol (Methanol)

Vork.:	Lösungsmittel, Herstellung von Formaldehyd und Anilinfarben, Vergällung von Ethanol
Res.:	inhalativ, perkutan
Tox.:	Metabolisierung zu Formaldehyd (HCHO) u. Ameisensäure (HCOOH) ⇒ Azidose
Klin.:	o Rauschzustände o Sehstörungen insbesondere der Farben durch Schädigung des Sehnerven o Parkinsonismus, Polyneuropathie o Leber- und Nierenschädigung o Bei oraler Aufnahme können bereits 30 ml tödlich sein
Dg.:	Methanol und Ameisensäure im Blut und Urin erhöht
Th.:	Ethanolinfusion (Ziel: 1‰) und Alkalisierung ⇒ Methanol wird abgeatmet
AMV:	G 10. Beschäftigungsverbot für Jugendliche, werdende u. stillende Mütter

1307 Erkrankungen durch organische Phosphorverbindungen

Vork.:	Schädlingsbekämpfungsmittel (E 605), Lösungsmittel, Weichmacher
Res.:	inhalativ, perkutan, oral
Tox.:	Hemmung der Acetylcholinesterase. Erhöhte Acetylcholinkonzentration hat an den parasympathischen Nervenendigungen muskarinartige, an den motorischen Endplatten nikotinartige Wirkungen. Tod evtl. innerhalb weniger Minuten
Klin.:	**muskarinartig:** o Speichelfluss o Bronchospasmus o Bradykardie o Miosis **nikotinartig:** o Muskelsteife o Krämpfe o Atemlähmung
Th.:	Atropin in hohen Dosen, Toxogonin

1308 Erkrankungen durch Fluor oder seine Verbindungen

Vork.:	Schweißen, Löten, Kunststoffe, Kältemittel, Herbizide
Res.:	inhalativ, perkutan
Tox.:	Bedeutung haben Salze (Fluoride) und wässrige Lösung (Flusssäure)
Klin.:	**Hautkontakt:** o Verätzungen, tiefe und starke Gewebszerstörungen **Inhalative Aufnahme:** o Tränenfluss, Husten, Lungenödem **Orale Aufnahme:** o Verätzungen, Übelkeit, Erbrechen **chronisch:** o Osteosklerose, Osteoporose (Fluorose)
Th.:	Nach Hautkontakt Unterspritzung mit Kalziumgluconat 10%
AMV:	G 34. Beschäftigungsverbot für Jugendliche, werdende und stillende Mütter

1309 Erkrankungen durch Salpetersäureester (Nitroglycerin)

Syn.:	Glycerintrinitrat 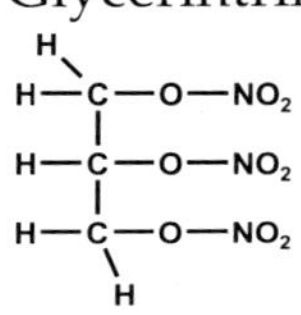
Vork.:	Herstellung von Sprengstoffen
Res.:	inhalativ, perkutan
Tox.:	Vasodilatation mit RR-Abfall. Sogenannte „Montagskrankheit", da im Laufe ein Woche Gewöhnungseffekt eintritt.
Klin.:	Kopfschmerzen, Schwindel, Benommenheit, Hautrötung, Blutdruckabfall
AMV:	G 5

1310 Erkrankungen durch halogenierte Alkyl-, Aryl- oder Alkylaryloxide

Vork.:	Pflanzenschutz, Holzschutz, Desinfektion, Zwischenprodukte in der chemischen Industrie
Res.:	inhalativ
Tox.:	o Reizwirkung auf Haut und Schleimhäute, Schädigung von ZNS, Leber, Niere o Dichlordimethylether fraglich kanzerogen (Bronchialkarzinom) o Chlorphenol: Chlorakne
Klin.:	o Bronchitis, Lungenödem o Asthma bronchiale o Schädigung Leber, Niere, ZNS
AMV:	G 40

1311 Erkrankungen durch halogenierte Alkyl-, Aryl- oder Alkylarylsulfide

Vork.:	Herstellung von Dichlordiäthylsulfid (Senfgas, Schwefellost)
Res.:	inhalativ, perkutan
Tox.:	Reiz- und Ätzwirkung
Klin.:	**akut:** o Hautulzerationen o Laryngitis, Bronchitis o Gastroenteritis, Nephritis **chron.:** o Anosmie o Emphysem, Spontanpneu o Bronchial- und Larynxkarzinome
AMV:	G 40

1312 Erkrankungen der Zähne durch Säuren

Vork.:	**a) anorganische:** Akkumulatorenfabriken (Fluss-, Salz-, Schwefel-, Salpetersäure) **b) organische:** Nahrungsmittelindustrie (Essig-, Ameisen-, Zitronen-, Oxalsäure)
Tox.:	Bei direktem Kontakt Zerstörung des Zahnschmelzes durch Milch-, Butter- und Brenztraubensäure, die in der Mundhöhle durch Vergärung von Mehl, Zucker und Hefe entstehen (Zuckerbäckerkaries).
Klin.:	Zähne werden dunkler, kürzer und empfindlich
AMV:	G 22

1313 Hornhautschädigungen des Auges durch Benzochinon

Vork.:	Ausgangsstoff für die Herstellung von p-Benzochinon und Hydrochinon (Antiseptika, Fotoentwickler)
Res.:	Direkte Reizung, inhalative Aufnahme von geringer Bedeutung
Tox.:	Lokal Reizung von Hornhaut und Bindehaut
Klin.:	Hornhautverfärbungen und –trübungen

1314 Erkrankungen durch para-tertiär-Butylphenol

Vork.:	Lacke, Emulgatoren, Herstellung von Kunstharzen und Klebemitteln
Res.:	V.a. durch direkten Hautkontakt
Tox.:	Wirkungsmechanismus nur teilweise geklärt, lebertoxisch, führt bei chronischem Hautkontakt zur Verminderung der Melanozyten.
Klin.:	o Kontaktdermatitis o Depigmentierung (Weißfleckenkrankheit, sog. „Vitiligo“) o Leberfunktionsstörungen o Struma diffusa

1315 **Erkrankungen durch Isozyanate,** die zur Unterlassung aller Tätigkeiten gezwungen haben, die für die Entstehung, die Verschlimmerung oder das Wiederaufleben der Krankheit ursächlich waren oder sein können

Chem.:	R – N = C = O Isozyanat + mehrwertiger Alkohol (Polyole) = Polyurethan
Vork.:	Lacke, Hart- und Weichschaumstoffe (Polyurethan), Klebstoffe, Kunstharze
Res.:	inhalativ, transdermal
Tox.:	o reizend (chemisch-irritativ/toxisch): Auge, Haut, Atemwege o sensibilisierend: Atemwege, selten Haut
Klin.:	Reizerscheinungen der Atemwege, Asthma, Alveolitis, Kontaktekzem
AMV:	G 27

1316 Erkrankungen der Leber durch Dimethylformamid

Strukturformel	
	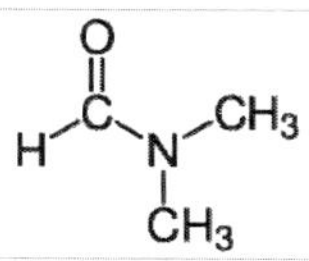
Vork.:	Eines der am meisten verwendeten organischen Lösungsmittel. Produktion von Kunstledern, Pflanzenschutzmitteln und Speziallacken sowie Kunststoffbeschichtungen
Res.:	inhalativ, perkutan
Tox.:	Hemmung der Aldehyddehydrogenase in der Leber
Klin.:	Reversible toxische Hepatopathie. Zunächst Erhöhung der GGT und der Transaminasen. Später Übelkeit, Appetit- und Gewichtsverlust. Schwierige Differentialdiagnostik zu Hepatopathien anderer Genese

1317 Polyneuropathie oder Encephalopathie durch organische Lösungsmittel oder deren Gemische

Vork.:	o Reinigen und Entfetten in der Metall-, Textil- und Kunststoffindustrie o Lösungsmittel für Lacke, Farben, Klebstoffe, Holzschutzmittel, Gummi o Ausgangs- oder Zwischenprodukt für zahlreiche chemische Reaktionen
Bsp.:	Aliphatische, chlorierte aliphatische und aromatische Kohlenwasserstoffe, Alkohole, Ketone
Res.:	inhalativ, perkutan
Tox.:	Kurzfristige Membranwirkungen (Pränarkose) und axonale Schädigungen nach Biotransformation zu neurotoxischen Metaboliten
Klin.:	**akut:** o (prä)narkotische Symptome **chronisch:** o **Polyneuropathie:** Nach Latenz von mehreren Tagen symmetrisch distale beinbetonte sensomotorische Ausfälle. Ausheilung innerhalb von 10 Monaten bis zu 3 Jahren unter Karenz. o **Toxische Encephalopathie:** Konzentrations- und Merkschwächen, Auffassungsschwierigkeiten, Denkstörungen und Persönlichkeitsveränderungen mit Antriebsarmut, Reizbarkeit und Affektstörungen. Vier Schweregrade, Prognose vom Schweregrad abhängig.

1318 Erkrankungen des Blutes, des blutbildenden und des lymphatischen Systems durch Benzol

Allg.:	Angesichts der Heterogenität der unter der Nummer 1303 zusammengefassten Krankheitsbilder und der sie verursachenden Chemikalien war es erforderlich, die durch Benzol verursachten Erkrankungen des Blutes, des blutbildenden und des lymphatischen Systems aus dieser Nummer auszugliedern und als eigene Berufskrankheit zu umreißen.
Vork.:	**Benzol:** 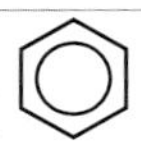
	In der erdölverarbeitenden Industrie, bei der Herstellung und dem Vertrieb von Kraftstoffen oder bei Kontakt mit ihnen sowie beim Betrieb, der Wartung und der Reparatur von Verbrennungsmotoren.
Wkg.:	**Toxische Wirkung** auf das blutbildende Knochenmark → Reduktion der Zahl der Blutkörperchen im peripheren Blut. Kann jede Reihe entweder einzeln oder in Kombination betreffen. In der Regel reversibel, vereinzelt jedoch in Form einer irreversiblen aplastischen Anämie. **Krebserzeugende Wirkung** durch dessen Abbauprodukte. Auslöser von myelodysplastischen Syndromen, Leukämien, Non-Hodgkin-Lymphomen und myeloproliferativen Erkrankungen.
AMV:	G 8

1319 Larynxkarzinom durch intensive und mehrjährige Exposition gegenüber schwefelsäurehaltigen Aerosolen

Allg.:	Schwefelsäure ist eine der wichtigsten und stärksten anorganischen Säuren. In der Luft tritt Schwefelsäure als Aerosol auf. In Abhängigkeit von der Teilchengröße gelangt sie unterschiedlich tief in die Atemwege und wirkt dort stark irritierend bis ätzend. Ein kausaler Zusammenhang zwischen der Entstehung von Larynxkarzinomen und der Exposition gegenüber schwefelsäurehaltigen Aerosolen ist epidemiologisch und tierexperimentell belegt. Die kanzerogene Wirkung unterscheidet sich nicht zwischen Rauchern und Nichtrauchern. Insgesamt ist nur von einer kleinen Fallzahl auszugehen.
Krit.:	Unter einer intensiven Einwirkung wird eine Expositionshöhe von 0,2 mg/m^3 und unter mehrjähriger Exposition eine mindestens fünfjährige vollschichtige Exposition verstanden.
Gef.:	Herstellung von Ethanol und Isopropanol, Beizen von Metallen, Säure für Bleiakkumulatoren, beim Entfetten, Entölen und der Seifenherstellung, Einsatz in der Düngemittel-, Kunstseiden-, Papier-, Farbstoff-, Kunststoff- und der Sprengstoffindustrie.
Klin.:	Zunächst klinische Zeichen einer chronischen Laryngitis
Präv.:	Technische Maßnahmen, Atemschutz **AMV:** G 40

2 Berufskrankheiten durch physikalische Einwirkungen

21 Mechanische Einwirkungen

2101 Erkrankungen der Sehnenscheiden oder des Sehnengleitgewebes sowie der Sehnen- oder Muskelansätze, die zur Unterlassung aller Tätigkeiten gezwungen haben, die für die Entstehung, die Verschlimmerung oder das Wiederaufleben der Krankheit ursächlich waren oder sein können

Gef.:	Langdauernde, einseitige mechanische Belastung. Zahlreiche handwerkliche Tätigkeiten
Klin.:	Umschriebene Belastungsschmerzen und druckempfindliche Schwellung über den betroffenen Sehnen mit „schneeballartigem" Knirschen = Tendovaginitis crepitans, Periostosen an den Sehnenansätzen, Epicondylitiden
Präv.:	Dosierte Belastungssteigerung, wechselnde Tätigkeiten
AMV:	G 46

2102 Meniskusschäden nach mehrjährigen andauernden oder häufig wiederkehrenden, die Kniegelenke überdurchschnittlich belastenden Tätigkeiten

Gef.:	z.B. Hauertätigkeit der Bergleute, Fliesenleger, Dachdecker
Wkg.:	Abnahme der Elastizität der Menisken bei andauernder oder wiederholt unphysiologischer Belastung. Bei maximaler Beugung und gleichzeitiger Außenrotation sind vor allem die Innenmenisken betroffen.
Klin.:	Kniegelenk geschwollen und druckempfindlich, Gelenksperre (Einklemmung)
Präv.:	Vermeiden von unphysiologischen Belastungen. Ausschluss von Personen mit bereits bestehenden Kniegelenksschäden
AMV:	G 46

2103 Erkrankungen durch Erschütterung bei Arbeit mit Druckluftwerkzeugen oder gleichartig wirkenden Werkzeugen oder Maschinen

Gef.:	Werkzeuge, die schnelle regelmäßige Schwingungen oder evtl. Rückstoßerschütterungen auf die Arme übertragen.
Wkg.:	Traumatisierung des bradytrophen Gelenkknorpels → Elastizitätsverlust und Einbruch der Knochenbälkchen
Einfl.:	o Individuelle Disposition o Schwingungsparameter (Frequenz, Amplitude, Stoßhaltigkeit) o Dauer der Exposition o Individuelles Verhalten (Greif- und Andruckkraft)
Klin.:	Gelenkschmerzen
Präd.:	Os lunatum (Lunatummalazie), Os naviculare (Pseudarthrose), Ellenbogengelenk, Akromioclaviculargelenk
Dg.:	Im Röntgenbild Hyperostosen, Exostosen, Vakuolen
Prg.:	Irreversibel, führt meist zur Aufgabe der Berufstätigkeit
AMV:	G 46

2104 **Vibrationsbedingte Durchblutungsstörungen an den Händen,** die zur Unterlassung aller Tätigkeiten gezwungen haben, die für die Entstehung, die Verschlimmerung oder das Wiederaufleben der Krankheit ursächlich waren oder sein können

Gef.:	Werkzeuge mit Vibrationen von 20 bis 1000 Herz (Bohrer, Meißel, Sägen usw.), Waldarbeiter, Hoch- und Tiefbau, metallverarbeitende Industrie
Wkg.:	Schädigung des Gefäßsystems und/oder der peripheren Nerven
Einfl.	Individuelle Disposition, Dauer der Einwirkung, Schwingungsparameter, Kälte, Nikotin
Klin.:	Örtlich begrenzte, anfallsartige Durchblutungsstörung bevorzugt der 2. bis 5. Finger der das Gerät haltenden Hand (sog. Weißfingerkrankheit), auch **vibrationsbedingtes vasospastisches Syndrom** (VVS) genannt
Dg.:	Kälteprovokationstest: verzögerte Wiedererwärmung nach Abkühlung in Wasserbad
AMV:	G 46

2105 Chronische Erkrankungen der Schleimbeutel durch ständigen Druck

Gef.:	Andauernde oder ständig wiederholte Druckbelastung der Knie, der Ellbogen und der Schultern, z.B. bei Fliesenlegern, Reinigungspersonal und im Bergbau
Wkg.:	Irritation der Schleimbeutel mit seröser Exsudation und Infiltration
Klin.:	Entzündliche Schwellung, Bewegungseinschränkung
Präv.:	Benutzen von Polstern
AMV:	G 46

2106 Druckschädigung der Nerven

Gef.:	Monotone Bewegungsabläufe, Zwangshaltungen mit mechanischem Druck
Wkg.:	Degeneration durch chronischen Druck der meist in unmittelbarer Nachbarschaft zu Knochen und Sehnen verlaufenden Nerven, führt später zu Lähmung und Muskelatrophie. Betroffen vor allem N. ulnaris, N. fibularis, N. tibialis.
Klin.:	Parästhesien im Versorgungsbereich, Muskelschwäche
AMV:	G 46

2107 Abrissbrüche der Wirbelfortsätze

Gef.:	(Erd-)arbeiten mit Schaufel. Sogenannte „Schipperkrankheit"
Wkg.:	Nach Wochen bis Monaten Abriss eines Dornfortsatzes, meist C 7 oder Th 1
Klin.:	Heftige Schmerzen im Nacken oder zwischen den Schulterblättern. Nachweis radiologisch
Präv.:	Physiologische Haltung, langsames Steigern der Arbeitsbelastung
AMV:	G 46

2108 Bandscheibenbedingte Erkrankungen der Lendenwirbelsäule durch langjähriges Heben oder Tragen schwerer Lasten oder durch langjährige Tätigkeiten in extremer Rumpfbeugehaltung, die zur Unterlassung aller Tätigkeiten gezwungen haben, die für die Entstehung, die Verschlimmerung oder das Wiederaufleben der Krankheit ursächlich waren oder sein können

Allg..:	Übernahme der BK 2108 und 2109 aus der ehemaligen DDR im Rahmen der Wiedervereinigung. Problem ist die belastungsunabhängige hohe Prävalenz in der Allgemeinbevölkerung.
Gef.:	Berufe mit hohen Belastungen sind Hafenarbeiter, Lagerarbeiter auf Flughäfen, Maurer, Stahlbetonbauer, Gesenkschmiede, Gussputzer, Möbelträger, Krankenpfleger(in)
Krit.:	o Belastungszeitraum mindestens 10 Jahre o Arbeiten nicht im Sitzen (anders als bei BK 2110!) o Mindestgewichte: zwischen 10 und 25 kg, wenn nah am Körper getragen o Mindestens 40 Hebungen oder 1 Std. reine Tragezeit/Tag o Belastungen an über 60 Schichten/Jahr o Ggf. Tätigkeiten in extremer Rumpfbeugehaltung o Errechnete Druckkraft bei Männern an der Bandscheibe L5/S1 über 3400 N o Mainz-Dortmunder-Dosismodell als Berechnungsgrundlage
BK:	Berufliche Voraussetzungen (s.o.), Schmerzsyndrom mit Funktionsausfällen (Aufgabe der Tätigkeit!) und radiologische Veränderungen
AMV:	G 46

2109 **Bandscheibenbedingte Erkrankungen der Halswirbelsäule durch langjähriges Tragen schwerer Lasten auf der Schulter,** die zur Unterlassung aller Tätigkeiten gezwungen haben, die für die Entstehung, die Verschlimmerung oder das Wiederaufleben der Krankheit ursächlich waren oder sein können

Gef.:	Berufsspezifische Belastungen an der HWS sind viel seltener als an der LWS. Nach vorn und seitwärts erzwungene Kopfbeugehaltung bei gleichzeitigem Anspannen der Nackenmuskulatur sind maßgebliche Faktoren. Bsp.: Fleischträger
Vor.:	Belastungszeitraum mindestens 10 Jahr
BK:	Berufliche Voraussetzungen (s.o.), Schmerzsyndrom mit Funktionsausfällen (Aufgabe der Tätigkeit!) und radiologische Veränderungen
AMV:	G 46

2110 **Bandscheibenbedingte Erkrankungen der Lendenwirbelsäule durch langjährige vorwiegend vertikale Einwirkung von Ganzkörperschwingungen im Sitzen,** die zur Unterlassung aller Tätigkeiten gezwungen haben, die für die Entstehung, die Verschlimmerung oder das Wiederaufleben der Krankheit ursächlich waren oder sein können

Allg..:	Voraussetzung ist eine mindestens zehnjährige täglich wiederholte Einwirkung. Die gesamte berufliche Schwingungsbelastung setzt sich aus der Gesamtzahl der Expositionstage und der Beurteilungsschwingstärke K_r zusammen. Diese wird aufgrund spezifischer Schwingungsfaktoren errechnet.
Wkg.:	Resonanzschwingungen vorwiegend zwischen 3 und 5 Hz führen durch Stauchungen und Streckungen der Wirbelsäule sowie Rotationsbewegungen zu Mikrofrakturen der Wirbelkörperdeckblatten und Einrisse am Anulus fibrosus der Bandscheiben.
Gef.:	Baustellenfahrzeuge, Bagger, Grader etc., Testfahrer auf Schlechtwegstrecken sowie Hubschrauberpiloten. **Keine** Anerkennung bei **Straßen**fahrzeugen wie Taxi, LKW, Stapler
Präv.:	Schwingungsgedämpfte Sitze, Expositionszeit verkürzen, muskuläre Kräftigung
BK:	Berufliche Voraussetzungen (s.o.), Schmerzsyndrom mit Funktionsausfällen (Aufgabe der Tätigkeit!) und radiologische Veränderungen
AMV:	G 46

2111 Erhöhte Zahnabrasionen durch mehrjährige quarzstaubbelastende Tätigkeit

Gef.:	Granitsteinbrüche, Bergbau, Steinbearbeitung
Wkg.:	Quarzstaubpartikel geraten in die Mundhöhle und sorgen bei Kaubewegungen für einen verstärkten Abrieb an den Kauflächen.

2112 Gonarthrose durch eine Tätigkeit im Knien oder vergleichbarer Kniebelastung mit einer kumulativen Einwirkungsdauer während des Arbeitslebens von mindestens 13.000 Stunden und einer Mindesteinwirkungsdauer von insgesamt einer Stunde pro Schicht

Gef.:	Fliesen- und Bodenleger, Dachdecker, Installateure, Maler, Schweißer, Gärtner u.a.
Wkg.:	Kniegelenksbeugung führt zu einer starken Druckerhöhung auf den Gelenkknorpel im Retropatellar- und Tibiofemoralgelenk. Diese ist mit einem deutlich erhöhten Gonarthroserisiko verbunden.
Dg.:	Chronische Kniegelenksbeschwerden, Funktionsstörungen, radiologischer Befund
Sonst.:	Abgrenzung von konkurrierenden Faktoren oft schwierig: angeborene Fehlstellungen, Adipositas, Folgen von Kniegelenktraumen etc.
AMV:	G 46

2113 Druckschädigung des Nervus medianus im Carpaltunnel (Carpaltunnelsyndrom) durch repetitive manuelle Tätigkeiten mit Beugung und Streckung der Handgelenke, durch erhöhten Kraftaufwand der Hände oder durch Hand-Arm-Schwingungen

Allg.:	Infolge einer Überbeanspruchung des Sehnengleitgewebes infolge der arbeitsbedingten Belastungen kommt es zu einer Anschwellung des Synovialgewebes und einer Verdickung der Sehnenscheiden. Dies führt im Carpaltunnel zu einer Druckerhöhung mit einer kompressionsbedingten Schädigung des Nervus medianus. Der kausale Zusammenhang ist aus pathophysiologischer und epidemiologischer Sicht gesichert. Das Risiko einer Erkrankung erhöht sich bei einer Kombination der Faktoren. Ganz überwiegend ist die dominante Hand befallen. Meist reichen Expositionszeiten von unter 12 Monaten aus.
Krit.:	Repetitive manuelle Tätigkeiten mit Beugung und Streckung der Hände im Handgelenk, erhöhter Kraftaufwand der Hände (kraftvolles Greifen) sowie Einwirkung von Hand-Arm-Schwingungen, z.B. durch handgehaltene Motorsägen und Steinbohrer

Gef.:	Fließbandarbeiter in der Automobilindustrie, Forstarbeiter, Geflügelverarbeiter, Fleischverpacker, Kassierer im Supermarkt, Masseure, Polsterer und Steinbohrer. Arbeiten mit einer Computertastatur gehören nicht dazu.
Klin.:	Schmerzen im Handgelenk, v.a. bei Dorsalflexion der Hand, gelegentlich bis in die Schulter ausstrahlend. In der Regel mit Hyp- und Parästhesien im Versorgungsgebiet des Nervus medianus, später auch Muskelatrophie des Daumenballens.
Präv.:	Technische und organisatorische Maßnahmen
AMV:	G 46

2114 Gefäßschädigung der Hand durch stoßartige Krafteinwirkung (Hypothenar-Hammer-Syndrom und Thenar-Hammer-Syndrom)

Allg.:	Gefäßwandschädigung im Bereich des Kleinfingerballens (Hypothenar) bei Verwendung der Hand, Handkante oder des Kleinfingerballens als Schlagwerkzeug oder bei Tätigkeiten mit direkter mechanischer Gewalteinwirkung auf diese Region. Diese führen zu traumatischen Läsionen der Arteria ulnaris. Folge sind Durchblutungsstörungen der Finger III - V, teilweise auch weiterer Finger durch embolische Verschlüsse. Beschwerden können Stunden bis Monate nach der Traumatisierung auftreten und werden durch Kälte und Beanspruchung der Hand verstärkt. Analog können stoßartige Gewalteinwirkungen – auch in Form von Vibrationen – auf den Daumenballen (Thenar) zu einer Gefäßwandschädigung der Arteria radialis führen. Hier sind vorwiegend die Finger I - II betroffen.
Gef.:	Dachdecker, Zimmerleute, KFZ-Mechaniker, Möbeltransporteure, Schreiner, Fußbodenverleger, Forstarbeiter, Gärtner, Bergleute, Steinbohrer u.a.
Klin.:	Durchblutungsstörungen der Finger im Versorgungsgebiet der betroffenen Arterien.
Präv.:	Hand sollte nicht als direktes Schlagwerkzeug verwendet werden.
AMV:	G 46

22 Druckluft

2201 Erkrankungen durch Arbeit in Druckluft

Def.:	Druckluftarbeiten sind solche Arbeiten, bei denen im Arbeitsbereich ein Überdruck von mehr als 10 kPa (0,1 bar) herrscht (1 bar entspricht 10 m Wassersäule). Kritisch sind Arbeiten unterhalb des Grundwasserspiegels oder im Wasser mit Hilfe von Senkkästen (Caissons) sowie beim Stollenvortrieb im modernen Verkehrstunnelbau und als Taucher.
Klin.:	o Kompressionsphase: **Barotrauma** o Dekompressionsphase: **Caisson-Krankheit**

Barotrauma:

Wkg.:	Zu rascher Übergang von Normal- auf Überdruck führt aufgrund mangelnden Druckausgleichs zu Unterdruck in Nasennebenhöhlen, Innenohr, Gehörgang, Zähnen → das Luftvolumen verkleinert sich entsprechend dem Boyle-Mariottschen Gesetz.
Klin.:	Schmerzen in Ohrtuben, Ohren, den Stirn- und Kiefernhöhlen, in Kopf und Zähnen. Evtl. Trommelfellruptur und Mittelohrerguss sowie Gleichgewichtsstörungen

Caisson-Krankheit:

Wkg.:	Mit zunehmendem Umgebungsdruck werden die in der Atemluft enthaltenen Gase, insbesondere der Stickstoff aufgrund seines hohen Fett- Wasser- Löslichkeitskoeffizienten, vom Körper vermehrt aufgenommen. Dieser Lösungsvorgang verlangsamt sich mit zunehmender Sättigung. Die Entsättigung des Körpers muss langsam vor sich gehen, damit der bei Druckentlastung freiwerdende Stickstoff über das Herzkreislaufsystem und die Lunge abgeatmet werden kann. Erfolgt die Druckherabsetzung zu schnell, so kann der freigewordene Stickstoff in Körperflüssigkeiten, wie Blut, Lymphe, Liquor, Gelenkflüssigkeiten wie auch in den Geweben zu Gasblasen führen.
Klin.:	Dumpfe Schmerzen in Muskeln, Gelenken und Knochen, Juckreiz der Haut („Taucherflöhe"), Atemnot, Herzkreislaufbeschwerden, Schwindel, Verwirrtheit, Ohrensausen (Menière-artig), subkutane Emphyseme, Lähmungen durch Stickstoffgasembolien im ZNS. Aseptische Knochennekrosen als Spätfolgen
Th.:	Rekompressionsbehandlung in einer Druckkammer
Präv.:	Langsamer Druckausgleich
AMV:	G 31. Eignungsuntersuchung. Beschäftigungsverbot für Personen unter 18 und über 50 Jahre, werdende und stillende Mütter. Weiteres siehe auch Druckluftverordnung

23 Lärm

2301 Lärmschwerhörigkeit

Allgemein:

Häufigste anerkannte Berufskrankheit, die erstmals in der 2. Berufskrankheitenverordnung im Jahr 1929 erschien. Die entsprechenden Regelungen finden sich in der Lärm- und Vibrationsarbeitsschutzverordnung.

Gefährdung:

Arbeitsplätze in der Metallindustrie, der Holzverarbeitung, an Motorenprüfständen, Flughäfen und der Textilindustrie

Der Weg des Schalls:

Schallwellen → Ohrmuscheln → äußerer Gehörgang → Trommelfell → Gehörknöchelchenkette (Hammer → Amboss → Steigbügel) → Schnecke → N. akustikus → Hörrinde

Signalverarbeitung in der Schnecke:

Spiraliges dreikammeriges System, das mit Lymphflüssigkeit gefüllt ist. Durch Druck des Steigbügels auf das ovale Fenster kommt es in der Schnecke zu einer Flüssigkeitsverschiebung und eine Welle entsteht, die je nach Frequenz an unterschiedlichen Stellen ihr Amplitudenmaximum hat. Dort kommt es durch eine Reizung der Haarzellen zu einem elektrischen Impuls, der über den Hörnerv an das Gehirn weitergegeben wird. Hier erfolgt jetzt eine komplexe Signalverarbeitung und der Höreindruck entsteht.

Messwerte, Messmethoden, Grenzwerte und Schutzmaßnahmen:

Physikalische Einheiten und Hörspektrum:

Da die üblichen Schallstärken von Sprache und Musik sich über einen riesigen Bereich von 10^{-2} bis 10^{-10} W/m² erstrecken und durch sehr große „unhandliche" Zahlen ausgedrückt werden müssten, hat man sich entschlossen, die Einheit „Dezibel" zu verwenden. Diese wird logarithmisch angegeben. Die **Hörschwelle** liegt bei 10^{-12} W/m² = 0 dB(A), die **Schmerzgrenze** bei 1 W/m² = 120 dB(A).
Eine Verdoppelung der Schallstärke entspricht einer Zunahme der dB-Zahl um 3, eine Verzehnfachung um 10 dB. Auch der Hörverlust wird in Dezibel angegeben. Ein Hörverlust von 10 dB bedeutet beispielsweise, dass der Proband den Ton nur dann gleich laut hört wie ein Gesunder, wenn die Schallstärke 10x so hoch ist!
Die Hörschwelle des menschlichen Ohres hängt von der Frequenz des Tones ab. Tiefe und sehr hohe Töne werden leiser wahrgenommen. Dies wird bei der **Lärmmessung** durch die sogenannten A-Filter berücksichtigt: dB(A). Messung des Impulslärms in dB(C).

Beurteilungspegel:

Mittelung der Lärmbelastung über eine Arbeitszeit von 8 Std. anhand eines Bewertungsfaktors. Höhere Frequenzen sind schädlicher als tiefe. Sonderbewertung für sog. Impulslärm: Ist ungünstiger, da der Stapedius-Schutzreflex fehlt. Unterschieden wird zwischen dem personenbezogenen und dem ortsbezogenen Beurteilungspegel.

Grenzwerte:	
Unterer Auslösewert:	o Tageslärmexpositionspegel von ≥ **80** dB(A)
	o Spitzenschalldruck von ≥ **135** dB(C)
Maßnahmen:	Bereitstellung von Gehörschutz. Untersuchungsangebot
Oberer Auslösewert:	o Tageslärmexpositionspegel von ≥ **85** dB(A)
	o Spitzenschalldruck von ≥ **137** dB(C)
Maßnahmen:	Kennzeichnung als Lärmbereich, Tragepflicht von Gehörschutz, Untersuchungspflicht

Jugendliche dürfen nur bis 85 dB(A), werdende und stillende Mütter nur bis 80 dB(A) beschäftigt werden. Bei Letzteren darf auch kein impulsartiger Lärm auftreten.

Lärmbekämpfung und Schutzmaßnahmen (Reihenfolge):

- o Minderung der Schallentstehung, der Schallabstrahlung bzw. der Schallübertragung
- o Organisatorische Maßnahmen
- o Persönlicher Gehörschutz: Im Allgemeinen werden Dämmwerte zwischen 20 dB(A) und 40 dB(A) erreicht, unabhängig davon, ob Kapsel- oder Stöpselgehörschutz getragen wird. Vorrangig ist aber immer der technische Lärmschutz!

Arbeitsmedizinische Vorsorge:

G 20: Angebotsvorsorge ab unterem Auslösewert (s.o.), Pflichtvorsorge ab oberen Auslösewert (s.o.)
Erstuntersuchung vor erstmaliger Aufnahme der Tätigkeit, erste Nachuntersuchung nach 12 Monaten, weitere Nachuntersuchung alle 60 Monate bei < 90 dB(A) Tageslärmexpositionspegel bzw. < 137 dB(C) Spitzenschalldruckpegel. Ansonsten nach 36 Monaten. Zusätzliche Vorsorge bei Beendigung der Tätigkeit, wenn eine Pflichtvorsorge erforderlich war. Vorherige Lärmpause, Gehörschutz muss mitgebracht werden.

A) Akute Gehörschäden (mechanische Schädigung der Zellstrukturen):

Wirkung:

Ab 130 – 140 dB(A) zerstören lärmbedingte Schwingungsabläufe die empfindlichen Zellmembranen des Corti-Organs. Nach Resorption der Hörsinneszellen gehen die Stützzellen zugrunde. Hauptsächlich betroffen ist die Basalwindung der Schnecke (4000 – 6000 Hz.). Beim Explosionstrauma kann es neben einer Schädigung des Innenohres auch zu einer Mittelohrbeteiligung mit Trommelfellruptur und Luxation der Gehörknöchelchen kommen.

B) Chronische Gehörschäden (metabolische Überforderung):

Wirkung:

Einwirkung von starkem Dauerlärm führt in den Sinneszellen zu einer negativen Energiebilanz. Es kommt zu einer Umstellung auf anaeroben Stoffwechsel mit Schwellung der Zellkerne und Vakuolisierung des Zytoplasmas. Bei ständiger metabolischer Überforderung werden die Schäden irreversibel: Platzen des Zellkerns, Ausstoßen der Zellkerntrümmer und Autolyse der Zellen. Zunächst betroffen sind die äußeren Haarzellen.

Stadien:

- o Hörermüdung (nach spätestens 16 Std. wieder kompensiert) mit vorübergehender Hörschwellenverschiebung: **TTS**: **t**emporary **t**hreshold **s**hift
- o Hörerschöpfung, kann sich innerhalb eines Jahres noch zurückbilden
- o Bleibende Hörschwellenabwanderung: **PTS**: **p**ermanent **t**hreshold **s**hift

Klinik:

Typisch für eine Schädigung des Innenohres durch Lärm ist, dass zunächst die hohen Frequenzen schlechter wahrgenommen werden. Im Audiogramm bezeichnet man dies als sogenannte C5-Senke (Maximum bei 4 kHz). Da unser Sprachbereich im tieferen Frequenzspektrum liegt, wird eine beginnende Hörminderung zunächst oft nicht wahrgenommen.

Diagnostik:

Einfache Hörprüfung:

Testung des Sprachverständnisses aus 5 m Entfernung. Flüstersprache (hohe Frequenzen) wird wesentlich schlechter verstanden als Umgangssprache.

Standardisierte Reintonaudiometrie:

- o In einer schalldichten Untersuchungskabine werden dem Probanden Töne von unterschiedlicher Frequenz in zunehmender Lautstärke präsentiert. In der Regel wird von 0,5 - 8 kHz getestet.
- o Begonnen wird mit der tiefsten Frequenz am besser hörenden Ohr. Sobald der Ton hörbar wird, betätigt der Untersuchte die Unterbrechertaste.
- o Bei Auffälligkeiten der Luftleitung wird die Knochenleitung gemessen.
- o Übertragener Schall wird bei Untersuchung eines schlechter hörenden Ohres ab einer Differenz von 50 dB bei Luftleitungsmessung bzw. 10 dB bei Knochenleitungsmessung über den Schädelknochen auf das besser hörende Ohr geleitet. Der Proband hört den dargebotenen Ton dann auf dem nicht geprüften Ohr. In diesem Fall ist eine Vertäubung des Gegenohres erforderlich.
- o Charakteristisch für die Lärmschwerhörigkeit ist ein Hörverlust zunächst in den hohen Frequenzbereichen. Luft- und Knochenleitung sind gleichermaßen beeinträchtigt.

Siebtest „Lärm I":

- o Anamnese
- o Besichtigung Außenohr
- o Hörtest in Luftleitung (1kHz - 6 kHz)
- o Gehörschutzberatung

Ergänzungsuntersuchung „Lärm II":

Erforderlich, wenn Auffälligkeiten bei Kurzanamnese, Hörverlust in der Luftleitung über dem Grenzwert, Hörverlust bei 2 kHz auf einem Ohr ≥ 40 dB oder Zunahme der Hörverlustsumme bei 2, 3 und 4 kHz > 30 dB seit der letzten Untersuchung.

- o Anamnese
- o Otoskopie
- o Hörtest in Luft- und Knochenleitung (0,5 - 8 kHz)
- o Ggf. Weber- und SISI-Test
- o Gehörschutzberatung

Erweiterte Ergänzungsuntersuchung „Lärm III":
Erforderlich, wenn Knochenleitungshörverlust bei 2 kHz auf beiden Ohren ≥ 40 dB beträgt. o Sprachaudiometrie mit Zahlen (tiefer, besser zu verstehen) und Einsilbern (höher) o ggf. Tympanometrie und Stapediusreflexschwelle
SISI-Test = Short **I**ncrement **S**ensitivity **I**ndex nach JERGER**:**
Abgrenzung einer **Innenohr**schwerhörigkeit (positiver SISI-Test) von einer **retrocochleären** Hörstörung (negativer SISI-Test) ab einem Hörverlust ≥ 40 dB in der Knochenleitung. Innenohrschwerhörige nehmen im abgesenkten Frequenzbereich schon kleine Lautheitsunterschiede wahr (sogenanntes „recruitment"). Untersuchung in 1 dB-Sprüngen

Risiko einer Gehörschädigung durch Lärm:
Die Gefahr des Entstehens von Gehörschäden besteht bei Lärmbelastungen mit Beurteilungspegeln ab 85 dB(A), in Einzelfällen auch darunter. Dauer der Einwirkzeit bei 85 dB(A) bei ohrgesunden Personen mindestens 15 Jahre, bei 90 dB(A) mindestens 6 Jahre. Die Wahrscheinlichkeit, einen Gehörschaden zu erleiden, liegt zwischen 15% (20 Jahre 90 dB(A)) und 80% (20 Jahre 110 dB(A)) Beurteilungspegel.

Bedenken gegen eine weitere Tätigkeit im Lärmbereich bestehen wenn:
o auf dem besser hörenden Ohr bei 2 kHz der Hörverlust 40 dB erreicht oder überschreitet und eine Mittelohrkomponente ausgeschlossen worden ist o und **zusätzlich** Einsilber nicht mehr verstanden werden (Untersuchung „Lärm III")

Bedenken gegen eine Tätigkeit im Lärmbereich können sein:
Vestibuläre Schwindelerkrankungen (M. Menière), Innenohrerkrankungen (z.B. Hörsturz), Innenohrschwerhörigkeit als Folge von Schädeltraumen, Z.n. Otosklerose-OP, Therapieresistentes Ekzem des äußeren Gehörganges oder an der Ohrmuschel (Gehörschutz nicht möglich)

Meldung einer BK-Verdachtsanzeige bei:
o Ab einem Hörverlust von mindestens 30 dB(A) auf dem besser hörenden Ohr bei mindestens einer der Prüffrequenzen zwischen 500 und 4000 Hz, spätestens bei einem Verlust von 40 dB(A) bds. bei 3 kHz o nachgewiesener Innenohrschwerhörigkeit o entsprechender Lärmanamnese

Typisches seitengleiches Audiogramm bei Lärmschwerhörigkeit (C 5-Senke):

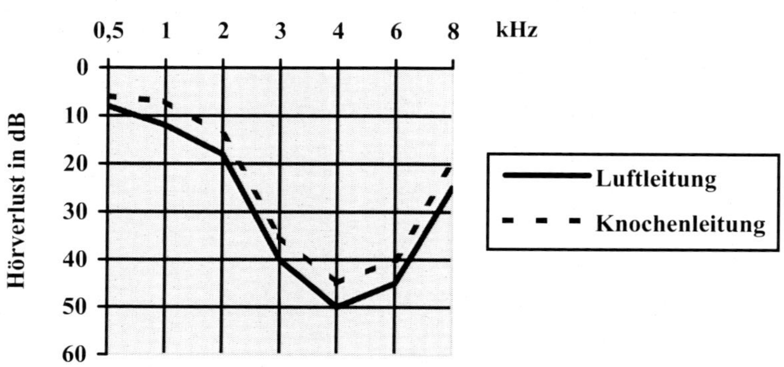

Zu berücksichtigen ist auch ein altersabhängiger Hörverlust, der individuell jedoch sehr unterschiedlich ausfallen kann.

24 Strahlen

2401 Grauer Star durch Wärmestrahlung

Gef.:	Infrarotwärmestrahlung durch glühendes Metall oder Glas
Wkg.:	Bei langjähriger Exposition (10 - 20 Jahre) bilden sich meist einseitig diffuse Eintrübungen der Linse.
AS:	Schutzbrillen

2402 Erkrankungen durch ionisierende Strahlen

Allg.:	a) Korpuskularstrahlung: Alpha-, Beta-, Neutronenstrahlung b) Elektromagnetische Strahlung: Gamma-, Röntgenstrahlung
Gef.:	Umgang mit radioaktivem Material und elektromagnetischer Strahlung (KKW, Medizin, Labor). Gewinnung radioaktiver Substanzen: In der ehemaligen DDR Exposition im Uranbergbau bei der Wismut AG.
Dosis:	**Energiedosis:** Pro Masseneinheit absorbierte Energiemenge Einheit: **1 Gray** = 1 Gy = 1 J/kg = 100 rad **Äquivalenzdosis:** Pro Masseneinheit biologischen Gewebes absorbierte Energiemenge, abhängig von Strahlenart. Einheit: **1 Sievert** = 1 Sv = 1 Gy x q = 100 rem
Strahlenbelastung/Jahr: 1,7 mSv (natürliche 1,1 mSv, zivilisatorische 0,6 mSv)	
Wkg.:	Schädigung der DNA, damit Stoffwechsel- und Funktionsstörung der Zelle. Hauptsächlich betroffen sind zunächst Organe mit hoher Mitoserate: Knochenmark, Gastrointestinaltrakt, Haare. Teratogene Wirkung vor allem in den ersten Schwangerschaftsmonaten. **Deterministisch:** Dosisabhängige Schädigung, z.B. Katarakt, Strahlenkrankheit. **Stochastisch:** kein Schwellenwert, z.B. Karzinome.
Klin.:	**Akute Strahlenkrankheit:** Bei einzeitiger Bestrahlung > 1 Sv. zweiphasiger Verlauf: Prodromalstadium mit Kopfschmerzen, Übelkeit, Leistungsknick, nach 1 - 2 Wochen blutige Durchfälle, Fieber, Blutungen, Haarausfall. LD 50 = 3 - 4 Gy. **Chronische Strahlenwirkung:** o Bindegewebsdegeneration insbesondere im Bereich der Gefäße o Innerhalb der ersten 10 Jahre bevorzugt Leukämien (v.a. CML), danach vermehrt Karzinome (z. B. Bronchialkarzinome bei den Wismut-Kumpeln) o Haut: Erytheme, Pigmentverschiebungen, Atrophie, Hyperkeratosen
AS:	Strahlenschutzgesetz (bisherige Strahlenschutz- und RöntgenVO): Abschirmung, Hygiene, Überwachungs-, Kontroll- und Sperrbereiche
AMV:	Regelmäßig, Dosimeter. Verbot für Jugendliche, werdende und stillende Mütter (Ausnahmen s. StrSchG)

3 Durch Infektionserreger oder Parasiten verursachte Krankheiten sowie Tropenkrankheiten

3101 Infektionskrankheiten, wenn der Versicherte im Gesundheitsdienst, in der Wohlfahrtspflege oder in einem Laboratorium tätig oder durch eine andere Tätigkeit der Infektionsgefahr in ähnlichem Maße besonders ausgesetzt war

Gef.:	In erster Linie Hepatitis B und Tbc, gefolgt von Hepatitis A und C. In Einzelfällen HIV, sehr selten Rickettsien, Protozoen, Pilze
AMV:	Biostoffverordnung, G 42 Beschäftigungsverbot für Jugendliche, werdende und stillende Mütter

3102 Von Tieren auf Menschen übertragbare Krankheiten

Gef.:	Viren (Tollwut, Ornithosen), Rickettsien (Q-Fieber), Bazillen (Milzbrand), Leptospiren, Salmonellen, Brucellosen (M. Bang), Protozoen (Toxoplasmose), Pilze, Pockenvakzine (Melkerknoten), Milben (Krätze) und Wurmkrankheiten

3103 Wurmkrankheit der Bergleute, verursacht durch Ankylostoma duodenale oder Strongyloides stercoralis

Allg.:	Kommt heute aufgrund der verbesserten Arbeitsbedingungen in Deutschland nicht mehr vor.

3104 Tropenkrankheiten, Fleckfieber

Allg.:	Bei den Tropenkrankheiten handelt es sich um vorwiegend bzw. ausschließlich in den Tropen vorkommende Erkrankungen, die in der Regel weniger klimatische als hygienische Ursachen haben. Geografisch handelt es sich um Länder, die innerhalb der Wendekreise im Gebiet der Tropen und Subtropen liegen. Genaue Hinweise finden sich hier im Merkblatt zum Grundsatz G 35. Fleckfieber ist gesondert erwähnt, da Läuse, Zecken und Milben als Überträger der Rickettsien auch in gemäßigten Klimazonen gedeihen.
Gef.:	Am häufigsten Malaria, Amöbiasis, Bilharziose, Filariasis
AMV:	G 35

4 Berufskrankheiten der Atemwege und der Lungen, des Rippenfells und des Bauchfells

Allg.:	**Pneumokoniosen** sind Lungenerkrankungen infolge Speicherung von anorganischen und organischen Stäuben im Lungengewebe. **Bsp.:** ***Mineralische Stäube:*** Quarz, Asbest, Talkum, Kohle. ***Metallische Mineralien:*** Aluminium, Beryllium, Eisen, Hartmetalle. ***Pilzsporen*** in Stäuben von Getreide und Gräsern

41 Erkrankungen durch anorganische Stäube

4101 Quarzstaublungenerkrankung (Silikose)

Allg.:	Die Silikose wurde bereits im 16. Jahrhundert von Paracelsus als „Bergsucht" beschrieben.
Gef.:	Siliziumdioxid, v.a. als Quarz, Vorkommen im Bergbau, Steingewerbe, Baugewerbe, in der keramischen Industrie, in Gießereien, Sandstrahlen
Wkg.:	SiO_2 wird von Makrophagen aufgenommen, diese zerfallen → erneut Phagozytose. Fibroblastische Reizwirkung → Bildung von Bindegewebsknötchen. Als besonders gefährlich gelten Korngrößen von 0,5 - 5 µm.
Klin.:	Entwicklung meist erst nach jahre- bis jahrzehntelanger Exposition, wobei das Röntgenbild der Klinik oft weit vorausgeht. Kann nach Beendigung der gefährdenden Arbeit fortschreiten oder erst in Erscheinung treten: o Atemnot mit Belastungsdyspnoe o Bronchitis mit grauem Sputum
Dg.:	**Röntgen (Hartstrahltechnik) - Stadieneinteilung:** I: netzförmige, feinfleckige Zeichnung II: Schneegestöber- und Schrotkornlunge III: größere Verschattungen und Schrumpfungszeichen Beschreibung und Bewertung nach den Richtlinien der Internationalen Staublungenklassifikation des International Labour Office (ILO) von 2000. **Lungenfunktion:** Zunächst Restriktion, später auch Obstruktion. Emphysem mit Partial- und Globalinsuffizienz
Kpl.:	o Infektanfälligkeit der Lunge o Simultane Tbc bei 7% („Siliko-Tbc" → s. BK 4102) o Kaplan-Syndrom (Komb. Silikose mit PcP) o Chron. obstruktive Atemwegserkrankung, Cor pulmonale o Pneumothorax bei bullösem Emphysem o prädisponierender Faktor für Bronchialkarzinom
AMV:	G 1.1. Beschäftigungsverbot für Jugendliche, werdende und stillende Mütter

4102 Silikotuberkulose

Allg.:	Bei 7% der Personen mit Silikose besteht simultan eine aktive Lungentuberkulose; entweder durch Reaktivierung alter, vorher nicht aktiver Herde oder durch Neuinfektion der silikotischen Lunge.

4103 – 4105 Durch Asbest verursachte Erkrankungen – Vorbemerkungen

Allg.:	Asbest ist ein Sammelbegriff für faserförmig kristallisierte Silikate des Fe, Mg, Ca, Al. Am häufigsten mit 90 % ist Chrysotil (Weißasbest = Mg-Silikat), am gefährlichsten ist Krokydolith (Blauasbest = Na-Fe-Silikat) mit < 10%.
Vork.:	Seit dem vollständigen Herstellungs- und Verwendungsverbot zum 1.1.1994 in Deutschland Gefährdungen ausschließlich bei Sanierungen. Früher Asbestzementindustrie, Herstellung und Wartung von Bremsbelägen, Dichtungen, Filtern, Textilien, Isolationsmaterial Trinkwasser enthält 1 - 11 Millionen Asbestfasern/l. Keine Korrelation zu Krebserkrankungen des Verdauungstraktes
Wkg.:	Problematisch sind Fasern von über 5 µm Länge (L) und einem Durchmesser (D) von unter 3 µm mit einem Verhältnis (L:D) von über 3:1. Können nicht phagozytiert werden, spießen sich in das Interstitium und wandern evtl. zur Pleura und ins Peritoneum. Fremdkörperreaktion mit Fibrosierung führt zu Lungenfibrose. Fortschreiten auch nach Ende der Exposition. Zum anderen karzinogene Wirkung
Bel.:	o Reinluftgebiete: 100 Fasern/m³ o Großstadtkreuzungen: 1 000 Fasern/m³ o Asbestbelastete Gebäude: 15 000 Fasern/m³ o Berufliche Exposition: 1 000 000 bis über 50 000 000 Fasern/m³
Kpl.:	o Lungenfibrose mit Lungenemphysem, Bronchopneumonien, Cor pulmonale, Bronchiektasen (BK 4103) o Bronchial- und Kehlkopf-Ca (BK 4104) o Mesotheliome der Pleura, des Peritoneums oder des Perikards (BK 4105)
AMV:	G 1.2. Pflichtvorsorge, wenn bei Abbruch-, Sanierungs- und Instandhaltungsarbeiten die Asbestfaserkonzentration von 15 000 Fasern/m³ überschritten wird oder bei Exposition ≥ 150 000 Fasern/m³ > 1 Std./Schicht und > 20 x/Jahr. Nachgehende Untersuchungen: Keine wissenschaftliche Evidenz für die Empfehlung bestimmter Intervalle und von regelmäßigen Röntgenkontrollen. Hochrisikogruppen profitieren vermutlich vom CT-Screening. Bei der Beratung ist die Empfehlung zum Rauchstopp das Wichtigste. Beschäftigungsverbot für Jugendliche, werdende und stillende Mütter

4103 Asbeststaublungenerkrankung (Asbestose) oder durch Asbeststaub verursachte Erkrankungen der Pleura

Wkg.:	Inkorporation resistenter Fasern führt zu chronisch-entzündlicher Fremdkörperreaktion mit Fibrosierungen v.a. der unteren und mittleren Lungenabschnitte mit symmetrisch angeordneten kleinen Schatten, Schrumpfungen, Hilusverziehungen und Pleuraverdickungen mit Verkalkungen.
Röntgenbefund der Asbestose:	
	o Grad I: Minimalasbestose: Fibrose mindestens eines Bronchiolus respiratorius, bereits 1000 und mehr Asbestkörperchen/cm^3 Lungengewebe o Grad II: Alveolargänge einbezogen o Grad III: Konfluenz der Fibrosierungen o Grad IV: Wabig umgebaute dicke Hohlräume Beschreibung und Bewertung nach den Richtlinien der Internationalen Staublungenklassifikation des International Labour Office (ILO) von 2000
Röntgenbefund und Klinik der Pleurafibrose:	
	o Pleuraplaques o Oft beidseitige Fibrose der Pleura pulmonalis, besonders der mittleren und unteren Abschnitte o Pulmonale Asbestose ist nicht notwendig o Ist ein so genannter „Brückenbefund" als Zeichen einer vermehrten Asbeststaubexposition (im Sinne der möglichen Anerkennung einer BK 4104) Klinik.: Husten mit Auswurf, Belastungs-, später Ruhedyspnoe
Dg.:	**Auskultation:** o Knisterrasseln, Giemen, Brummen **Lungenfunktion:** o Restriktion, später auch Obstruktion **Röntgen:** o Hartstrahltechnik, ggf. Computertomographie
Kpl.:	o Infektanfälligkeit der Lunge o Lungenemphysem, Cor pulmonale o Bronchiektasen o Weitere s. BK 4104 und 4105

4104 Lungenkrebs oder Kehlkopfkrebs in Verbindung mit Asbestose, in Verbindung mit Asbeststaub verursachte Pleuraerkrankung, bei Einwirkung einer kumulativen Asbestfaserstaubdosis am Arbeitsplatz von mind. 25 Faserjahren{$25x10^6$[(Fasern/m^3) x Jahre]}

Allg.:	1 Faserjahr entspricht einer einjährigen Exposition bei einem 8 Std.-Arbeitstag gegenüber $1x10^6$ Fasern/m^3 oder auch halbjährige Exposition gegenüber $2x10^6$ Fasern bzw. zweijährige Exposition gegenüber ½ x 10^6 Fasern/m^3. **Bronchialkarzinom:** bei hoher Exposition, Latenz 10 - 15 Jahre. Nikotin Cofaktor! **Risiko eines Bronchialkarzinoms:** o Nichtraucher: ohne Asbestbelastung = Faktor 1, mit Asbestbelastung = Faktor 5 o Raucher: ohne Asbestbelastung = Faktor 10, mit Asbestbelastung = Faktor 60 **Kehlkopfkrebs:** Seit 1997 in die BK 4104 aufgenommen (Mechanismus unklar)
Anerkennung als asbestassoziierter Lungen- bzw. Kehlkopfkrebs:	
	o Wenn mehr für als gegen einen ursächlichen Zusammenhang spricht o Auch ohne fibrosierende Lungenveränderungen, wenn 25 Faserjahre errechnet werden (sog. Verdoppelungsdosis Bronchial- bzw. Kehlkopf-Ca) o Bei Brückenbefunden (Fibrose, Pleuraplaques) bzw. Minimalasbestose

4105 Durch Asbest verursachtes Mesotheliom des Rippenfelles, des Bauchfelles oder Perikards

Allg.:	70 - 90% aller Pleuramesotheliome sind asbestassoziiert. Bei dieser Diagnose sollte grundsätzlich eine BK-Verdachtsanzeige gestellt werden.
Wkg.:	Latenz in der Regel über 10 Jahre, im Mittel bei 15 Jahren aber auch noch bis über 30 Jahre nach Exposition. Ausbreitung im Peritoneum vorwiegend als Knötchen, in der Pleura eher flächenförmig. Im Unterschied zum Bronchialkarzinom reichen bereits kleinste Belastungen (oft noch keine Minimalasbestose) und auch kürzeste Expositionszeiten (1 Monat bei Blauasbest). Nikotin ist hier kein Cokarzinogen.
Path.:	o Anfangs zahlreiche kleine Knötchen, später mehrere Zentimeter dicke Tumorplatten o Scharfe Abgrenzung zum Lungengewebe
Klin.:	**Pleuramesotheliom:** o Husten, Auswurf, Fieberschübe, Thoraxschmerzen, Atemnot **Peritonealmesotheliom:** o Bauchschmerzen, Obstipation, Ascites, Ileus
Dg.:	Biopsie, Histologie, Lavage auf Asbestfasern

4106 Erkrankungen der tieferen Luftwege und der Lungen durch Aluminium oder seine Verbindungen

Gef.:	Stäube, Rauche und Dämpfe bei der Herstellung von Korund (grobkristallines Al_2O_3) und Aluminiumfeinstaub. Aluminiumbe- und -verarbeitung
Wkg.:	Mit Latenz von Monaten bis 15 Jahren diffuse interstitielle Lungenfibrose mit ausgedehnten Schrumpfungen, Emphysembildung und Neigung zum Spontanpneu
Klin.:	Husten, Auswurf, Belastungs-, später Ruhedyspnoe, Infektanfälligkeit, rezidivierende Bronchitiden (Aluminose)
Dg.:	**Auskultation:** o Giemen, Brummen, feuchte Rasselgeräusche **Röntgen:** o verstärkte interstitielle Lungenzeichnung o kleine, unregelmäßige Schatten bevorzugt in den mittleren und unteren Lungenanteilen **Lungenfunktion, Blutgasanalyse:** o kombinierte restriktive-obstruktive Störungen, Gasaustauschstörungen
Kpl.:	Cor pulmonale
AMV:	G 39

4107 Erkrankungen an Lungenfibrose durch Metallstäube bei der Herstellung oder Verarbeitung von Hartmetallen

Gef.:	Chrom, Kobalt, Molybdän, Titan, Vanadium, Wolfram
Wkg., Klin., Dg., Kompl.: s. Aluminium **AMV:** G 40	

4108 Erkrankungen der tieferen Luftwege und Lungen durch Thomasmehl (Thomasphosphat)

Vork.:	Thomasmehl wird aus der Schlacke bei der Stahlgewinnung gewonnen und wird wegen seines hohen Phosphor- und Kalkgehaltes als Dünger verwendet
Wkg.:	Evtl. Bronchopathie und Lungenfibrose, vermutlich durch die in der Schlacke enthaltenen Metalloxide (Aluminium, Magnesium, Mangan, Vanadium). Wegbereiter für Infekte. Seltene BK!
Klin.:	Husten mit Auswurf
Dg.:	Thorax-Röntgen, Lungenfunktion

4109 Bösartige Neubildungen der Atemwege und Lungen durch Nickel oder seine Verbindungen

Vork.:	Stahlveredelung, Aufbereitung und Verarbeitung von Nickelerzen zu Nickel oder Nickelverbindungen
Gef.:	Karzinomentwicklung wohl nur bei der Nickelraffination, nicht bei der be- und verarbeitenden Industrie
Wkg.:	Aerosole von Nickel und seiner Verbindungen können Karzinome der Nase, der Nasennebenhöhlen sowie Bronchialkarzinom mit Latenz von 20 - 30 Jahren auslösen.
Präv.:	Atemschutz, Hygiene
AMV:	G 38

4110 Bösartige Neubildungen der Atemwege und Lungen durch Kokereirohgase

Vork.:	Für die Herstellung von Koks werden Steinkohle und Braunkohle unter Luftabschluss erhitzt und dabei die flüchtigen Bestandteile ausgetrieben. Diese freiwerdenden Kokereirohgase werden zu Steinkohlenteer sowie aromatische Kohlenwasserstoffe weiterverarbeitet.
Gef.:	Gemische, die polyzyklische aromatische Kohlenwasserstoffe enthalten, unter denen das Benzo[a]pyren eine wesentliche Rolle spielt. Gehen kovalente Bindung mit DNA ein und wirken mutagen.
Wkg.:	Malignome mit einer Latenz von durchschnittlich 30 Jahren
AMV:	G 40

4111 Chronisch obstruktive Bronchitis oder Emphysem von Bergleuten unter Tage im Steinkohlenbergbau bei Einwirkung einer kumulativen Dosis von 100 Feinstaubjahren [(mg/m³) x Jahre]

Allg.:	Neben der BK 4104 weitere Berufskrankheit, die sich wissenschaftlich auf eine kumulative Dosis (Konzentration x Zeit) in einer Dosis-Wirkung-Beziehung stützt. Eine Verdoppelung des Erkrankungsrisikos für chronisch obstruktive Bronchitis besteht ab einer kumulativen Dosis von 100 „Feinstaubjahren". Diese errechnet sich aus der Feinstaubkonzentration in der Luft am Arbeitsplatz in mg/m³, multipliziert mit der Anzahl der Expositionsjahre (1 Jahr = 220 gefahrene Schichten zu je 8 Stunden).
Wkg.:	Feinstaub ist generell geeignet, chronische Bronchitis und Emphysem zu verursachen. Dies auch unabhängig von einer Silikose (BK 4101).

4112 Lungenkrebs durch die Einwirkung von kristallinem Siliziumdioxid (SiO_2) bei nachgewiesener Quarzstaublungenerkrankung (Silikose oder Silikotuberkulose)

Allg.:	Die kristallinen Modifikationen des SiO_2 sind unter den Bezeichnungen Quarz, Cristobalit und Tridymit bekannt. Es handelt sich meist um glasklare Kristalle großer Härte. Quarz ist das zweithäufigste Mineral in der Erdkruste. Arbeitsbedingte Gesundheitsgefahren durch Staubentwicklung bei Gewinnung, Bearbeitung oder Verarbeitung von Sandstein, Quarzit, Kieselerde und -gur, Kiesel- und Quarzitschiefer, Granit, Gneis, Porphyr, Bimsstein und keramischen Massen
Vork.:	Natursteinindustrie, Gießereiwesen, keramische Industrie
Wkg.:	o Nach Alveolardeposition von Fibroblasten ausgehende fibrogene Wirkung (s. BK 4101 „Silikose") o Primär die Epithelzellen der mittleren und tiefen Atemwege betreffende kanzerogene Wirkung
Sonst.:	Mindestens verdoppeltes Lungenkrebsrisiko unabhängig vom Nikotinkonsum jedoch nur bei Nachweis einer Silikose. Kein spezifischer Tumortyp. Das Lungenkrebsrisiko in Verbindung mit Silikose bei Steinkohlenbergleuten ist umstritten und deshalb von dieser Empfehlung zunächst ausgenommen.

4113 Lungenkrebs durch polyzyklische aromatische Kohlenwasserstoffe bei Nachweis der Einwirkung einer kumulativen Dosis von mindestens 100 Benzo[a]pyren-Jahren [(µg/m³) x Jahre]

Allg.:	Erweiterte BK 4110, die sich jedoch nur auf die Belastung durch Kokereirohgase bezieht. Im Gegensatz zur BK 4110 wird Kehlkopfkrebs nicht anerkannt. Bei der genannten kumulativen Gesamtdosis liegt ein um den Faktor 2 erhöhtes Lungenkrebsrisiko vor.
Vork.:	Kokereien, Teerraffinerien, Elektrographitindustrie, Aluminiumherstellung, Eisen- und Stahlerzeugung, Gießereien, Straßenbau, Dachdecker, Schornsteinfeger

4114 Lungenkrebs durch das Zusammenwirken von Asbestfaserstaub und polyzyklischen aromatischen Kohlenwasserstoffen bei Nachweis der Einwirkung einer kumulativen Dosis, die einer Verursachungswahrscheinlichkeit von mindestens 50% nach der Anlage 2 entspricht

Allg.:	Bei einer Synkanzerogenese addieren sich die Effekte einer Noxe bzw. sind überadditiv verstärkt.
Gef.:	Dachdecker, Gießerei- und Stahlwerksarbeiter, Schornsteinfeger, Isolierer
Klin.:	Klinik und Tumorart unterscheiden sich nicht von Lungenkrebserkrankungen anderer Genese.

4115 Lungenfibrose durch extreme und langjährige Einwirkung von Schweißrauchen und Schweißgasen (Siderofibrose)

Allg.:	Sehr seltenes Krankheitsbild, das durch die Inhalation der alveolengängigen Schweißrauche in Zusammenspiel mit Ozon und nitrosen Gasen ausgelöst wird. Zu einer Siderose kommt es, wenn ein Teil der Staubs Eisenoxidpartikel sind.
Wkg.:	**Schweißrauche:** Kleinste schwerlösliche Staubteilchen oder deren Agglomerate lagern sich in der Lunge ab und führen zu lokal und interstitiell entzündlichen und proliferativen Prozessen. **Schweißgase:** Ozon führt durch sein starkes Oxidationsvermögen zu Permeabilitätsveränderungen an Zell- und Gewebsmembranen im Respirationstrakt. Folgen sind degenerative Veränderungen bis hin zu Lungenfibrosen.
Vork.:	Langjährige und täglich vielstündige Einwirkung unter extremen und arbeitshygienisch unzureichenden Bedingungen (z.B. in Tunneln, Behältern, Tanks, engen Schiffsräumen)

42 Erkrankungen durch organische Stäube

4201 Exogen-allergische Alveolitis

Gef.:	o Pilzsporen im Staub v.a. von verschimmeltem Heu, Stroh, Getreide: **Farmerlunge** o Proteinbestandteile der Haut und der Exkremente: **Vogelhalterlunge** o In Papierfabriken Aspergillen und Actinomyceten: **Befeuchterlunge** o Käseherstellung: **Käsearbeiterlunge** o Pilzzucht: **Pilzarbeiterlunge**
Wkg.:	o Sensibilisierungsphase: Antikörperbildung vom IgG-Typ o Nach erneuter massiver Antigen-Inhalation Allergie vom Typ III o Bei chronischer Inhalation geringer Antigendosen: diffuse interstitielle Fibrose
Klinik und Diagnostik:	
	akut: o 4 bis 12 Stunden nach Antigenzufuhr Atemnot, Husten mit Auswurf, Fieber, Kopf- und Thoraxschmerzen, stunden- bis tagelang anhaltend o Im Labor Leukozytose und Eosinophilie. Erhöhter IgG-Spiegel o Im Thoraxröntgen fleckige Schatten v.a. in den unteren Lungenabschnitten **chronisch:** o Husten, Auswurf, Atemnot o Appetitverlust, Gewichtsabnahme o Auskultatorisch Giemen und Brummen o Im Thoraxröntgen unregelmäßige Schatten in den mittleren und unteren Lungenabschnitten o In der Lungenfunktion restriktive, später obstruktive Veränderungen
AMV:	G 23

4202 Erkrankungen der tieferen Atemwege und der Lungen durch Rohbaumwoll-, Rohflachs- oder Rohhanfstaub (Byssinose)

Allg.:	Griechisch „byssos“ = Baumwolle
Wkg.:	Vermutlich toxisch bedingte, obstruktive Ventilationsstörung. Klinik v.a. nach freien Wochenenden (Auffüllen der Mastzellspeicher)
Klin.:	Husten mit Auswurf, Atemnot bei Arbeitsbeginn nach einer Unterbrechung („Montags-Atemnot“) oder permanent. Später Emphysem
Dg.:	o Auskultatorisch Spastik (Giemen und Pfeifen) o Lungenfunktion

4203 Adenokarzinome der Nasenhaupt- und Nasennebenhöhlen durch Stäube von Eichen- und Buchenholz

Gef.:	Beschäftigte der Holzindustrie und des holzverarbeitenden Gewerbes
Wkg.:	Latenz von meist mehr als 30 Jahren. Ausgang vom mittleren Nasengang, Einbruch in Siebbeinzellen, Orbita, vordere Schädelbasis. Das kanzerogene Prinzip ist bisher noch nicht bekannt. Ursache evtl. auch in den Chemikalien der Holzbearbeitung und Holzverarbeitung
Klin.:	Einseitig behinderte Nasenatmung, Nasenbluten u. - sekrete, Kopfschmerzen
AS:	Absaugung
AMV:	G 44. Nachuntersuchungen entsprechend der vorgegebenen Fristen mit Nasenspekulum und Endoskop

43 Obstruktive Atemwegserkrankungen

4301 **Durch allergisierende Stoffe verursachte obstruktive Atemwegserkrankungen (einschließlich Rhinopathie),** die zur Unterlassung aller Tätigkeiten gezwungen haben, die für die Entstehung, die Verschlimmerung oder das Wiederaufleben der Krankheit ursächlich waren oder sein können

Gef.:	Zahlreiche pflanzliche und tierische Allergene wie Mehl, Holz- und Futtermittelstaub, Staub von Insekten, Haaren, Federn sowie Arzneimittel Prototyp: **Bäckerasthma**
Wkg.:	Sensibilisierung mit nachfolgender Antigen-Antikörper-Reaktion. Überwiegend Typ I-Reaktion, seltener Typ III-Reaktionen (= exogen allergische Alveolitis): o Im 1. Stadium **Rhinopathie**, bei mehr als 90% schon innerhalb der ersten 5 Berufsjahre aufretend o Danach sogenannter **Etagenwechsel** zu den tieferen Atemwegen mit anfallsweiser obstruktiver Ventilationsstörung. Keine Beschwerden in der arbeitsfreien Zeit o Schließlich **unspezifische Hyperreagibilität** auch auf andere Noxen möglich
Klin.:	**Stad. I:** Allergische Rhinopathie **Stad. II:** Reversible allergische Bronchopathie **Stad. III:** Irreversible allergische Bronchopathie
Dg.:	Klinik, Labor (Antikörper), Lungenfunktion, inhalativer Provokationstest
Präv.:	Staubschutzmaßnahmen, Allergenkarenz **AMV:** G 23

4302 **Durch chemisch-irritativ oder toxisch wirkende Stoffe verursachte obstruktive Atemwegserkrankung,** die zur Unterlassung aller Tätigkeiten gezwungen haben, die für die Verschlimmerung oder das Wiederaufleben der Krankheit ursächlich waren oder sein können

Gef.:	Organische und anorganische, leicht und schwer flüchtige Stoffe: Ammoniak, Chlorwasserstoff, Halogene, nitrose Gase, Schwefeldioxid, Schwefelwasserstoff, Metallstäube u. - rauche, Säuren und Basen, Formaldehyd, Isozyanate, Phosgen. Prototyp ist das sog. **Isozyanatasthma** (s. auch BK 1315)
Wkg.:	o **Chemisch-irritative** Stoffe reizen die Schleimhäute des **oberen** Atemtraktes o **Toxische** Substanzen reizen die **mittleren und unteren** Atemwege. Schleimhautschwellung, Sekretion, später Emphysem etc. o Bei nitrosen Gasen, Phosgen, Dimethylsulfat ist nach einem symptomfreien Intervall von 4 - 12 Stunden ein toxisches Lungenödem möglich.
Klin.:	Atemnot, Husten, Auswurf, Konjunktivitis
Dg.:	Auskultation, Thorax-Röntgen, Lungenfunktion **AMV:** G 23, G 27

5 Hautkrankheiten

5101 Schwere oder wiederholt rückfällige Hauterkrankungen, die zur Unterlassung aller Tätigkeiten gezwungen haben, die für die Entstehung, die Verschlimmerung oder das Wiederaufleben der Krankheit ursächlich waren oder sein können

Allg.:	Berufskrankheit von ganz erheblicher Bedeutung. Es handelt sich um die am häufigsten angezeigte und die am dritthäufigsten anerkannte Berufskrankheit. **BK-Meldungen:** 50% Bau, 12% Gesundheitsdienst, 10% metallverarb. Industrie **Voraussetzung der Anerkennung:** o Innerer Zusammenhang zwischen Hauterkrankung und versicherter Tätigkeit o Hauterkrankung muss schwer (fachärztliche Behandlung über mindestens 6 Monate) oder wiederholt rückfällig (mindestens 2 Rückfälle, d.h. 3 Krankheitsphasen) sein o und hat zur Unterlassung aller ursächlichen Tätigkeiten geführt. Am häufigsten findet sich das **kumulativ-toxische** Ekzem. Hier sind wässrige Medien wesentlich kritischer als ölige. Dieses Ekzem ist oft Wegbereiter für das **allergische** Ekzem: Allergene dringen durch die geschädigte Hautoberfläche in tiefere Schichten ein ⇒ Aktivierung der T-Lymphozyten ⇒ Typ-IV-Reaktion. Streuung möglich. Siehe auch Kapitel "Feuchtarbeit" und TRGS 401.
Aufgaben der Haut:	
	Schutz gegen chemische, physikalische und mikrobiologische Einwirkungen (Säure- und Fettschutzmantel, Hornhaut, Unterhautfettgewebe), Temperaturregulation und Schutz gegen Austrocknung sowie Reizaufnahme: Tastsinn, Schmerz- und Temperaturempfinden.
Hautschädigende Faktoren:	
	o **Physikalisch:** Hitze, Kälte, Nässe, mechanisch, Strahlen o **Chemisch:** Säuren, Laugen, Lösungsmittel, Detergenzien o **Allergisch:** Nickel, Chrom, Kobalt, Kolophonium, Epoxide, Latex o **Biologisch:** Mykosen
Klin.:	o **Kumulativ-toxisches bzw. degeneratives Kontaktekzem.** o **Allergisches Ekzem** o **Urtikaria:** v.a. Holz, Mehl, Haare, Eiweiß, PVC o **Gewerbliche Akne:** Mineralöle, Teer, chlorierte aromatische KW o **Dermatomykosen:** Badebetriebe, Molkereien, Schlachthöfe, Bergbau o **Strahlenschäden:** UV-Strahlen, ionisierende Strahlen s. BK 2402 und 5103
Präv.:	o **Expositionschutz:** z. B. Verbot gepuderter Latexhandschuhe o **Hautschutz:** a) Spezieller Hautschutz, b) Schonende Hautreinigung, c) Hautpflege **Spezieller Hautschutz:** Wasserunlösliches Hautschutzmittel gegen wasserlösliche Stoffe (z.B. wassergemischte KSS) und umgekehrt. Auftrag vor Arbeitsbeginn und nach jeder Pause mit sorgfältigem Einreiben vor allem der Nagelfälze und der Fingerzwischenräume
AMV:	G 24

5102 Hautkrebs oder zur Krebsbildung neigende Hautveränderungen durch Ruß, Rohparaffin, Teer, Anthrazen, Pech oder ähnliche Stoffe

Allgemeine Voraussetzungen:	
	o Kein ordnungsgemäßer Umgang, es besteht intensiver Hautkontakt z.B. über verunreinigte Kleidung. o Krebserzeugende polyzyklische aromatische Kohlenwasserstoffe sind enthalten, Bezugsgröße ist das Benzo[a]pyren.
Gef.:	o **Ruß:** bei unvollständiger Verbrennung von Kohlenwasserstoffen, Herstellung von Farben, Tusche, Kunststoffen, in der Gummiindustrie o **Rohparaffin:** aus Braunkohle, Erdöl, Ölschiefer zur Herstellung von Papier, pyrotechnischen Artikeln, Sprengstoff o **Teer:** bei der Destillation von Stein- bzw. Braunkohle, Torf oder Holz. Enthält u.a. Benzol und Anthrazen. Verwendung im Straßenbau, Imprägnierung von Holz, Herstellung von Dachpappe und Briketts
Klin.:	Anfangs juckende, entzündliche oder ekzematöse Veränderungen. Melanose auf dem Boden einer diffusen Hyperpigmentierung, dann Teer- oder Pechwarzen. Nach 3 - 4 Jahren maligne Entartung möglich, meist Spinaliome
AMV:	G 4 (Erst-, Nach-, Nachgehende Untersuchung). Beschäftigungsverbot für Jugendliche, werdende oder stillende Mütter

5103 Plattenepithelkarzinome oder multiple aktinische Keratosen der Haut durch natürliche UV-Strahlung

Allg.:	UV-Strahlung ist die bedeutendste Ursache für Plattenepithelkarzinome der Haut und aktinische Keratosen. Hier wirkt insbesondere die UVB-Strahlung durch Schädigung der DNA in den Keratinozyten direkt kanzerogen. Plattenepithelkarzinome wachsen destruktiv und metastasieren. Aktinische Keratosen sind raue, schuppende Hautveränderungen und treten fast ausschließlich an UV-belasteten Hautarealen auf. In etwa 10% wird ein Übergang in ein invasives Plattenepithelkarzinom der Haut beobachtet. UV-Strahlung ist generell auch ein Risikofaktor für die Entstehung eines Basalzellkarzinoms und vermutlich auch für das maligne Melanom. Beim Basalzellkarzinom tritt jedoch eine nicht zu unterschätzende Zahl auch an nicht sonnenexponierten Körperpartien auf und beim malignen Melanom scheinen erbliche Disposition und Sonnenbrände in der Kindheit eine Rolle zu spielen. Es tritt zudem in allen Bereichen der menschlichen Haut auf, einschließlich der Nägel und der Schleimhaut. Es gibt in beiden Fällen momentan keine ausreichende Datenlage bzgl. der Risikoerhöhung durch berufliche UV-Licht-Exposition.
Krit.:	Aktinische Keratosen gelten als multipel, wenn sie mit einer Zahl von mehr als 5 pro Jahr einzeln oder konfluierend in einer Fläche von mehr als 4 cm^2 auftreten. Eine Dosis-Wirkungsbeziehung lässt sich aus der epidemiologischen Literatur nicht ableiten. Die Belastung ist in den Tropen oder bei Arbeit in großer Höhe verstärkt.

Gef.:	Land- und Forstwirtschaft, Fischerei und Seefahrt, Baugewerbe und Handwerk, Straßenarbeiten, Tätigkeiten als Bademeister, Bergführer u. ä.
Klin.:	Aktinische Keratosen, Plattenepithelkarzinom
Präv.:	Expositionsschutz, Sonnenschutzcreme mit hohem Lichtschutzfaktor. 4 H-Regel: Hemd, Hose, Hut, Hoher Sonnenschutz. Arbeitsorganisatorische Maßnahmen.
AMV:	G 4

6 Krankheiten sonstiger Ursache

6101 Augenzittern der Bergleute

Allg.:	Historische Berufskrankheit mit gehäuftem Auftreten zu Beginn des 20. Jahrhunderts. Es handelte sich dabei um einen Nystagmus, als dessen Ursachen die schlechten Beleuchtungsverhältnisse, die chronische Vergiftung durch Grubengas (Methan) und ein chronischer Sauerstoffmangel diskutiert werden.

Empfehlungen für neue Berufskrankheiten nach § 9 Absatz 2 SGB VII

Der ärztliche Sachverständigenbeirat beim Bundesministerium für Arbeit und Soziales hat empfohlen, folgende Erkrankungen neu als Berufskrankheiten anzuerkennen. Hierzu wurden wissenschaftliche Begründungen veröffentlicht. Bis zur Aufnahme in die Berufskrankheitenliste können sie wie Berufskrankheiten nach § 9 Absatz 2 SGB VII anerkannt werden.

Chronisch-myeloische oder chronisch-lymphatische Leukämie durch 1,3 Butadien bei Nachweis der Einwirkung einer kumulativen Dosis von mindestens 180 ButadienJahren (ppm x Jahre)
Tierexperimentelle Studien an Ratten und Mäusen sowie eine epidemiologische Studie ergab bei einer entsprechenden Exposition ein erhöhtes Risiko an chronisch-myeloischer oder chronisch-lymphatischer Leukämie zu erkranken. Eine Exposition kommt insbesondere bei Beschäftigten in der Kunstkautschuk- und der Gummiindustrie vor.

Kehlkopfkrebs durch polyzyklische aromatische Kohlenwasserstoffe bei Nachweis der Einwirkung einer kumulativen Dosis von mindestens 100 Benzo(a)pyren-Jahren [(µg/m³) x Jahre]
Kanzerogene Stoffwechselprodukte von PAK lagern sich auf dem Kehlkopf ab und können dort Karzinome auslösen. Zu einer Exposition kommt es insbesondere bei Tätigkeiten, in denen steinkohleteerpechhaltige Produkte verarbeitet oder verwendet werden, wie z.B. in der Aluminium- und Gießereiindustrie. Sie tritt aber auch bei anderen Berufsgruppen auf, wie z.B. bei Schornsteinfegern oder Hochofenarbeitern.

Schleimhautveränderungen, Krebs oder andere Neubildungen der Harnwege durch polyzyklische aromatische Kohlenwasserstoffe bei Nachweis der Einwirkung einer kumulativen Dosis von mindestens 80 Benzo(a)pyren-Jahren [(µg/m³) x Jahre]
Kanzerogene Stoffwechselprodukte von PAK werden mit dem Urin ausgeschieden und können in den Harnwegen Karzinome auslösen. Zu einer Exposition kommt es insbesondere bei Tätigkeiten, in denen steinkohleteerpechhaltige Produkte verarbeitet oder verwendet werden, wie z.B. in der Aluminium- und Gießereiindustrie. Sie tritt aber auch bei anderen Berufsgruppen auf, wie z.B. bei Schornsteinfegern oder Hochofenarbeitern.

Fokale Dystonie als Erkrankung des zentralen Nervensystems bei Instrumentalmusikern durch feinmotorische Tätigkeit hoher Intensität
Es handelt sich hier um eine Bewegungsstörung, die durch länger anhaltende unwillkürliche Kontraktionen der quergesteiften Muskulatur gekennzeichnet ist und am Beginn der Erkrankung häufig durch Koordinationsstörungen auffällt. Für die Entstehung dieser zentralnervösen Erkrankung ist das langjährige, repetitive und intensive Musizieren auf professionellem Niveau ausschlaggebend. Betroffen sind z.B. Orchestermusiker oder Musiklehrer.

Ovarialkarzinom in Verbindung mit Asbestose, in Verbindung mit Asbeststaub verursachte Pleuraerkrankung, bei Einwirkung einer kumulativen Asbestfaserstaubdosis am Arbeitsplatz von mind. 25 Faserjahren{25x10⁶[(Fasern/m³) x Jahre]}
Die Aufnahme von Asbestfasern erfolgt in erster Linie inhalativ mit der Atemluft. Durch die mukoziliäre Clearance wird der größte Teil deponierter Fasern zunächst in das Gastrointestinalsystem überführt und von hier aus offenbar z.T. in die Bauchhöhle. Darüber hinaus werden neben einem lymphogenen auch ein hämatogener Transport sowie die Penetration von Asbestfasern in die serösen Höhlen des Brust- und Bauchraumes diskutiert.

DGUV-Grundsätze und Berufskrankheiten. Rechtsgrundlagen zur Vorsorge und zu Eignungsuntersuchungen, Anforderungen an den mit der arbeitsmedizinischen Vorsorge beauftragten Arzt

Während auf den vorangehenden Seiten eine Systematik anhand der BK-Nummern erfolgte, vermittelt die folgende Tabelle eine Übersicht anhand der Ziffernfolge der DGUV-Grundsätze für arbeitsmedizinische Vorsorge. Die „DGUV-Grundsätze für arbeitsmedizinische Vorsorge" haben keinen rechtlich verbindlichen Charakter. Sie sind als medizinische Leitlinien aufzufassen.

G-Ziffer	Gefährdung	Berufskrankheit
1.1	Mineralischer Staub: Quarzhaltiger Staub	4101, 4102, 4112
1.2	Mineralischer Staub: Asbestfaserhaltiger Staub	4103, 4104, 4105, 4114
1.3	Mineralischer Staub: Keramikfaserhaltiger Staub	
1.4	Staubbelastung	4301, 4302
2	Blei oder seine Verbindungen (außer Bleialkyle)	1101
3	Bleialkyle	1101
4	Gefahrstoffe, die Hautkrebs hervorrufen	1108, 2402, 5102, 5103
5	Salpetersäureester (Nitroglycerin)	1309
6	Schwefelkohlenstoff	1305
7	Kohlenmonoxid	1201
8	Benzol	1303, 1318
9	Quecksilber oder seine Verbindungen	1102
10	Methylalkohol (Methanol)	1306
11	Schwefelwasserstoff	1202
12	Phosphor	1109
14	Trichlorethen (Trichlorethylen) und andere Chlorkohlenwasserstoffe	1302, 1317
15	Chrom-VI-Verbindungen	1103
16	Arsen oder seine Verbindungen	1108
17	Künstliche optische Strahlung	
19	Dimethylformamid	1316
20	Lärm	2301
21	Kältearbeiten	
22	Säureschäden der Zähne	1312
23	Obstruktive Atemwegserkrankungen	1315, 4201, 4202, 4301, 4302
24	Hauterkrankungen (mit Ausnahme von Hautkrebs)	5101
25	Fahr-, Steuer-, und Überwachungstätigkeiten	
26	Atemschutzgeräte	
27	Isozyanate	1315
28	Arbeiten in sauerstoffreduzierter Atmosphäre	
29	Benzolhomologe (Toluol, Xylol)	1303
30	Hitzearbeiten	
31	Überdruck	2201
32	Cadmium oder seine Verbindungen	1104
33	Aromatische Nitro- oder Aminoverbindungen	1301, 1304
34	Fluor oder seine anorganischen Verbindungen	1308

35	Arbeitsaufenthalt im Ausland unter besonderen klimatischen oder gesundheitlichen Belastungen	3101, 3102, 3104
36	Vinylchlorid	1302
37	Bildschirmarbeitsplätze	
38	Nickel oder seine Verbindungen	4109, 5101
39	Schweißrauche	1103, 4109, 4115, 4302
40	Krebserzeugende Gefahrstoffe (allgemein)	1110, 1307, 1310, 1311, 1319, 4110, 4113
41	Arbeiten mit Absturzgefahr	
42	Tätigkeiten mit Infektionsgefährdung	3101, 3102, 3103, 3104
44	Buchen- und Eichenholzstaub	4203
45	Styrol	1303
46	Belastungen des Muskel- und Skelettsystems einschließlich Vibrationen	2101, 2102, 2103, 2104, 2105, 2106, 2107, 2108, 2109, 2110, 2112, 2113, 2114

Nähere Regelungen zur Einteilung in Pflicht- bzw. Angebotsvorsorge:
- Verordnung zur arbeitsmedizinischen Vorsorge (ArbMedVV)
- Biostoffverordnung
- Gentechniksicherheits-Verordnung

Eignungsuntersuchungen:
- Untersuchungen nach den Grundsätzen G 25 und G 41
- Fahrerlaubnisverordnung
- Feuerwehrdienstvorschrift
- Druckluftverordnung
- Gesundheitsschutz-Bergverordnung
- Strahlenschutzgesetz (bisherige Strahlenschutzverordnung und Röntgenverordnung)

Anforderung an den Arzt oder die Ärztin (§ 7 ArbMedVV):
- Facharzt für Arbeitsmedizin oder Zusatzbezeichnung Betriebsmedizin
- Besondere Fachkenntnisse, spezielle Anerkennungen und die erforderliche Ausrüstung
- Bei Fehlen von Fachkenntnissen oder Ausrüstung sind Fachkollegen hinzuzuziehen
- G 35: Untersuchung auch durch Ärzte mit der Zusatzbezeichnung Tropenmedizin
- Keine Arbeitgeberfunktion gegenüber den zu untersuchenden Beschäftigten
- Ausnahmen sind mit Genehmigung der Behörde möglich

Spezielle Ermächtigungen erforderlich bei:
- Strahlenschutzgesetz (bisherige Strahlenschutzverordnung und Röntgenverordnung)
- Gesundheitsschutz-Bergverordnung

Notizen……………………………………………………………………

Notizen..

Notizen……………………………………………………………………………

Teil II: Kritische Arbeitsstoffe

II.1 Reizgase 76

II.2 Nitrate, Nitrite und Methämoglobinproblematik 78

II.3 Amine und Nitrosamine 79

II.4 Flusssäure 80

II.5 Kühlschmierstoffe (KSS) 81

II.6 Formaldehyd 82

II.7 Benzin (Ottokraftstoff) 82

II.8 Organische Lösungsmittel 83

II.9 Stäube und allgemeiner Staubgrenzwert 85

II.10 Künstliche Mineralfasern 86

II.11 Keramikfasern 87

II.12 Kanzerogene und keimzellmutagene Gefahrstoffe 88

II.1 Reizgase

Hauptwirkungsort entsprechend der Wasserlöslichkeit. **Hohe** Wasserlöslichkeit ⇒ Trachea (Gruppe I). **Mittlere** Wasserlöslichkeit ⇒ Bronchien und Bronchiolen (Gruppe II). **Niedrige** Wasserlöslichkeit und hohe Lipidlöslichkeit ⇒ Bronchioli und Alveolen (Gruppe 3).

Gruppe I:

Klinik:
Konjunktivitis, Reizung der Rachenschleimhaut und der Trachea, evtl. Glottisödem. Bei massiver Exposition auch Lungenödem möglich

Beispiele:
Ammoniak (NH_3), Formaldehyd (HCHO), Fluor (F_2), Säuredämpfe (HCl), Laugendämpfe (NaOH)

Gruppe II:

Klinik:
Konjunktivitis, Hustenreiz, Bronchospasmus, Bronchopneumonie. Bei massiver Exposition auch Lungenödem möglich

Beispiele:
Brom (Br_2), Chlor (Cl_2), Schwefeldioxid (SO_2), Isozyanate (O = C = N – R)

Gruppe III:

Wirkung:
Permeabilitätssteigerung der Alveolarwand mit exsudativer Entzündung → Behinderung der Diffusion von Sauerstoff und Kohlendioxid

Klinik:
Zunächst Hustenreiz. Dann nach symptomfreiem Intervall von bis zu 48 Stunden plötzlich einsetzende Atemnot (toxisches Lungenödem!!!)

Beispiel:
Ozon (O_3), Phosgen ($COCl_2$), Stickstoffoxide = nitrose Gase (NO, NO_2, N_2O_4), Cadmiumoxid (CdO)

Diagnostik:
Klinische Untersuchung, Lungenfunktion, Blutgasanalyse und Röntgenaufnahme des Thorax (auch im Intervall!)

Therapie:
Frischluft, keine körperliche Belastung. Steroidhaltiges Dosieraerosol. Gegebenenfalls 250 - 1000 mg Prednisolonäquivalent intravenös. Klinikeinweisung mit Beobachtung (Latenzphase!)

Beispiele für Reizgase der Gruppe III:

Nitrose Gase

Allgemein:
Giftiges Gemisch aus Luft und Stickoxiden

Chemische Formel:
- **NO** (farblos, stechender Geruch, instabil)
- **NO_2** (braun, stabil, stechender Geruch, Hauptbestandteil der nitrose Gase)
- **N_2O_4**

Entstehung bei:
- **Oxidation von Luftstickstoff unter hohen Temperaturen**, z.B. beim Schweißen:
  $N_2 + O_2 \rightarrow 2\ NO$ ----- $2\ NO + O_2 \rightarrow 2\ NO_2$
- **Einwirkung von Salpetersäure auf Metalle:**
  $4\ HNO_3 + Cu \rightarrow Cu(NO_3)_2 + 2\ H_2O + 2\ NO_2$
- **Zersetzung von Nitraten/Nitriten durch Säuren:**
  $2\ NaNO_2 + H_2SO_4 \rightarrow Na_2SO_4 + H_2O + NO + NO_2$
- **Erhitzen von Schwermetallnitraten**

Phosgen

Chemische Formel:

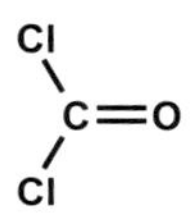

Entstehung:
Fotochemische Reaktion von Sauerstoff mit Trichlorethen ($CHCl = CCl_2$) oder Perchlorethen ($CCl_2 = CCl_2$), z. B. bei offener Schweißflamme

Ozon

Chemische Formel:
- O_3

Entstehung:
Aus Luftsauerstoff durch UV-Strahlung der Schweißflamme, v.a. bei raucharmen Verfahren.
Stechender Geruch, chemisch hochreaktiv, sehr instabil

II.2 Nitrate, Nitrite und Methämoglobinproblematik

Nitrate

Allgemein:

- Salze der Salpetersäure (HNO_3), z.B. KNO_3 (Kalisalpeter), $NaNO_3$ (Natronsalpeter)
- Vorkommen im Boden und in Gewässern, Einbringung v.a. über Dünger
- In Lebensmitteln und Trinkwasser (Grenzwerte: Nitrat 50 mg/l, Nitrit 0,1 mg/l)
- Technische Düngerherstellung

Nitrite

Allgemein:

- Salze der salpetrigen Säure (HNO_2), z.B. $NaNO_2$
- Bei Reaktion mit stärkeren Säuren entstehen nitrose Gase:
  $2\ NaNO_2 + H_2SO_4 = Na_2SO_4 + H_2O + NO + NO_2$
- Säuglinge reagieren auf Nitrit mit Methämoglobinbildung → innere Erstickung. Tödliche Menge im Milligrammbereich!
- Reduktion von Nitrat zu Nitrit über Bakterien in der Mundhöhle und Magen-Darm-Trakt, Nitrosaminproblematik!

Methämoglobinproblematik

Allgemein:

Met-Hb = Hämiglobin = Ferri-Hb ($Fe^{3+(!)}$), kann O_2 nicht abgeben → Zyanose

Gefährdung durch:

- Nitrathaltige Lebensmittel und nitratreiches Grundwasser bei Stickstoff-Überdüngung, da im Magen-Darm-Trakt Nitrite entstehen, die Fe^{2+} zu Fe^{3+} oxidieren
- Medikamente, z.B. Nitroglycerin
- Nitrose Gase
- Nitro- und Aminoverbindungen des Benzols oder deren Abkömmlinge (z.B. Nitrobenzol, Anilin, Benzidin, Naphthylamin, s. BK 1304)

Klinik:

- Zyanose (schmutzig grau-blau). Klinische Symptome ab 40% Met-Hb (normal 1,5%), letal ab 70 - 80% Met-Hb

Problematik:

- Säuglinge: HbF leichter oxidierbar und verminderte Hb-Reduktaseaktivität → können Ferri-Hb nur in geringem Maße zu normalem Ferro-Hb reduzieren (⇒ cave Nitrat im Trinkwasser!).
- Glucose-6-Phosphat-Dehydrogenase-Mangel

Antidot:

- Methylenblau, Ascorbinsäure

II.3 Amine und Nitrosamine

Amine

Allgemein:
- NH_2-R (primäre), R-NH-R (sekundäre)
- Abbau- und Zersetzungsprodukte von Eiweißen
- Vorkommen in praktisch allen Lebensmitteln
- Ausgangsstoffe zur Herstellung von Farbstoffen, Kunststoffen, Arzneimitteln u.a.
- In KSS als Rostschutz und Konservierer

Nitrosamine

Problematik:
Nitrosamine gelten als potentielle Kanzerogene.

Chemie:
Nitrit + Amine = Nitrosamine

Vorkommen:

In wassergemischten Kühlschmierstoffen (KSS)
- Aus Aminen (Korrosionsschutz) und Nitriten (bakteriell aus Nitraten im Ansatzwasser und aus Verunreinigungen wie Speiseresten und Zigarettenkippen gebildet)
- In der Luft in sogenannten Ölnebeln
- Aufnahme oral (Kontakt mit Lebensmitteln), perkutan, inhalativ

In der Gießerei
- Aufeinandertreffen von Aminen (in Gießereihärtern) und Stickoxiden (in Altsanden)
- Durch körperliche Belastung hohe inhalative Belastung

In der Reifen-, Gummiindustrie
- Bei Vulkanisation, Lagerung, Nachbehandlung

Prävention:
- Kontrolle Raumluftkonzentration
- Nitritfreie KSS, auf Amine kann meist noch nicht verzichtet werden
- Biostabile, gepflegte KSS, rechtzeitiger Wechsel
- KSS im alkalischen Milieu (pH 8 - 9,5)
- Lüftungsmaßnahmen
- Beschäftigungsbeschränkungen Jugendlicher
- Beschäftigungsverbot werdender und stillender Mütter
- Ggf. Vorsorgeuntersuchung G 40

Nitrosamine im täglichen Leben:
Nitrat im Trinkwasser wird im Körper zu Nitrit umgewandelt, verbindet sich mit Aminen aus Milchprodukten und Fleisch zu Nitrosaminen.

Nitrosamine im Tabakrauch:
Pro Filterzigarette Aufnahme von 1 µg (!) Nitrosaminen

II.4 Flusssäure

Allgemeines:
Der Kontakt mit Flusssäure (Fluorwasserstoffsäure) führt zu den gefährlichsten Verätzungen überhaupt. Lebensgefährliche Verätzungen ab Kontakt mit 20%iger Flusssäure, meist tödlicher Verlauf ab handtellergroßer Verätzung mit 40%iger Flusssäure!

Vorkommen:
Kein natürliches Vorkommen. Wird zum Ätzen von Halbleitern und Chips sowie zum Ätzen und Reinigen von Silikon, Glas, Metall, Stein und Porzellan benutzt.

Wirkung:
- Fluorwasserstoff wird aufgrund seiner hohen Lipidlöslichkeit rasch vom Körper aufgenommen und dringt sofort in tiefe Gewebsschichten vor. Die Fluoridionen blockieren den Calcium- und Magnesiumstoffwechsel und hemmen wichtige Enzyme. Führt zu akut bedrohlichen Stoffwechselstörungen, die unter multiplem Organversagen tödlich verlaufen können. Durch Elektrolytverschiebung Gefahr des Kammerflimmerns.
- Verätzungen der Haut sind sehr schmerzhaft und führen zu schwer heilenden tiefen Geschwüren; bei geringer Konzentration treten Schmerzen oft erst Stunden nach der Einwirkung auf.
- Das Einatmen von Flusssäuredämpfen kann zu Verätzungen der Lungen mit Bildung von Lungenödemen führten und selbst bei geringen Konzentrationen (50 – 100 ppm) in kurzen Zeit tödlich sein.

Für die Prognose ist die Schnelligkeit der **(Erst)maßnahmen** entscheidend!

Hautverätzung:
Kontaminierte Kleidung entfernen. Bei nur geringfügiger Verletzung Calciumgluconatgel und Glucocorticoidsalbe auftragen. Bei zweit- bis drittgradiger Verätzung Unterspritzung mit 10%igem Calciumgluconat (10 ml bei Hautareal von 6 cm Durchmesser) bis zur Schmerzfreiheit und ggf. intravenöse Gabe von 10%igem Calciumgluconat und Magnesiumsulfat sowie intensivmedizinische Überwachung.

Inhalation:
Glucocorticoid-Spray, intravenöse Gabe von 10 – 20 ml Calciumgluconat 10%ig und 10 ml Magnesiumsulfat 10%ig, intensivmedizinische Beobachtung und ggf. Therapie.

Ingestion:
Endoskopische Magenentleerung, Magenspülung mit Calciumgluconatlösung sowie dessen Instillation, intensivmedizinische Beobachtung und Therapie

Augenverätzung:
Ausgiebige Spülung, Corticoid-Augentropfen, augenärztliche Behandlung

Prävention:
Ersatzstoffprüfung, technische Schutzmaßnahmen, persönliche Schutzausrüstung wie Schutzanzug, Schutzhandschuhe, Schutzbrille, ggf. Schutzmaske, des weiteren Notfallplan, Betriebsanweisung und Unterweisung der Beschäftigten. Notfallset muss vorrätig sein, Calciumgluconatgel ist direkt am Arbeitsplatz bereitzuhalten, Augendusche und Notbrause sind in unmittelbarer Nähe des Arbeitsplatzes erforderlich.

II.5 Kühlschmierstoffe (KSS)

Definition:
Stoffe, die beim Trennen und Umformen von Werkstoffen zum Kühlen bzw. Schmieren verwendet werden. Einteilung in:

- Wassermischbare KSS
- Nicht wassermischbare KSS

Zusammensetzung:
Den **Grundsubstanzen** der KSS (Öle, Wasser, Kohlenwasserstoffe etc.) werden **Additive** wie Korrossionsinhibitoren, Stabilisatoren, Biozide und Entschäumer beigesetzt.

Problematische Additive:

- **Natriumnitrit:** Wurde in früheren Jahren als Korrossionsschutz zugesetzt. Wegen der Bildung von Nitrosaminen ist der Zusatz von Nitratsalzen inzwischen verboten. Ein Nitrat-/ Nitriteintrag kann jedoch weiterhin über das Ansatzwasser, Mikroorganismen und Stickoxide erfolgen.
- **Naphthylamin:** Blasenkanzerogenes aromatisches Amin. Wird zum Korrossionsschutz beigegeben.
- **Phenylamin:** Ebenfalls zum Korrossionsschutz. Führt als Amin zusammen mit Nitrit zur Nitrosaminbildung. Die sekundären Amine sind hier besonders kritisch, die primären und tertiären jedoch hautaggressiv.
- **Formaldehyd** und **Pentachlorphenol** als Biozide

Gefahrstoffe, die sich in KSS nachweisen lassen:

- **N-Nitrosamine**, hier insbesondere N-Nitroso-Diethanolamin
- **Mikroorganismen** und **deren Abbauprodukte**, insbesondere in wassergemischten KSS
- **Metalle** aus dem Abrieb, z.B. Chrom, Nickel

Gefährdungen:

- **Hauterkrankungen:**
  Meist kumulativ-toxische Ekzeme. Probleme im Wesentlichen bei den wassergemischten KSS
- **Obstruktive Atemwegserkrankungen:**
  Mechanisch-thermische Belastung durch lungengängiges Aerosol-Dampfgemisch. KSS-Asthma jedoch extrem selten
- **Krebserkrankungen:**
  Durch Nitrosamine und polyzyklische aromatische Kohlenwasserstoffe denkbar

Schutzmaßnahmen:

- KSS-Pflege: Regelmäßiger Wechsel, Kontrolle von Nitrit und den Keimzahlen
- Kapselung, Absaugung, Ölwannenreinigung
- Hautschutz, Handschuhe, Schutzkleidung

AMV: G 24

II.6 Formaldehyd

Chemische Formel: HCHO (Methanal)

Allgemein:
Abbauprodukt der Ameisensäure (HCOOH). Geruchsschwelle bei ca. 1 ppm

Vorkommen:
Wird verwendet zur Produktion von Amino- und Phenoplasten, findet sich in Spanplatten, Teppichklebstoffen und im Tabakrauch und ist Bestandteil von Desinfektionsmitteln.

Problematik:
- Reizung der Atemwege
- Im Tierversuch nur bei Ratten karzinogen, beim Menschen nicht gesichert

II.7 Benzin (Ottokraftstoff)

Zusammensetzung:
Sammelbezeichnung für Gemisch von ca. 150 Kohlenwasserstoffen mit vorwiegend 5 bis 12 C-Atomen: Alkane, Alkene, Cycloalkane u. - alkene, Aromaten (Benzol bis max. 1 %, Xylol, Toluol), Propanol, Butylether, Methanol. **Additive:** Antioxidantien, Anti-Icing-Mittel, Farbstoffe, Biozide, Schmierstoffe

Herstellung:
Durch Destillation oder Kracken von Erdöl

Wirkung:
Umwandlung von chemischer in mechanische Energie unter Luftzufuhr:
- $2\ C_8H_{18} + 25\ O_2 \rightarrow 16\ CO_2 + 18\ H_2O$
- Die frei werdende Verbrennungswärme führt zur Ausdehnung der Abgase und zum Antrieb des Kolbens.

Problematik:
Siehe unter „Organische Lösungsmittel" und „Benzol und Benzolhomologe"

Arbeitsschutz: Absaugung (Tankrüssel!)

AMV: G 8 (Benzol), G 29 (Benzolhomologe)

II.8 Organische Lösungsmittel

Definition:
Chemisch heterogene Stoffgruppe mit der gemeinsamen Eigenschaft, Stoffe zu lösen, ohne diese oder sich selbst chemisch zu verändern.

Anwendung:
- Entfetten, Reinigen, Extraktion
- Lösungsmittel für Farben, Lacke, Klebstoffe, Filme u.a.
- Ausgangsmaterial für Gefrierflüssigkeiten, Treibgase, Feuerlöschmittel, Schädlingsbekämpfungsmittel, Anästhetika

Einteilung:

▪ aliphatische KW	z.B. Hexan
▪ halogenierte KW	z.B. Tetrachlorkohlenstoff
▪ aromatische KW	z.B. Benzol, Toluol
▪ zyklische KW	z.B. Cyclohexan
▪ Alkohole	z.B. Methanol
▪ Aldehyde	z.B. Acetaldehyd
▪ Ester	z.B. Ethylacetat
▪ Ether	z.B. Ethylether
▪ Ketone	z.B. Aceton
▪ Glykole	z.B. Ethylenglykol
▪ Organische S- und N-Verbindungen	z.B. Schwefelkohlenstoff

Physikalische Eigenschaften:
- Lösungsmittelmoleküle drängen sich zwischen die Stoffmoleküle und bauen Bindungskräfte auf
- Siedepunkt zwischen 100°C (niedrigsiedend) und 150°C (hochsiedend)
- Leicht-, mittel-, schwerflüchtige Lösungsmittel

Chemische Eigenschaften:
- Sollen beim Lösungsvorgang keine Reaktionen mit den zu lösenden Stoffen eingehen
- Problem: (hochtoxische) Stabilisatoren, Verunreinigungen

Resorption:
Vorwiegend inhalativ. Hautresorption ist möglich, aber von geringer Bedeutung.

Verteilung:
Abhängig von der Durchblutung (Innere Organe > Muskel > Fettgewebe) sowie der Hydro- bzw. Lipophilie

Ausscheidung:
Über Lunge und Nieren (Metaboliten)

Biotransformation:
- Vorwiegend in der Leber, Koppelung an körpereigene polare Substanzen, z.B. Glukuronsäure, Glutathion u.a.
- Ansonsten Oxidation (v.a. über Monooxigenase P 450), Reduktion oder hydrolytische Spaltung, daraufhin oft erst toxisch (Giftung)

Die Toxizität der Halogen-KW steigt mit:
Kettenlänge, Halogenierungsgrad und Instabilität (Fluor > Chlor > Brom > Jod). Lipophile Substanzen → ZNS-gängig, ansonsten Metabolisierung in der Leber (evtl. Giftung, d.h. Bildung von toxischen Metaboliten)

Unspezifische Sofortwirkung:
- **Haut und Schleimhäute:** Entfettung, irritativ-toxische oder allergische Ekzeme
- **ZNS:** Protrahierte Pränarkose bis zur tödlichen Atemlähmung

Spezifische Organwirkungen:
- **Nervensystem/ZNS:**
  - **Polyneuropathie** auch bei kurzen Einwirkzeiten. Problematische Abgrenzung zu sonstigen (äthylischen) PNP
  - **Organisches Psychosyndrom** mit Konzentrationsschwäche, Wesensveränderung, Demenz
  - **Encephalomyopathien** mit Plegien, Hirnnervenausfällen, Parkinson-Syndrom. Bei ZNS-Symptomatik ist mindestens eine 10 - jährige Tätigkeit und eine Überschreitung des AGW gefordert (Rauschzustände).
  - **Gesichert** bei Benzin, Aromaten, Ethanol, „Tri" u.a.
- **Leber:** Selten akutes Bild mit Leberzerfall, chronische meist leichte bis mittelschwere Schädigung mit relativ unspezifischem histologischem Bild. Bedeutendster Schadstoff ist der Ethylalkohol, sonst Schädigung v.a. durch Tetrachlorkohlenstoff, Tetrachlorethan, Vinylchlorid
- **Blutbild:** Knochenmarksdepression: alle Reihen können betroffen sein. Methämoglobinämie, v.a. bei aromatischen Nitro- und Aminoverbindungen
- **Harntrakt:** Hämorrhagische Zystitiden bei akuten Vergiftungen mit aromatischen Aminen
- **Atemorgane:** Chlorierte Kohlenwasserstoffe + Hitze (z. B. Zigarettenrauch, Schweißen) → Phosgen
- **Herz:** Rhythmusstörungen
- **Haut:** Entfettung, kumulativ-toxische oder allergische Ekzeme

Kanzerogenität:
Leukämie, Lymphome (Benzol), Leberangiosarkome (Vinylchlorid), Nierenkarzinom (Trichlorethylen), Urothelkarzinom (aromatische Amine), Bronchialkarzinom (Dichlormethylether)

Anmerkung:
„Nitroverdünner" enthalten keine Nitroverbindungen, sondern lösen Nitrozelluloselacke. Bestehen aus Lösungsmittelgemischen.

Berufskrankheiten:
1302 (Halogen KW), 1303 (Benzol, Toluol, Xylol, Styrol), 1304 (Nitro- oder Aminoverbindungen des Benzols), 1305 (Schwefelkohlenstoff), 1306 (Methanol), 1316 (Dimethylformamid), 1317 (organische Lösungsmittel oder deren Gemische), 1318 (Benzol)

G-Ziffern:
G 6 (Schwefelkohlenstoff), G 8 (Benzol), G 10 (Methanol), G 13 (Tetrachlorkohlenstoff), G 14 (Trichlorethen), G 17 (Perchlorethen), G 18 (Tetrachlorethan, Pentachlorethan), G 28 (Monochlormethan), G 29 (Toluol, Xylol), G 36 (Vinylchlorid), G 45 (Styrol)

II.9 Stäube und allgemeiner Staubgrenzwert

Allgemein:
Die mit der Atemluft aufgenommenen Staubpartikel erreichen unterschiedliche Abschnitte der Atemwege. Während die in den Bronchien abgeschiedenen Partikel meist relativ rasch wieder in den Mundraum transportiert und durch Verschlucken bzw. Aushusten beseitigt werden, bleiben die in die Alveolen gelangten Partikel, sofern sie schwerlöslich sind, dort Monate bis Jahre liegen. Im Rahmen des Eliminationsprozesses kann das Bild einer chronischen Entzündung der peripheren und zentralen Atemwege entstehen. Es kommt zu Krankheitsbildern wie chronische (obstruktive) Bronchitis, Emphysem, hyperreagibles Bronchialsystem und Asthma bronchiale.

Grenzwerte:
Mit einem standardisierten Messverfahren wird der einatembare Staub (Teil des Gesamtstaubs) gemessen und hiervon der alveolengängige Staub bestimmt. Die Alveolengängigkeit ist abhängig von Größe, Dichte und aerodynamischen Durchmesser der Staubteilchen. Die Abscheiderate = Alveolengängigkeit ist bei 1 µm bis 7 µm Teilchengröße am höchsten.

- **Alveolengängiger** Staub = „A-Staub": **1,25 mg/m³**
- **Einatembarer** Staub = „E-Staub": **10 mg/m³**

Die Grenzwerte gelten für schwerlösliche oder unlösliche Stäube bzw. Mischstäube. Sie sind festgelegt als **Schichtmittelwerte**. Für erbgutverändernde, krebserzeugende, fibrogene, toxische oder allergisierende Stäube gelten die stoffspezifischen Luftgrenzwerte.

Arbeitsschutzmaßnahmen A-Staub:	
< 1,25 mg/m³:	Grenzwert ist eingehalten
< 3 mg/m³:	Atemschutz ist zur Verfügung zu stellen
3 - 10 mg/m³:	Atemschutz muss getragen werden
> 10 mg/m³:	Tätigkeiten sind auch mit Atemschutz verboten

AMV: G 1.4 (Allgemeiner Staub)

II.10 Künstliche Mineralfasern

Definition:
Anorganische Synthesefasern, die aus mineralischer Schmelze über unterschiedliche Düsen oder Schleuderverfahren gewonnen werden. Die Fasern können je nach Materialzusammensetzung nicht oder unterschiedlich stark krebserregend sein. Ca. 95% der Jahresproduktion entfällt auf Mineralwolle und textile Glasfasern, ca. 5 % auf Keramikfasern und Glasmikrofasern.

Allgemein:
Künstliche Mineralfasern setzen wie Asbest Fasern frei. Krebserregend können nur Fasern sein, die in die Lunge gelangen (Länge < 250 µm, Dicke < 3 µm) und dort ausreichend lange persistieren. Die Biobeständigkeit ist bedingt durch die jeweilige chemische Zusammensetzung. Biobeständig sind künstlich hergestellte glasige (Silikat-)Fasern mit einem Massengehalt von über 18% an Oxiden von Natrium, Kalium, Calcium, Magnesium und Barium. Größe ist der Kanzerogenitätsindex: Differenz zwischen der Summe der Massengehalte (in %) der Oxide von Na, K, B, Ca, Mg, Ba und dem doppelten Massengehalt (in %) von AlO_2. Liegt dieser < 40, ist von einer entsprechenden Gefährdung auszugehen. Weiterhin entscheidend ist die kritische Faserabmessung: Länge (L) > 5 µm, Durchmesser (D) < 3 µm, L/D > 3.

Beispiele:
Mineralische Wollen (Steinwolle, Glaswolle), Keramikfasern, Textilglasfasern („Mikrofasern"), polykristalline Fasern (Verstärkungsfasern für Verbundwerkstoffe)

Einsatz:
Thermische Isolierung, textile Zwecke, Verstärkung von Kunststoffen und zur Lichtleitung (Lichtleitfasern)

Struktur: Länge > 5 µm, Durchmesser > 3 µm (außer Keramikfasern)

Vergleich der natürlichen Silikatfaser „**Asbest**" mit **künstlichen Mineralfasern:**

Asbest	Künstliche Mineralfasern
parallel zur Längsachse spaltbar ⇒ L/D wird größer	quer zur Querachse spaltbar ⇒ L/D wird kleiner
80% < 0,4 µm dick	80% > 2 µm dick
HWZ 60 Jahre	HWZ Wochen (Ausnahme Keramikfasern)

Problematik:
- Reizerscheinungen der Haut, der Augen und der oberen Atemwege
- Vereinzelt Allergien, v.a. durch Zusatzstoffe
- Evtl. karzinogen (je nach physikalischen oder chemischen Eigenschaften → s.o.)

II.11 Keramikfasern

Definition:
Künstlich hergestellte ungerichtete glasige (Silikat-) Fasern mit einem Anteil an Alkali- und Erdalkalimetalloxiden ($Na_2O+K_2O+CaO+MgO+BaO$). Herstellung aus synthetischen glasartigen Fasern durch Aufschmelzen und Zerfasern von natürlichen Rohstoffen wie Kaolin, Tonerde, Quarzsand und Zirkon.

Allgemein:
Je nach Anwendungstemperatur enthalten Keramikfasern unterschiedliche Mengen an Aluminiumoxid (Al_2O_3), Siliziumdioxid (SiO_2) und Zirkondioxid (ZrO_2).
Stäube von keramischen Fasern gelten aufgrund ihrer Struktur und der langen Halbwertszeit grundsätzlich als **karzinogen.** Einstufung in die Gruppe 2 der krebserzeugenden Arbeitsstoffe, falls Anteil an Alkali- und Erdalkalimetalloxiden ≤ 18 Gewichtsprozent, in Gruppe 3 falls Anteil an Alkali- und Erdalkalimetalloxiden > 18 Gewichtsprozent liegt.

Eigenschaften:
- Deutlich längere Lebenszeit als die sonstigen künstlichen Mineralfasern
- Durchmesser 1 – 3 µm bei Länge von mehreren cm

Einsatz:
Thermische Isolierung von industriellen Großanlagen und z. T. von Haushaltsgeräten

Vorsorge bei Belastungen durch mineralische Stäube:

Gesundheitsgefährlicher mineralischer Staub	
G 1.1 Teil 1	Silikogener Staub
G 1.2 Teil 2	Asbestfaserhaltiger Staub
G 1.3 Teil 3	Keramikfaserhaltiger Staub

II.12 Kanzerogene und keimzellmutagene Gefahrstoffe

Allgemein:
Einteilung der Gefahrstoffe nach kanzerogenem bzw. keimzellmutagenem Gefährdungspotential.

Grundlagen:
- Gefahrstoffverordnung
- TRGS 905
- Richtlinie 67/548/EWG Anhang 6

Kanzerogene Gefahrstoffe:

Kategorie 1A: Stoffe, die **bekanntermaßen** auf den Menschen **kanzerogen** wirken. Der Kausalzusammenhang zwischen der Exposition eines Menschen gegenüber dem Stoff und der Entstehung von Krebs ist ausreichend nachgewiesen.
Bsp.: Arsen, Asbest, Benzol, Zinkchromat, Kokereirohgase, Vinylchlorid, Nickel, schwefelsäurehaltige Aerosole, Buchen- und Eichenholzstaub

Kategorie 1B: Stoffe, die als **potentiell kanzerogen** für den Menschen angesehen werden. Es bestehen Anhaltspunkte zu der Annahme, dass die Exposition eines Menschen gegenüber dem Stoff Krebs erzeugen kann. Die Annahme beruht im Allgemeinen auf Ergebnissen von Tierversuchen oder epidemiologischen Auswertungen.
Bsp.: Cadmium, Chrom (VI)-Verbindungen, Kobalt, Ethylenoxid, Beryllium, N-Nitroso-Verbindungen, Keramikfasern

Kategorie 2: Stoffe, die wegen **möglicher kanzerogener** Wirkung beim Menschen Anlass zur Besorgnis geben. Die Informationen für eine definitive Beurteilung sind jedoch noch ungenügend

Keimzellmutagene Gefahrstoffe:

Kategorie 1A: Stoffe, die auf den Menschen **bekanntermaßen keimzellmutagen** wirken. Es sind hinreichend Anhaltspunkte für einen Kausalzusammenhang zwischen der Exposition eines Menschen gegenüber dem Stoff und vererbbaren Schäden nachgewiesen.

Kategorie 1B: Stoffe, die als **keimzellmutagen** für den Menschen **angesehen** werden sollten, obgleich zweifelsfreie Beweise (noch) fehlen. Es besteht aber die begründete Annahme, dass die Exposition eines Menschen gegenüber dem Stoff zu vererbbaren Schäden führen kann. Die Annahme beruht im Allgemeinen auf Ergebnissen von Tierversuchen oder epidemiologischen Auswertungen.

Kategorie 2: Stoffe, die wegen **vermuteter keimzellmutagener Wirkung** auf den Menschen Anlass zur Besorgnis geben. Mutagenitätsversuche ergeben Anhaltspunkte dafür. Die Ergebnisse reichen jedoch nicht aus, um den Stoff in Kategorie 2 einzustufen.

Vom Umgang mit kanzerogenen Gefahrstoffen sollte abgeraten werden bei:
- einer durchgemachten oder bestehenden Tumorerkrankung
- Präkanzerosen
- fortbestehenden pathologischen klinisch relevanten Laborparametern
- schweren Immundefekten oder unter immunsuppressiver Therapie

Verbot der Beschäftigung mit kanzerogenen oder keimzellmutagenen Stoffen:
- Jugendliche (Jugendarbeitsschutzgesetz)
- Werdende Mütter (Mutterschutzgesetz)

Anerkannte Berufskrankheiten durch kanzerogene Gefahrstoffe:

- **1103**: Chrom (Bronchialkarzinom)
- **1104**: Cadmium (Bronchial-, Prostata-, Nierenkarzinom)
- **1108**: Arsen (Hautkrebs, Bronchialkarzinom)
- **1110**: Beryllium (im Tierversuch kanzerogen)
- **1301**: Aromatische Amine (Urothelkarzinom)
- **1302**: Halogen KW: Vinylchlorid (Hämangiosarkom)
- **1303**: Benzol (Leukämie, Lymphome)
- **1304**: Nitro- oder Aminoverbindungen des Benzols oder seiner Homologe oder ihrer Abkömmlinge (Urothelkarzinom)
- **1310**: Dichlormethylether (Bronchialkarzinom)
- **1311**: Dichlordiäthylsulfit - Senfgas (Bronchial-, Larynxkarzinom)
- **1318**: Benzol (Leukämie, Lymphome)
- **1319**: Schwefelsäurehaltige Aerosole (Larnyxkarzinom)
- **2402**: Ionisierende Strahlen (Leukämie, verschiedene Karzinome, z.B. Schilddrüsenkarzinom, Bronchialkarzinom, Hautkrebs)
- **4104**: Asbest (Bronchial-, Kehlkopfkarzinom)
- **4105**: Asbest (Rippenfell-, Bauchfell, Perikardmesotheliom)
- **4109**: Nickel (Nasen-, Nasennebenhöhlen-, Bronchialkarzinom)
- **4110**: Kokereirohgase - Benzo[a]pyren (Bronchial-, Urothelkarzinom)
- **4112**: Kristallines Siliziumdioxid (Bronchialkarzinom)
- **4113**: Polyzyklische aromatische Kohlenwasserstoffe (Bronchialkarzinom)
- **4114**: Asbest und polyzyklische aromatische Kohlenwasserstoffe (Bronchialkarzinom)
- **4203**: Buchen- und Eichenholzstaub (Nasen-, Nasennebenhöhlenkarzinom)
- **5102**: Ruß, Teer, Pech - PAH - Benzo[a]pyren (Hautkrebs, meist Spinaliome)
- **5103**: UV-Strahlung (Plattenepithelkarzinome oder multiple aktinische Keratosen der Haut)

Notizen……………………………………………………………………………………

Notizen...

Notizen……………………………………………………………………………

Teil III: Arbeitsphysiologie

III.1 Belastungs- Beanspruchungskonzept 94
III.2 Energieumsatz 94
III.3 Dynamische und statische Arbeit 95
III.4 Dauerleistungsgrenze 95
III.5 Ermüdung und Erschöpfung 95
III.6 Arbeitszeit und Pausen 96
III.7 Biorhythmus 97
III.8 Ergonomie 98
III.9 Raumlufttechnische Anlagen 99

III.1 Belastungs- Beanspruchungskonzept

Belastung:
Vorgegebene fremd- oder selbstbestimmte Anforderung (Aufgabe)

Beanspruchung:
Individuelle Reaktion des Organismus beim Erbringen einer Leistung. Ist ganz erheblich von der persönlichen Leistungsfähigkeit abhängig. Äußert sich z.B. in Herzfrequenz, Atemzeitvolumen, psychischer Ermüdung.

III.2 Energieumsatz

Grundumsatz:
Energiemenge, die der Körper braucht, um bei Zimmertemperatur und ohne körperliche Bewegung eine Körpertemperatur von 37°C zu halten. Liegt bei 24 kcal (100 kJ)/kg KG x Tag. Beispiel für 70 kg schwere Person: 1700 kcal (7000 kJ)/Tag. Individuelle Unterschiede durch Stoffwechsellage, Alter, Geschlecht, Körpergröße
Organbeteiligung am Grundumsatz: Leber 26 %, Muskel 26 %, Gehirn 18 %, Herz 9%, Nieren 7 %, Rest 14 %

Leistungsumsatz:
Bezeichnet diejenige Energiemenge, die der Organismus pro Tag für zusätzliche Arbeit, über den Grundumsatz hinaus umsetzt. Berechnung mit den PAL-Faktoren (Physical Activity Level). Bsp.: nur sitzend oder liegend Faktor 1,2, Schreibtischarbeit Faktor 1,5, körperlich anstrengend Faktor 2,4

Gesamtumsatz:
Grundumsatz + Leistungsumsatz

Indirekte Energieumsatzbestimmung über O_2 - Verbrauch: 1 l Sauerstoffverbrauch entspricht 4,8 kcal. Respiratorischer Quotient (O_2-Aufnahme / CO_2-Abgabe) im Schnitt 0,82

Body-Mass-Index (BMI): Körpergewicht (kg) geteilt durch Körpergröße (m^2).

▪ Normalgewicht:	18,5 - 24,9	
▪ Übergewicht:	25,0 - 29,9	
▪ Adipositas:	30,0 - 34,9	(I)
	35,0 - 39,9	(II)
	≥ 40,0	(III)

Bedeutung der Großküchen:
Durch Gestaltung eines kaloriengerechten und ausgewogenen Essens kann Übergewicht entgegengewirkt und eine Ernährungserziehung geleistet werden. Die massive Zunahme des Übergewichts in der Bevölkerung ist die Hauptursache des Diabetes mellitus Typ 2 (Rarität während der Hungerjahre!) sowie Mitursache weiterer „Volkskrankheiten" wie Erkrankungen des Herz-Kreislaufsystems und des Bewegungsapparates.

---

1 kcal: Energiemenge, die man braucht, um auf 45° geographischer Breite in Meereshöhe 1 l Wasser von 14,5°C auf 15,5°C zu erwärmen. 1 kcal entspricht 4,2 kJ.

III.3 Dynamische und statische Arbeit

Bei **dynamischer Arbeit** verhalten sich Herzfrequenz und Sauerstoffaufnahme weitgehend proportional zueinander. Nichtermüdende Arbeit bis zu einer Herzfrequenz von ca. 110/min. mit aerobem Stoffwechsel. Ermüdende Tätigkeit führt durch anaerobe Energiegewinnung zur Laktatazidose.

Statische Arbeit mit isometrischer Muskelaktivität dient der Körperhaltung (Haltungsarbeit) und dem Halten von Lasten (Haltearbeit). Die Sauerstoffversorgung des Muskels ist ab etwa 50% der Maximalkraft blockiert. Die bei schwerer Haltearbeit reflektorisch ausgelöste Bauchpresse wirkt sich auf Atmung und Kreislauf nachteilig aus.

Die **niedrigere physiologische Leistungsfähigkeit der Frauen** beruht auf mehreren Faktoren:
♦ca. 10% weniger Muskelmasse ♦geringere Hämoglobinmenge ♦20% niedrigere Mitochondrienvolumendichte in den Muskeln ⇒ ca. 20% geringere Sauerstoffaufnahme/kg KG.

III.4 Dauerleistungsgrenze

Definition:
Diejenige Grenze, bis zu der statische oder dynamische Arbeit ohne zunehmende muskuläre Ermüdung erbracht werden kann („Laufen ohne zu schnaufen"). Liegt für Untrainierte bei Herzfrequenz von 110/min. und Atemzeitvolumen von 30 l/min.
Als Parameter gilt die **Nettoherzfrequenz**: Die Differenz der Herzfrequenz unter Belastung und in Ruhe sollte max. 30 - 35 Pulsschläge/min. betragen.

III.5 Ermüdung und Erschöpfung

***Physische* Ermüdung:**
Folge körperlicher Arbeit oberhalb der Dauerleistungsgrenze ⇒ Abnahme der Leistungsfähigkeit, Koordinationsstörungen

***Psychische* Ermüdung:**
Ursachen sind langdauernde Arbeiten mit hohen Anforderungen an die Konzentration, an die geistige Regsamkeit oder Geschicklichkeit sowie monotone Tätigkeiten, schlechte Umgebungsbedingungen (Klima, Lärm), Konflikte, Sorgen, Krankheiten.
⇒ Beeinträchtigungen des Denkens und Entscheidens, Störungen von Sinneswahrnehmungen, Depressionen, Angst, Reizbarkeit
Die psychische Ermüdung kann im Gegensatz zur physischen schlagartig aufgehoben werden.

Erschöpfung:
Über die pathophysiologischen und psychopathologischen Aspekte ist wenig bekannt. Der Arbeitsabbruch als Folge maximaler Ermüdung ist nicht als physiologisch - metabolischer Endpunkt zu verstehen. So kann man sich an der Dachrinne zur Not länger festhalten als an der Reckstange.

III.6 Arbeitszeit und Pausen

Arbeitsgebundene Zeit:
Arbeitszeit + Arbeitspausen + Zeit zum Umziehen + Wegezeit

Pausen:
Erholungswert vor allem am Beginn. Deshalb ist es besser, mehrere Kurzpausen als wenige lange Pausen einzulegen.

- Organisierte Pausen: Frühstückspause, Mittagspause, vorgeschriebene Pausen für Fahrzeugführer etc.
- Versteckte Pausen: Gedankliches Abschweifen, Toilettengang, Zigarettenpause, private Gespräche u.a.

Sowohl organisierte als auch versteckte Pausen schützen vor Ermüdung und Erschöpfung.

III.7 Biorhythmus

Allgemein:
Endogener Rhythmus, der zur Umweltanpassung praktisch allen Lebewesen eigen ist. Unterschieden wird zwischen langwelligen Rhythmen (z. B. Menstruationszyklus, Schlaf-Wachrhythmus, Körpertemperatur) und kurzwelligen Rhythmen (Blutdruckschwankungen, Atmung, Herzschlag etc.).

Zirkadiane Periodik:
Die endogene zirkadiane Periodik des Menschen (im Höhlenexperiment Tagesdauer 25 Stunden) führt zu einer Leistungsbereitschaft am Tag und Erholungsbereitschaft in der Nacht. Praktisch alle biologischen Funktionen sind davon betroffen. Die Steuerungsfunktion hat der zentrale neurale Schrittmacher in der Epiphyse über das dort gebildete Hormon Melatonin. Dessen Ausschüttung wird durch Lichteinfall gehemmt.

Zeitgeber:
- Täglicher Hell-Dunkel-Wechsel
- Zyklisch sich wiederholende Aktivitäten

Leistungsfähigkeit:
Die physiologisch höchste Leistungsbereitschaft findet sich am frühen Vormittag und gegen Abend sowie ein absolutes Tief kurz nach Mitternacht. Nicht unerheblich ist die individuelle Phasenlage, die sich im „Früh- bzw. Abendtyp" äußert.

Störungen:
- Nacht- und Schichtarbeit
- Flugreisen mit Wechsel der Zeitzonen

Problem Nacht- und Schichtarbeit:
Im Gegensatz zu einem Zeitzonensprung wie z.B. bei einer West-Ost-Flugreise, bei dem sich alle äußeren Zeitgeber gleichsinnig verändern, ist dies bei Schichtarbeit nicht der Fall. Zeitgeber, die mit der Arbeit verbunden sind, ändern sich, andere wie das Tageslicht und das soziale Umfeld bleiben konstant. Man spricht hier von inkohärenten Zeitgeberbedingungen.

Beeinträchtigungen bei gestörtem Biorhythmus:
- Schlafdefizite
- Psychische Probleme: Reizbarkeit, Depressionen, Angst
- Magen-Darm-Beschwerden
- Blutdruckregulationsstörungen

III.8 Ergonomie

Definition:
Aus dem Griechischen: *Ergon* = Arbeit, *nomos* = Gesetzmäßigkeit. Ergonomie als Wissenschaft der menschengerechten Arbeitsgestaltung durch Anpassung der Arbeit und der Arbeitsgeräte an den Menschen

Grundlage ist die **Anthropometrie**, d.h. die Erfassung und Aufbereitung der Maßverhältnisse des menschlichen Körpers. Für die Arbeitsplatzgestaltung sind entscheidend:
- Abmessungen des menschlichen Körpers
- Körperstellung und Körperhaltung bei der Arbeit
- Greifräume
- Körperkräfte im Bewegungsraum
- Blick- und Gesichtsfeld

Entsprechend der **DIN-Normen** muss die Arbeitsplatzgestaltung auf Personen von der 5. bis zur 95. Perzentile zugeschnitten sein.

Wichtige ergonomische Vorgaben:

Körperhaltungen:
- **Wechsel** von Gehen/Stehen/Sitzen ist anzustreben
- **Tragen** von Lasten möglichst körpernah, beidarmig oder auf dem Rücken. Umsetzbewegungen ohne Rotation der Wirbelsäule ausführen
- **Kopf- und Nackenhaltung:** Normalsehlinie 10 - 15° unter der Horizontalen

Arbeitsplatz:
- **Arbeitstisch:** Ausreichend Beinraumhöhe und -tiefe, richtige Plattenhöhe, Arbeitsmaterialien im Greifraum. Evtl. Fußstütze oder Stehpult
- **Bürostuhl:** Sitzhöhen und – lehnenverstellung, Sitzflächenkippung, Lordosestütze
- **Bildschirm:** Blickachse schräg nach unten, Positivdarstellung, Schriftgröße, Zeilenabstand, Bildschirmabstand, Blendung
- **„Mensch – Maschine – System":** Wahrnehmung der Informationen auf Anzeigegeräten und Handhabung der Bedienungselemente
  Anzeigevorrichtungen: Günstig sind wenige, offene Halbkreisskalen mit guten Kontrasten und angepasster Ziffern- und Zahlengröße
  Bedienungselemente: Ausreichender Abstand; für Feinbedienung Druckknöpfe, Drehknöpfe, Kippschalter; für Grobeinstellung Kurbeln, Handräder, Pedale, große Schalthebel
- **Werkzeuge:** Handgerechte Griffe, Gewicht und Schwerpunkt angepasst
- **Sonstiges:** Arbeitszeit (Schichtarbeit), Pausen, Monotonie, Ermüdung sind zu beachten

Umgebungseinflüsse:
- **Lärm:** Hohe Pegel führen zu Konzentrations- und Hörstörungen
- **Mechanische Schwingungen:** Beachtung des K-Wertes (s. auch BK 2110)
- **Beleuchtung:** Anpassung der Beleuchtungsstärke an die Sehanforderungen. Vermeiden von Blendungen
- **Farben:** Orientierungshilfe, Sicherheitssymbole, Kontraste, psychologische Wirkungen
- **Klima:** Effektivtemperatur (Lufttemperatur, Luftfeuchte, Luftgeschwindigkeit) sollte im Behaglichkeitsbereich liegen

III.9 Raumlufttechnische Anlagen

Arbeitsweise:
Außenluft wird durch eine Ansaugöffnung in die Luftbehandlungseinheit der Anlage geleitet. Sie wird zunächst gefiltert, danach gekühlt oder erwärmt, eventuell befeuchtet oder gewaschen und anschließend durch ein Leitungssystem in die Räume geblasen.
Während bei der natürlichen Belüftung die Luftzufuhr durch offene Fenster oder Türen bzw. Ritzen an Fenster- oder Türrahmen erfolgt und der Außenwinddruck die Luft im Gebäudeinneren zum Zirkulieren bringt, sind die klimatisierten Gebäude „versiegelt“. Klimaanlagen benutzen eine mechanische Ventilation zur Luftverteilung.

Aufbau:
Ansaugöffnung → Grobgitter → Grobstaubfilter → Turbine → Feinstaubfilter aus Filz → Heizluftgitter aus Kupfer → bei Vollklimatisierung Luftbefeuchter (meist mit Dampf, z. T. auch Berieselung) → evtl. UV-Anlage zur Sterilisation/Keimreduktion → Luftzufuhr über Kanäle → Luftaustrittsöffnung → Luftabsaugung → Abluft

Vorteile:
- Innenraumluftqualität bei Gebäuden in luftbelasteten Gebieten wird durch Filter und Luftwäscher verbessert. Platzierung des Ansaugstutzens von großer Bedeutung.
- Verbesserung des Raumklimas durch Kühlung und Entzug hoher Luftfeuchtigkeit in klimatisch exponierten Gegenden

Nachteile:
- Durch mikrobielle Verunreinigungen von Filtern, Befeuchtern oder Kühlanlagen sind Einschleppungen von Keimen (u.a. Legionellen, Pseudomonaden, Pilzsporen) möglich.
- Bei Einsatz von Bioziden in Befeuchterkammern entsprechende Luftbelastung möglich
- Staubbelastung durch Verschmutzungen von Luftkanälen oder Luftauslassstellen
- *Nebenbemerkung:* Lungengängig 0,3 - 5 µm Länge. Teilchen > 15 µm bleiben im oberen Bronchialtrakt, < 0,3 µm sind im Schwebezustand und werden wieder ausgeatmet.
- Das Empfinden eines angenehmen Klimas ist individuell sehr unterschiedlich. Vor allem in Großraumbüros resultieren hieraus oft große Probleme. Sind diese bei vielen Mitarbeitern vorhanden, spricht man vom sogenannten **Sick-Building-Syndrom**.

Wartung:
Entsprechend der VDI-Richtlinie 6022 besteht eine Pflicht zur Hygieneinspektion:
- alle 2 Jahre bei Anlagen mit Luftbefeuchtern
- alle 3 Jahre bei Anlagen ohne Luftbefeuchter

Hierbei Kontrolle und Wechsel der Filter sowie mikrobiologische Untersuchungen. Bei Anlagen mit Befeuchterkammer ist ein Gesamtkeimgehalt von max. 1000 koloniebildenden Einheiten/ml erlaubt (Legionellen max. 1 koloniebildende Einheit/ml).
Daneben Begehung der versorgten Räume und Messung der physikalischen Klimaparameter

Empfohlene Raumklimaparameter für Büroarbeit:
- Raumtemperatur 21 - 24°C
- relative Luftfeuchtigkeit 40 - 60 %
- Luftgeschwindigkeit < 0,2 m/s
- im Durchschnitt pro Person 15 m^3 Raumluft
- Kohlenstoffdioxidgehalt unter 0,15 %

Notizen……………………………………………………………………………………

Notizen……………………………………………………………………

Notizen……………………………………………………………………

Teil IV: Arbeitsformen

IV.1 Industrie 4.0 ... 104
IV.2 Taylorismus – Vorbemerkung ... 105
IV.3 Fließfertigung ... 105
IV.4 Gruppenarbeit ... 106
IV.5 Akkordarbeit ... 107
IV.6 Schicht- und Nachtarbeit ... 108
IV.7 Schwerarbeit, Lastenhandhabung und Leitmerkmalmethode ... 108
IV.8 Hitzearbeit ... 109
IV.9 Kältearbeit ... 109
IV.10 Feuchtarbeit ... 110
IV.11 Schweißen und Löten ... 111
IV.12 Tätigkeiten mit Atemschutz ... 113
IV.13 Arbeiten mit Absturzgefahr ... 114
IV.14 Fahr-, Steuer-, Überwachungstätigkeiten ... 115
IV.15 Bildschirmarbeit ... 116
IV.16 Beruflicher Umgang mit Kindern ... 118
IV.17 Tätigkeiten mit Infektionsgefährdung ... 120
IV.18 Tätigkeiten im Gesundheitsdienst und in Pflegeeinrichtungen ... 121
IV.19 Postexpositionsprophylaxe bei Nadelstichverletzungen ... 122
IV.20 Arbeitsaufenthalt im Ausland ... 123
IV.21 Fragen zum Umgang mit Impfstoffen und Hinweise zur Impfung ... 124

IV.1 Industrie 4.0

Allgemeines:
Unter „Industrie 4.0" wird die vierte industrielle Revolution verstanden. Nach der Mechanisierung durch Dampfkraft, der Massenfertigung durch das Fließband und dem Einsatz der Mikroelektronik bestimmen zukünftig intelligente Fabriken („Smart Factories") das Bild. Treibende Kraft ist die zunehmende Digitalisierung. Intelligente, miteinander vernetzte Systeme von Maschinen, Anlagen, Robotern, Logistik, Produkten und Mensch kommunizieren und kooperieren miteinander und gestalten die Produktion noch effizienter, flexibler und individualisierter. Einer der Vorreiter der digitalisierten Arbeitswelt ist die Automobilindustrie. Dieser steht zudem mit der Umstellung auf Elektroantriebe ein tiefgreifender Strukturwandel bevor.

Auswirkungen auf die Arbeitswelt:
Arbeitsinhalte verändern sich zunehmend. Im produzierenden Gewerbe werden Routinearbeiten von Robotern erledigt, die wiederum mit Menschen zusammenarbeiten. Auch Tätigkeiten im Dienstleistungssektor werden zunehmend automatisiert und digitalisiert. Ein Beispiel sind hier die Banken und Kreditinstitute, bei denen computergesteuerte Prozesse in schnellem Tempo Einzug halten. Gleichzeitig werden viele Tätigkeiten im Rahmen des Online Banking an die Kunden verlagert.

Die Mitarbeiter brauchen die Bereitschaft und Fähigkeit, vernetzt zu arbeiten und komplexe Zusammenhänge zu erfassen. Die Bereitschaft zum lebenslangen Lernen wird ein Muss. Zunehmend werden Menschen virtuell in Crowds miteinander arbeiten. Tätigkeiten im Home Office mit Telearbeit werden immer mehr regelhaft angeboten. Die Arbeitszeiten werden flexibler und werden von Mitarbeitern und Maschinen selbst organisiert. Die starren Regelungen des Arbeitszeitgesetzes werden aufgebrochen, teilweise zum Nutzen, teilweise aber auch zum Risiko der Beschäftigten.

Im produktiven Sektor bleiben Arbeitsplätze mit einfachen Tätigkeiten auf der Strecke. Fließbandarbeit wird abgelöst durch Montageprozesse in roboterbetriebenen modularen Arbeitsinseln, die mit Transportrobotern und Drohnen beliefert, digital gesteuert und von Spezialisten überwacht werden. Menschen, die nicht fähig sind, sich diesen komplexen Veränderungen zu stellen, werden in großem Umfang ihre Arbeitsplätze verlieren. Gleiches gilt in der Dienstleistungsbranche, in der computergestütztes Arbeiten viele Arbeitsschritte digitalisiert. Auch hier werden die Niedrigqualifizierten als erste nicht mehr benötigt.

Da die Digitalisierung unternehmens- und branchenübergreifend Einzug hält, darf auch die Mitbestimmung nicht mehr an den Unternehmensgrenzen haltmachen, sondern muss sich entlang der Wertschöpfungsketten orientieren. Diese Veränderungen werden auch die Mitarbeitervertretungen vor neue und sehr komplexe Herausforderungen stellen.

Für die Unternehmen bedeuten die sich anbahnenden Veränderungen einen erhöhten Organisationsaufwand und die zunehmende Selbstorganisation der Mitarbeiter führt letztlich dazu, dass die Kontrolle über die Belegschaft ihnen teilweise entgleitet. Da der Arbeitslohn aufgrund der automatisierten Fertigungsprozesse eine immer geringere Rolle spielt, holen sich die ersten Unternehmen ins Ausland verlagerte Produktionslinien wieder zurück.

IV.2 Taylorismus – Vorbemerkung

Allgemein:
Heute Synonym für Arbeitszerlegung. Entwickelt von Frederick W. Taylor (1856 - 1915) Anfang des 20. Jahrhunderts. Auslösend waren Arbeitskräftemangel und Konkurrenzsituation.

Konzept: Wissenschaftliche Bestimmung des Arbeitsprozesses durch
- **Analyse** der Tätigkeit
- **Zeitsoll** für definierte Arbeitsschritte (festgelegte Arbeitswerte)

Zielsetzung: Produktivitätszuwachs und Ertragssteigerung durch
- **Optimierung** des Arbeitsprozesses und damit der Wertschöpfung
- **Leistungskontrolle** des Mitarbeiters

Heutige Situation:
Die Zerlegung der Arbeit mit Festsetzung, welche Tätigkeit pro Zeiteinheit geleistet werden kann, dient als Basis für die Berechnung des Personalschlüssels in praktisch allen Bereichen der Wirtschaft und des öffentlichen Dienstes. Wird im Grundsatz auch von Arbeitnehmerseite getragen, da unzumutbare Forderungen abgewehrt werden können.

IV.3 Fließfertigung

Vorbemerkungen:
Ab 1906 ständige Stückzahlsteigerung in der Autoproduktion in den Vereinigten Staaten. **Henry Ford** war Wegbereiter zunächst der **Normierung** auf 1 Modell (Modell T) und ab 1914 der **Fließbandserienproduktion**. Das Material kam jetzt zum Menschen und nicht mehr umgekehrt.

Henry Ford gab seine Ansichten zur Fließarbeit wie folgt zu Protokoll: „Repetitive Arbeit – die ständige Wiederholung ein und derselben Tätigkeit in ein und derselben Weise - hat für bestimmte Menschen etwas Abschreckendes. (. . .) Für andere, ja für die meisten Menschen, ist das Denken müssen eine Strafe. Ihnen schwebt als Ideal eine Arbeit vor, die keinerlei Ansprüche an den Schöpferinstinkt stellt. (. . .) Der Durchschnittsarbeiter wünscht sich - leider - eine Arbeit, bei der er sich weder körperlich noch vor allem geistig anzustrengen braucht".

Ziele der Fließbandfertigung:
- Zerlegen der Arbeit in kleine Schritte → Inhalte bleiben für den Einzelnen übersichtlich. Eine Qualifikation ist nicht erforderlich.
- Einsparung von Wegezeiten → Durchlaufgeschwindigkeit wird erhöht.
- Die Bestimmung des Arbeitstempos nicht mehr durch den Arbeiter, sondern durch das Band.

Folgen:
Drastische **Einsparungen** → **Verbilligung** des Produktes → **Massenmotorisierung**.
1908: 6 000 Ford T Modelle zum Stückpreis von 850 Dollar
1914: 577 000 Ford T Modelle zum Stückpreis von 360 Dollar
In großem Umfang hat sich die Fließfertigung in der Automobilindustrie jedoch erst in den 50er und 60er Jahren des 20. Jahrhunderts durchgesetzt.

Probleme der Fließfertigung:
- Monotonie
- Einseitige körperliche Belastung
- Fremdbestimmung der Arbeit mit Bindung an Ort und Takt
- Soziale Isolation durch fehlende Kommunikationsmöglichkeiten

Hauptflussprinzip: Problem der starren Verkettung und der Abhängigkeit der Nachgeordneten vom Tempo des Vordermannes.
Nebenflussprinzip: Umlenkung des Materials aus der Hauptflussrichtung an Einzel- oder Gruppenplätze. Dadurch:
- Taktunabhängigkeit
- Spielräume für individuelle Leistungsentfaltung
- Integration von Umfeldaufgaben

Automatisierung und Digitalisierung (Industrie 4.0):
Das Ende der Fließbandarbeit ist in der Automobilindustrie bereits eingeläutet. Es folgen Montageprozesse in roboterbetriebenen modularen Arbeitsinseln, die mit Transportrobotern und Drohnen beliefert, digital gesteuert und von Spezialisten überwacht werden.

IV.4 Gruppenarbeit

Vorbemerkungen:
Anfang der 80er Jahre des 20. Jahrhunderts starker gesellschaftlicher Druck zur **Humanisierung** der Arbeitswelt. Forderungen nach Job Enlargement (Erweiterung der Arbeitsinhalte), Job Enrichment (Aufwertung durch höherwertige Tätigkeiten) und Job Rotation (Ausübung mehrerer Tätigkeiten). Wenige Jahre später wurde in vielen Bereichen – auch und gerade am Band – die **Gruppenarbeit** eingeführt.

Vorteile:
- Vermeidung einseitiger Belastung
- Durch Vielfalt interessantere Arbeit
- Arbeitsverteilung wird als gerechter empfunden
- Der Einzelne taucht aus der Anonymität auf und ist nicht beliebig ersetzbar
- Ein „Wir-Gefühl" kann entstehen
- Das Qualitätsbewusstsein steigt
- Der Fehlstand kann durch die Gruppenkontrolle sinken
- Ideen einzelner Mitarbeiter können leichter eingebracht werden
- Die Information aller ist leichter möglich

Ohne Gruppenarbeit mit der **Delegation** von Aufgaben (z.B.: interne Urlaubsregelung) wäre ein Abbau von Führungsebenen nicht möglich gewesen.

Probleme:
- Nicht alle Mitarbeiter sind größeren Arbeitsumfängen mental gewachsen. Sinnvolle Arbeitsinhalte sollten in der Regel 5 bis max. 12 Minuten nicht überschreiten.
- Das Tragen von Verantwortung kann als belastend empfunden werden.
- Eine Integration in eine Gruppe ist nicht bei allen möglich.
- Schwache Mitarbeiter können in Schwierigkeiten kommen. Wenig toleriert werden vor allem Mitarbeiter mit Motivationsdefiziten. Durch einen Schicksalsschlag einsatzeingeschränkte, ehemals aber gute Mitarbeiter, werden meist von der Gruppe getragen.

Entwicklung:

- Ende der 80er und Anfang der 90er Jahre waren **Humanisierung** der Arbeit und **Effizienzsteigerung** gleichrangige Ziele.
- Inzwischen gilt bei dem globalen Konkurrenzdruck das **Primat** der **Produktivität**. Die teilautonome Gruppenarbeit ist durch eine standardisierte Gruppenarbeit mit kurzen Arbeitszyklen (< 2 Minuten), kleinen Gruppen (< 8 Personen) mit Spezialisten und hoher Standardisierung der Tätigkeit abgelöst worden.

IV.5 Akkordarbeit

Vorbemerkungen:

Leistungszuschlag zum Grundlohn, wenn der Zeitaufwand für ein definiertes Arbeitsergebnis vermindert oder das Arbeitsergebnis in einer definierten Arbeitszeit erhöht wird.

- **Stückakkord:** Der Verdienst hängt von der Zahl der hergestellten Teile ab.
- **Zeitakkord:** Vorgabe einer „normalen" Leistung. Jede in dieser Zeit geleistete Mehrarbeit wird zusätzlich vergütet.

Voraussetzung:

- Die Festlegung einer Normalleistung (Stückzahl oder Vorgabezeit)
- Die Erfassung der Stückzahl pro Arbeitnehmer/Gruppe bzw. die Messung der Leistung pro Zeiteinheit
- Nur einfache Tätigkeiten mit konstantem Materialfluss sowie ausreichenden Arbeitsmitteln. Einsatz v.a. am Fließband

Probleme:

- Tätigkeiten sind meist sehr monoton und werden zunehmend weniger akzeptiert
- Gefahr, Pausen einzusparen bzw. „hereinzuschaffen"
- Zunahme der Arbeitsunfälle durch leichtsinniges Verhalten und Ausschalten von Sicherheitseinrichtungen
- Hilfseinrichtungen werden aus Zeitersparnisgründen nur wenig genützt → Überlastungen
- Steigendes Arbeitstempo → steigende Fehlerquote → sinkende Qualität
- Verstärkter Einsatz der Leistungsreserven führt zu Überforderung und gesundheitlichen Beeinträchtigungen

Beschäftigungsverbote und -einschränkungen:

- Jugendliche (Jugendarbeitsschutzgesetz) - Verbot
- Werdende und stillende Mütter (Mutterschutzgesetz) - Verbot
- Als ungeeignet werden Mitarbeiter mit chronischen Magen - Darm - Beschwerden, mit instabiler arterieller Hypertonie, mit schlecht behandelbaren Stoffwechselkrankheiten, Anfallsleiden, Suchtproblemen und psychischen Erkrankungen angesehen. Probleme auch bei älteren Mitarbeitern.

IV.6 Schicht- und Nachtarbeit

Definition:
- **Schichtarbeit** ist Arbeit zu wechselnden Tageszeiten oder zu konstanter, aber ungewöhnlicher Tageszeit.
- **Nachtarbeit** ist jede Arbeitszeit zwischen 23 und 6 Uhr, die länger als 2 Stunden dauert.
- **Nachtarbeitnehmer** sind Mitarbeiter, die mindestens an 48 Tagen im Jahr Nacht- oder Wechselschicht leisten.

Probleme und Empfehlungen zur Schichtplangestaltung:
- Beeinträchtigung von Schlafdauer und Schlafqualität
- Störungen des sozialen Lebens
- Magen-Darm-Beschwerden und erhöhte Inzidenz an Herz-Kreislauf-Erkrankungen
- Der Zusammenhang zwischen Schichtarbeit und Krebs konnte bisher weder belegt noch widerlegt werden. In der Diskussion stehen das Mamma- und das Prostatakarzinom.
- Empfehlungen zur Schichtplangestaltung: eingestreute Nachtschichten, folgende Freischicht, Vorwärtsrotation (Früh – Spät – Nacht)

Beschäftigungsverbote und -einschränkungen:
- Jugendliche (Jugendarbeitsschutzgesetz): Keine Beschäftigung zwischen 20:00 Uhr und 6:00 Uhr. Ausnahmen: Bäckerei ab 5:00 Uhr bzw. bei 17-Jährigen ab 4:00 Uhr, Gaststätten bis 22:00 Uhr, Landwirtschaft bis 21:00 Uhr und ab 5:00 Uhr
- Werdende und stillende Mütter (Mutterschutzgesetz): Keine Beschäftigung zwischen 22:00 Uhr und 6:00 Uhr. Künstlerinnen bis 23:00 Uhr, Landwirtschaft ab 5:00 Uhr
- Mitarbeiter mit chronischen Magen-Darm-Erkrankungen, instabiler arterieller Hypertonie, Stoffwechselerkrankungen, Anfallsleiden, psychischen Erkrankungen, soziale Härten
- Arbeitszeitgesetz: Mindestruhezeit 11 Stunden, Anspruch auf 3-jährliche arbeitsmedizinische Vorsorge (ab 51. Lebensjahr jährlich)

IV.7 Schwerarbeit, Lastenhandhabung und Leitmerkmalmethode

Definition Schwerarbeit:
Tätigkeiten, die große körperliche Anstrengung erfordern.

Körperlichen Beanspruchung und Dauerleistungsgrenze:
- Energieverbrauch: Verbrauch von 4,8 kcal pro 1 l O_2 – Aufnahme
- Arbeitspuls: Differenz von Arbeitspulsfrequenz und Ruhepulsfrequenz.
- Dauerleistungsgrenze: Arbeitspuls von 35 (Männer) bzw. 30 (Frauen) bei 8-Std.-Tag

Lastenhandhabung und Leitmerkmalmethode:
Regelungen über Sicherheit und Gesundheitsschutz bei der manuellen Handhabung von Lasten finden sich in der Lastenhandhabungsverordnung. Zur praxisgerechten Analyse der objektiv vorhandenen Arbeitsbelastung wird die Berechnung eines Scores über die Leitmerkmalmethode empfohlen. Hierbei gehen folgende Leitmerkmale ein:
- Häufigkeit/Zeitdauer: Hebe- und Umsetzvorgänge, Zeitdauer Halten und Tragen
- Lastgewicht: Wirksame Last für Männer und Frauen
- Körperhaltung: Aufrechter bzw. geneigter Oberkörper, Last körpernah oder körperfern
- Ausführungsbedingungen: Bewegungsfreiheit, Standsicherheit, Griff, Beleuchtung

IV.8 Hitzearbeit

Definition:
Schon bei körperlicher Ruhe muss ab einer Lufttemperatur von 25°C die Regulation der Körpertemperatur über das Schwitzen erfolgen. Für eine Beurteilung der Klimasituation müssen die Einzelkomponenten (Lufttemperatur, relative Luftfeuchte, Luftgeschwindigkeit) zu einer Empfindungsgröße, dem Klimasummenmaß, integrativ zusammengefasst werden. Bei weiterer Berücksichtigung der Wärmestrahlung handelt es sich dann um die „korrigierte Effektivtemperatur". Die Beurteilung erfolgt zusätzlich anhand der Arbeitsschwere.

Probleme:
- Allgemeine Folgen wie Herzkreislaufbelastung, verminderte Konzentration
- Hitzekollaps, Hitzschlag, Sonnenstich

Technische und organisatorische Schutzmaßnahmen:
- Abschirmung, klimatechnische Maßnahmen
- Hitzeschutzkleidung
- Ausgleich des Flüssigkeitsverlustes
- Verlegung der Arbeit in kühlere Morgenstunden, Entwärmungspausen

Gesetze:
- **Mutterschutzgesetz:** Beschäftigungsverbot für werdende und stillende Mütter
- **Jugendarbeitsschutzgesetz:** Beschäftigungsverbot

AMV: G 30. Mögliche Probleme bei Herzkreislauf-Krankheiten, endokrinen Erkrankungen, chronischen Magen-Darm-Krankheiten, chronischer Lungenerkrankung, Epilepsie, Suchtkrankheiten, Adipositas

IV.9 Kältearbeit

Definition:
Arbeit in Räumen mit Temperaturen unter - 25°C

Probleme:
- Unterkühlungen, Erfrierungen
- Blutdruckanstieg durch Vasokonstriktion
- Muskelsteifigkeit, Leistungsrückgang
- Insgesamt weniger Probleme als bei Hitzearbeit!

Prävention:
- Schutzkleidung

Gesetze:
- **Mutterschutzgesetz:** Beschäftigungsverbot für werdende und stillende Mütter
- **Jugendarbeitsschutzgesetz:** Beschäftigungsverbot

AMV: G 21. Mögliche Probleme bei chronischen Krankheiten des Herzkreislaufsystems, der Atmungsorgane, der Nieren, der Haut, bei „Rheuma", Epilepsie u. Suchtkrankheiten

IV.10 Feuchtarbeit

Definition:

- Arbeiten mit den Händen im feuchten Milieu über 2 Std./Tag
- Tragen von feuchtigkeitsdichten Handschuhen über 2 Std./Tag
- Häufiges Händewaschen (ab 20x/Tag)

Wirkung:

Schädigung der Hornhautbarriere und der darunterliegenden Hautschichten durch ständig wiederholten Kontakt mit Wasser, v.a. bei gleichzeitiger Einwirkung von Wasch- und Reinigungsmitteln, Desinfektions- und Lösungsmitteln, Säuren, Basen etc. ⇒ Verlust körpereigener Stoffe wie Wasser und Elektrolyte ⇒ Abnutzungsekzem. Bei weiterer Einwirkung der Noxen ⇒ chronisches Ekzem. Bahnung für Allergene ⇒ allergisches Ekzem
Unter feuchtigkeitsdichten Handschuhen Wärme- und Feuchtigkeitsstau ⇒ Mazeration der Haut ⇒ Eindringen von Allergenen (z.B. Latex) wird begünstigt

Allergene:

- **Nickel:** Galvanik. Inzwischen EU-Verbot bei Modeschmuck u. Münzen
- **Dichromat:** Zement, Gerbereien
- **Kolophonium** (Holz, „Geigenharz", Talgöl)
- **Carbamate, Weichmacher:** Gummi, Kunststoffe
- **Epoxide:** Kleber, Lacke
- **Latex** (deshalb Verbot von gepuderten Latexhandschuhe in der TRGS 401)

Ekzem:

- Das irritativ-toxische Ekzem ist klinisch von einem allergenen Ekzem oft kaum zu unterscheiden. Es besteht ein Häufigkeitsverhältnis von 7 : 3.
- Das kumulativ-toxische Ekzem ist oft Wegbereiter für das allergische Ekzem (s.o.).

Hautschutz:

- Grundsätzlich an jedem belasteten Arbeitsplatz. Wässrige Medien sind ca. 10 x gefährlicher als ölige Arbeitsstoffe, Handschuhe sollten max. 4 Std./Tag getragen werden.
- Nähere Bestimmungen in der TRGS 401: Gefährdung durch Hautkontakt

Arbeitsmedizinische Vorsorge:

Vorsorge nach G 24 ist anzubieten bei Feuchtarbeit von regelmäßig mehr als 2 Std./Tag und verpflichtend bei Feuchtarbeit von regelmäßig 4 Std. und mehr am Tag.

IV.11 Schweißen und Löten

Allgemeines:

Schweißen bedeutet Verbindung von Werkstücken durch Erwärmen der Stoß- und Verbindungsstellen bis in den Schmelzbereich hinein. Dieser schmelzflüssige Bereich weist nach Erkalten ein gussähnliches Gefüge auf. Als Wärmequelle zum Erzeugen der notwendigen Schweißtemperatur dienen hauptsächlich Gasflamme oder elektrischer Lichtbogen.

Löten ist das Verbinden mehrerer Metallteile durch ein anderes Metall oder Metallgemisch (Lot) mit einem niedrigeren Schmelzpunkt als dem der zu verbindenden Teile. Der Grundwerkstoff wird also nur benetzt und nicht aufgeschmolzen wie beim Schweißen. Zur Vermeidung einer Oxidschicht, die den Zutritt des Lots zum Metall verhindern würde, braucht man Zusätze (Flussmittel). Die heutigen Lote sind damit ummantelt. Als Wärmequelle dienen beim Weichlöten (< 450°C) Strom bzw. beim Hartlöten (> 450°C) eine offene Flamme aus einem Propan/Luftsauerstoff- bzw. Acetylen/Sauerstoff-Gemisch.

Im **Brenner** mischen sich Brenngas und Sauerstoff, bevor sie aus der Brennerdüse austreten. Der mit hoher Geschwindigkeit aus der Druckdüse austretende Sauerstoff saugt das Brenngas durch den entstehenden Unterdruck vor dem Eintritt in die Mischdüse an. Durch Einstellen der Gasmenge kann zwischen einer „harten" und „weichen" Flamme variiert werden. Die Flammentemperatur beträgt bis zu 3200 °C.

Schweißverfahren:

- **Gasschmelzschweißen oder autogenes Schweißen:** Die Wärmeenergie zum Erreichen der Schmelztemperatur entsteht durch Verbrennen von Gas, vorwiegend eines Acetylen-Sauerstoff-Gemischs. Der in der Schweißfuge fehlende Werkstoff wird durch Zusatzdraht (sog. Gasschweißstab) ausgeglichen.

- **Lichtbogenschweißen (Elektroschweißen):** Wärmeenergie wird durch einen elektrischen Lichtbogen erzeugt. Ein Schweißdraht ist erforderlich.
  Besonders häufig angewandt wird das sogenannte Schutzgasschweißen: Ein Schutzgas soll verhindern, dass Sauerstoff an die Schweißstelle gelangt. Beispiele:
  Metall-Inertgas-Schweißen (MIG): Mantel aus Edelgas um den Lichtbogen
  Metall-Aktivgas-Schweißen (MAG): Mantel aus chemisch aktivem Gas, z.B. CO_2 um den Lichtbogen
  Wolfram-Inertgas-Schweißen (WIG): Nicht abschmelzende Wolframelektroden und Inertgas (meist Argon)

- **Widerstandsschweißen:** Schweißen mit elektrischem Strom, der das Material durch den inneren Widerstand an der Berührungsstelle erwärmt. Dieses wird gleichzeitig aneinandergepresst (Bsp. Punktschweißen).

- **Aluminotherm-(AT-)Schweißen:** Energiegewinnung durch Verbrennen von Aluminiumpulver

- **Schweißverfahren mit Energiezufuhr durch Strahlen:** Elektronenstrahlschweißen, Laserstrahlschweißen, Plasmastrahlschweißen, Ultraschallschweißen

Schweißrauche:
Gemische aus partikelförmigen Stoffen, deren chemische Zusammensetzung und Konzentration von Verfahren und Werkstoffen abhängig sind. Bei einer Teilchengröße zwischen 0,01 und 15 µm sind diese Rauche alveolengängig. Die festgelegte Obergrenze entspricht der Höhe des allgemeinen Staubgrenzwertes (A-Staubfraktion) von 3 mg/m^3. Bei Überschreiten ist die Vorsorgeuntersuchung G 39 „Schweißrauche" durchzuführen.

Lötrauche:
Die chemische Zusammensetzung ist von den eingesetzten Flussmitteln und Loten abhängig. Die dabei entstehenden Partikel haben meist einen Durchmesser von 0,01 bis 0,15 µm und sind somit alveolengängig. Eine Vielzahl von Schadstoffen kann entstehen.

Übersicht gesundheitliche Risiken:
- Exposition gegenüber **Chemikalien** in Form von Gasen, Dämpfen, Stäuben und Rauchen. Bsp.: Blei, Chrom, Cadmium, Nickel, CO, nitrose Gase, Phosgen, Ozon
- Exposition gegenüber **Strahlung**: UV-Strahlung, Infrarotstrahlung, Gammastrahlung, sichtbares Licht
- Typisch für die ungeschützte UV-Exposition ist die sogenannte **„Verblitzung"**. Folge: Keratokonjunctivitis photoelectrica, die typischerweise nachts mit einer Latenz von 6 bis 12 Stunden auftritt.
- **Verletzungen** durch Funkenflug oder glühende Metallpartikel
- Erhöhtes Risiko für eine **Pneumokokkenerkrankung**
- Exposition gegenüber **Lärm** (häufigste BK bei Schweißern!)
- **Zwangshaltungen**

Arbeitssicherheitsmaßnahmen:
Absaugung, Atemschutz, Augenschutz (!), Gehörschutz (!), Hautschutz, Schutz vor elektrischem Strom

AMV:
G 39. Empfehlung zur Pneumokokkenimpfung bei Exposition gegenüber Metallrauchen einschließlich metalloxidischen Schweißrauchen

IV.12 Tätigkeiten mit Atemschutz

Schutz vor Gasen, Stäuben und Sauerstoffmangel:
- Filtergeräte: Filtrieren Atemluft, absorbieren Schadstoffe
- Isoliergeräte: Eigene Atemluftquelle ⇒ Unabhängig von der Umgebungsatmosphäre

Filtergeräte:
- Partikelfilter: geringes (P1), mittleres (P2), hohes (P3) Abscheidevermögen
- Filter gegen Gase und Dämpfe
- Kombinationsfilter

Isoliergeräte:
- Schlauchgeräte
- Pressluftatmer
- Regenerationsgeräte

Einteilung der Atemschutzgeräte in Gerätegruppen:
- **Gruppe 1**: Geräte bis 3 kg Gewicht und Atemwiderstand bis 5 mbar (Filtergeräte mit Partikelfiltern P1 und P2, Schlauchgeräte)
- **Gruppe 2**: Geräte 3 bis 5 kg Gewicht und Atemwiderstand über 5 mbar (Filtergeräte mit Partikelfiltern P3, mit Gas- oder Kombinationsfiltern aller Klassen, Schlauch- und Filtergeräte in Verbindung mit Schutzanzügen)
- **Gruppe 3**: Geräte über 5 kg Gewicht und erhöhter Atemwiderstand (tragbare Isoliergeräte, Regenerationsgeräte, isolierende Schutzanzüge)

Ergometrie nach dem Grundsatz G 26/3:
- Belastung max. 12 Minuten (wegen muskuläre Erschöpfung)
- Steigerung der Belastungsstufe alle 2 Minuten
- Bis zum 39. Lebensjahr: Belastung bis zu einer Herzfrequenz von 170/min (W 170), dabei soll ein PWC Wert von 3 (♀ 2,5) W/kg Körpergewicht erreicht werden.
- Ab dem 40. Lebensjahr: Belastung bis zu einer Herzfrequenz von 150/min (W 150), dabei soll ein PWC Wert von 2,1 (♀ 1,8) W/kg Körpergewicht erreicht werden.
- Blutdruck sollte 220 mm Hg nicht überschreiten.

PWC Wert:
Die **P**hysical-**W**ork **C**apacity ist ein Index für die körperliche Leistungsfähigkeit eines Menschen bei einer bestimmten Herzfrequenz. Für die PWC wurden empirisch Tabellen für Männer und Frauen verschiedener Altersstufen aufgestellt. Durch die Zuordnung des Körpergewichts wird die Leistung vergleichbarer. Angabe in W/kg Körpergewicht.
Es wird jedoch kritisiert, dass die spezifische ergometrische Leistungsfähigkeit kein Abbild für die verschiedensten körperlichen Leistungsanforderungen im Beruf darstellt.

AMV nach G 26 bzw. Eignungsuntersuchung nach Feuerwehrdienstvorschrift:
Allgemeine Untersuchung, Labor, Hörtest einschl. Trommelfellinspektion, Sehtest, Lungenfunktion, Ergometrie (bei Gerätegruppe 3 und in Abhängigkeit von klinischem Befund, Beanspruchung und Alter auch bei Gerätegruppe 2), Röntgenaufnahme des Thorax nach individueller ärztlicher Indikation (Strahlenschutz!). Siehe auch DGUV R 112-190 (Benutzung von Atemschutzgeräten) und AMR 14.2. Ausschlusskriterien entsprechend der vorgegebenen Richtlinien.

IV.13 Arbeiten mit Absturzgefahr

Vorbemerkungen:
Arbeiten mit Absturzgefahr stellen ein hohes Gefahrenpotential dar. Arbeitsmedizinische Eignungsuntersuchungen nach dem Grundsatz G 41 dienen dazu, durch Gesundheitsstörungen besonders gefährdete Personengruppen zu erkennen. Hier geht es in erster Linie um Erkrankungen, die mit Schwindel und Gleichgewichtsstörungen einhergehen.

Definition der Arbeitsbereiche:
Erhöhte Absturzgefahr ist bei folgenden Tätigkeiten anzunehmen: Arbeiten an Freileitungen, Antennenanlagen, Brücken, Masten, Türme, Schornsteine, Flutlichtanlagen, Auf- und Abbau freitragender Konstruktionen, Schächten im Bergbau, Gerüstbauarbeiten, Kranarbeiten. Hier sind auch kurzzeitige oder nur gelegentliche Arbeiten einzubeziehen.
Eine erhöhte Absturzgefahr ist nicht anzunehmen, wenn der Versicherte durch technische Maßnahmen (Geländer, Seitenschutz, Wände etc.) oder Sicherheitsgeschirre ständig gesichert ist.

Erkrankungen, die problematisch sein können:
- Neurologische Erkrankungen mit Schwindelsymptomen
- Anfallsleiden
- Vorausgegangener Insult
- Medikamentös behandelter Diabetes mellitus
- Schilddrüsenerkrankungen
- Ausgeprägte Blutdruckveränderungen
- Herzrhythmusstörungen und schwere Herzinsuffizienz
- Alkohol-, Suchtmittel- und Medikamentenabhängigkeit
- Psychiatrische Erkrankungen
- Eingeschränkte Sehschärfe, Gesichtsfeldausfälle, fehlendes Stereosehen
- Ausgeprägte Hypakusis
- Erhebliche Einschränkung der groben Kraft und Sensibilität wichtiger Gliedmaßen

Vorgegebene Untersuchungsumfänge:
- Spezifische Anamnese
- Klinische Untersuchung mit Prüfung der Gleichgewichtsfunktion unter Einschluss des Stehversuches nach Romberg (Aufrechtstehen mit geschlossenen Füßen unter beidseitigem Lidschluss) und des Tretversuches nach Unterberger (auf-der-Stelle-treten-lassen mit vorgestreckten Armen und geschlossenen Augen)
- Überprüfung des Sehvermögens einschließlich Perimetrie
- Überprüfung des Hörvermögens
- EKG, Ergometrie ab dem 40. Lebensjahr
- Labor und Urinstatus
- Ggf. ergänzende Untersuchungen (v.a. neurologisch/psychiatrisch)

Regelungen:
- Eignungsuntersuchung nach G 41, DGUV I 504.41
- Beschäftigungsverbote für Jugendliche und Schwangere

IV.14 Fahr-, Steuer-, Überwachungstätigkeiten

Definitionen:

- **Fahrtätigkeiten:** Fahrzeuge aller Art: Stapler, PKW, LKW (Fahrerlaubnisverordnung!), Kräne, Schiffe, Flugzeuge etc.
- **Steuertätigkeiten:** Stationäre Maschinen und Anlagen mit mechanisierten Arbeitsprozessen, die einer dauernden Steuerung bedürfen: Seilbahnen, Förderbahnen etc.
- **Überwachungstätigkeiten:** Maschinen und Anlagen mit automatisierten Arbeitsprozessen. Überwachung des Regelablaufes, Eingriff bei Störfällen

Problematik:

- **Fehlende körperliche Arbeit** mit Bewegungsmangel. Mögliche Folgen sind Übergewicht, Muskelverspannungen, LWS-Syndrom.
- **Psychomentale Belastung:** Dauernde gleichbleibend hohe Konzentration erforderlich, Entscheidungen müssen schnell und situationsgemäß getroffen werden, vorausschauendes Handeln. Monotonie bei Überwachungstätigkeiten. Mögliche Folgen: Ermüdung, Hochdruck, Magen-Darm-Problemen
- Beanspruchung der **Augen** und des Gehörs
- **Zusatzbelastungen:** Schicht- und Nachtarbeit, Lärm, Vibrationen, klimatische Faktoren.

Prävention:

- Pausen: häufig kleine Pausen, Gymnastik
- Zusatztätigkeiten zur Vigilanzerhöhung
- Ergonomie: Sitze, Instrumente, Klimatisierung
- Angepasste, leichte und ballaststoffreiche Ernährung

Gesetzliche Regelungen:

- Straßenverkehrszulassungsverordnung
- Fahrerlaubnisverordnung

Eignungsuntersuchung und Ausschlussgründe:

- **Eignungsuntersuchung nach G 25**: Funktionsuntersuchung von Auge und Gehör, klinische Untersuchung von ZNS, peripherem NS, Bewegungsapparat, sonstige Organe (evtl. mit Labor)
- **Ausschlussgründe:**
  - Insulinpflichtiger Diabetes mellitus: nur in Ausnahmefällen bei Personenbeförderung und LKW
  - Anfallsleiden: bei „Gelegenheitsanfall" ½ anfallsfreies Jahr und bei symptomatischem Anfall 3 anfallsfreie Jahre (s. Gutachten „Krankheit und Kraftverkehr" des Bundesministeriums für Verkehr)
  - Psychische Krankheiten, Alkoholismus, fallbezogen evtl. psychotrop wirkende Medikamente
  - Sonstige Organkrankheiten mit Risiken des Bewusstseins- und Aufmerksamkeitsverlustes
  - Chronische Probleme des Stütz- und Bewegungsapparates

IV.15 Bildschirmarbeit

Definition:
Beschäftigter an einem Bildschirm ist jeder, der gewöhnlich bei einem nicht unwesentlichen Teil seiner normalen Arbeit ein Bildschirmgerät verwendet.

Probleme:
- Rückenbeschwerden durch langes Sitzen ohne viel Bewegung
- Augenbrennen, Augenflimmern, Kopfschmerzen
- Problem mit dem Raumklima, z. B. Zugerscheinungen, trockene Luft
- Aber: bisher kein Nachweis einer nennenswerten Gefährdung durch Strahlenexposition oder Tonerstaub!

Empfehlungen zur Arbeitsplatzergonomie:

Gestaltung des Arbeitsablaufes:
- Die Arbeit am Bildschirm sollte durch andere Tätigkeiten oder Pausen unterbrochen werden. Es gilt die 20/20/20-Regel: **20** min Arbeit / **20** s Pause / Fixierung eines Gegenstandes in **20** Fuß (ca. 6 m) Entfernung
- Soweit möglich Tätigkeiten im Stehen erledigen
- Bewegungspausen

Bildschirmgerät und Tastatur:
- Bildschirmzeichen müssen ausreichend groß, scharf und flimmerfrei dargestellt werden.
- Bildschirmhelligkeit und Kontrast müssen einstellbar und an die Umgebungsbedingungen anpassbar sein.
- Bildschirm müssen über reflexionsarme Oberflächen verfügen. Die Deckenleuchten sind in Längsrichtung über dem Arbeitsplatz auszurichten. Ausrichtung der Bildschirme parallel zum Fenster, damit die Fenster weder in Blickrichtung (Blendung) noch im Rücken (Spiegelung) liegen.
- Die Tastatur muss eine reflexionsarme Oberfläche haben. Die Schriftzeichen müssen sich deutlich vom Untergrund abheben. Helle Tastaturen mit schwarzen Schriftzeichen sind den häufig verwendeten schwarzen Tastaturen vorzuziehen, da zum einen eine Positivdarstellung besser erkannt wird und zum anderen die Darstellung auf Bildschirm und Tastatur identisch sein sollte.
- Die Bildschirmhöhe sollte so eingestellt sein, dass beim Lesen der obersten Zeile die Blickrichtung um 25 Grad nach unten gerichtet ist. Dies entspricht der physiologischen Sehachse, beugt Verspannungen vor und schützt vor einer Austrocknung der Augen durch Lidabdeckung der oberen Augenhälfte.

Schreibtisch, Sitzhaltung und Bürostuhl:
- Empfohlene Maße des Arbeitstisches: Höhe 68 - 75 cm, Tiefe 80 - 90 cm, Beinraumhöhe 65 - 69 cm. Der Tisch muss eine spiegel- und blendfreie Oberfläche haben.
- Der Stuhl muss standsicher und höhenverstellbar sein und sollte dynamisches Sitzen ermöglichen. Stuhl- und Tischhöhe sollten so eingestellt sein, dass in den Knie- und Ellbogengelenken ein 90°-Winkel besteht. Gegebenenfalls muss eine Fußstütze verwendet werden.
- Die Arbeitsmittel müssen so angeordnet sein, dass ständiges Verdrehen und Vorbeugen vermieden wird.
- Der Sehabstand vom Bildschirm sollte zwischen 45 und 70 cm liegen.

Software:
- Benutzerfreundliche Bedienung
- Überschaubarer Informationsgehalt
- Ausreichende Zeichengröße

Empfohlene Umgebungsbedingungen:
- Beleuchtungsstärke im Raum 500 Lux, bei Feinarbeit höher
- Raumtemperatur 20 - 24 Grad, relative Luftfeuchtigkeit 40 - 60 %, Luftgeschwindigkeit unter 0,2 m/s. Zu beachten ist allerdings, dass abgesehen von einer Mindesttemperatur der Arbeitsplatz nicht unabhängig von den äußeren klimatischen Bedingungen gesehen werden darf. Dies gilt insbesondere für die Luftfeuchtigkeit (im Winter oft trockene Außenluft) und Lufttemperatur (Hitze im Sommer)
- Lärmbeurteilungspegel max. 55 dB(A), bei einfachen Tätigkeiten bis 70 dB(A)

Sehtest und Bildschirmbrille:
Der Arbeitgeber hat den Beschäftigten vor Aufnahme ihrer Tätigkeit und in regelmäßigen Zeitabständen sowie bei Auftreten von Sehbeschwerden eine Untersuchung der Augen anzubieten. Wenn die Akkommodationsbreite im Alter von über 50 Jahren nachlässt und mit einer Universal- oder Gleitsichtbrille kein befriedigendes Ergebnis für den Bildschirmabstand von 60 cm erreicht wird, kann in Einzelfällen eine Korrektionsbrille (*Bildschirmbrille*) erforderlich sein, deren Kosten der Arbeitgeber übernimmt.

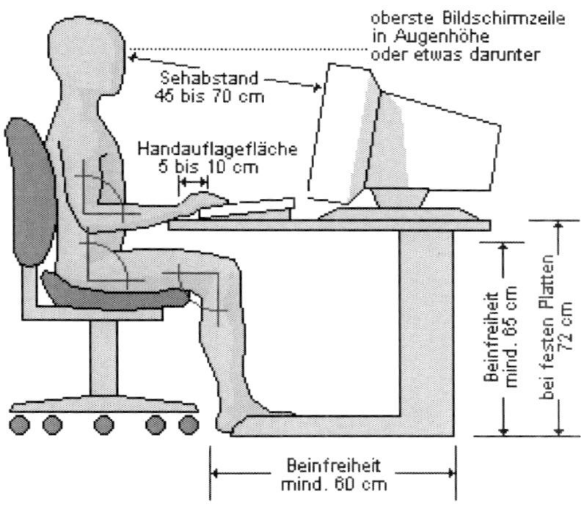

Gesetz: Arbeitsstättenverordnung

AMV: G 37, AMR 14.1

IV.16 Beruflicher Umgang mit Kindern

Personengruppen:
Erzieher/innen, Lehrer/innen, Gesundheitspfleger/innen, Sozialarbeiter/innen

Gesetzliche Grundlagen:
Verordnung zur arbeitsmedizinischen Vorsorge, Mutterschutzgesetz, Biostoffverordnung

Arbeitsmedizinische Vorsorge:
Beratung und Untersuchung auf Grundlage der Gefährdungsbeurteilung nach dem Mutterschutzgesetz und der Verordnung zur Arbeitsmedizinischen Vorsorge (ArbMedVV). Beschäftigte mit regelmäßigem Kontakt zu Kindern im **Vorschulalter** erhalten eine **Pflichtvorsorge** (Tätigkeitsvoraussetzung), Beschäftigte mit regelmäßigem Kontakt zu Kindern im **Schulalter** eine **Angebotsvorsorge**. Es ist insbesondere auf Immunität gegen MMR, Varizellen und Pertussis zu achten. Eine Beschäftigung von **minderjährigen** Praktikanten bzw. Auszubildenden unterliegt dem **JArbSchG** und damit besonderen Bestimmungen.

Gefährdungsbeurteilung in Hinblick auf das Mutterschutzgesetz:

- **Arbeitszeit:**
  Max. 8,5 Std. täglich bzw. 90 Stunden in der Doppelwoche. Keine Tätigkeiten zwischen 22:00 und 6:00 Uhr (Ausnahmen):
- **Schwere körperliche Arbeit und Arbeit mit Zwangshaltungen oder erhöhter Unfallgefahr:**
  Regelmäßiges Heben und Tragen von Lasten von mehr als 5 kg oder gelegentlich von mehr als 10 kg Gewicht. Rasches Erreichen der Grenzwerte, wenn Kinder getragen oder hochgehoben werden. Zwangshaltungen durch Nutzung kindgerechter Möbel. Erhöhte Unfallgefahren durch Leitern oder Tritte, aggressive Kinder oder bei der Betreuung von Kindern mit Anfallsleiden
- **Lärm:**
  Maximaler Tageslärmexpositionspegel von 80 dB(A). Eine Überschreitung ist denkbar. Hier können bauliche oder organisatorische Maßnahmen in Erwägung gezogen werden.
- **Chemische Gefahrstoffe:**
  Beachtung nach der CLP-Verordnung
- **Biologische Gefahrstoffe:**
  Es besteht ein erhöhtes Risiko, sich mit Krankheitserregern zu infizieren. Grund ist das gehäufte Auftreten von Infektionskrankheiten in vorschulischen Kinderbetreuungseinrichtungen und ergibt sich zudem aus dem engen Körperkontakt mit den zu betreuenden Kindern.

Infektionskrankheiten, die insbesondere beachtet werden müssen:
Masern, Mumps, Röteln, Windpocken, Ringelröteln, Keuchhusten, Scharlach, Virusgrippe, Zytomegalie, Hepatitis A und B sowie FSME in Waldkindergärten

Bei der **Frage eines individuellen Beschäftigungsverbots** (s. Kapitel Mutterschutzgesetz) spielt die persönliche Immunität eine zentrale Rolle. Folgende Kriterien fließen bei der Beurteilung ein:

- Persönliche Immunitätslage
- Alter der Kinder
- Risikogruppen
- Schwangerschaftswoche
- Ausbruch einer Erkrankung

Sehr detaillierte Vorgaben haben die Ministerien der einzelnen Bundesländer erlassen. Diese sind allerdings nicht einheitlich und müssen deshalb bei einer betriebsärztlichen Betreuung abgeklärt werden. Hierbei ist auch geregelt, dass die Aufsichtsbehörde über die Kenntnis einer Schwangerschaft informiert werden muss.

Einer Schwangeren muss eine sofortige betriebsärztliche Untersuchung ermöglicht werden. Ziel dieser Untersuchung ist es insbesondere, die **Immunitätslage** der werdenden Mutter gegen folgende Infektionskrankheiten festzustellen:

- Masern
- Mumps
- Röteln
- Windpocken
- Ringelröteln
- Zytomegalie
- Keuchhusten
- ggf. Hepatitis A und B

Die Schwangere ist bis zum Vorliegen einer ärztlichen Bescheinigung über ein eventuelles Beschäftigungsverbot von Tätigkeiten mit direktem Kontakt zu Kindern freizustellen.

Vorrang vor einer langfristigen Freistellung vom Dienst hat immer die Weiterbeschäftigung der werdenden Mutter entweder durch eine Umgestaltung der Arbeitsplatzbedingungen oder durch einen Arbeitsplatzwechsel.

Individuelles Beschäftigungsverbot, Freistellung und Lohnausgleichsverfahren:
Das individuelle Beschäftigungsverbot ist in § 3 Abs. 1 MuSchG verankert. Es wird mit Vorlage des ärztlichen Attests beim Arbeitgeber sofort wirksam. Es muss darin bescheinigt sein, dass die Fortdauer der Beschäftigung für die Mutter oder das Kind gesundheitsgefährdend ist. Frauen, die wegen mutterschutzrechtlicher Gründe ganz oder teilweise von der Arbeit freigestellt werden, haben Anspruch auf Weiterzahlung des bisherigen Durchschnittsverdienstes durch den Arbeitgeber. Dieser erhält über das Lohnausgleichsverfahren (U2-Umlage) der Krankenkassen auf Antrag das volle Arbeitsentgelt und außerdem den Zuschuss zum Mutterschaftsgeld während der Schutzfristen einschließlich der zu tragenden Beiträge zur gesetzlichen Kranken- und Rentenversicherung erstattet.

Personalauswahl und Immunitätsnachweis:
Außer bei Tätigkeiten im Gesundheitsdienst (siehe § 23 und § 23a des IfSG) darf eine Einstellung eines Bewerbers nicht von dessen Immunitätslage abhängig gemacht werden. Es ist jedoch betriebsärztliche Aufgabe, in den entsprechenden Einrichtungen für einen ausreichenden Impfschutz zu werben und dies auch bei jedem persönlichen Kontakt anhand des Impfbuchs individuell zu überprüfen und zu besprechen. Eine Weitergabe der spezifischen Impfempfehlungen sowie das Ergebnis eventueller Titerbestimmungen vom Betriebsarzt an den Arbeitgeber ist nicht gestattet.

IV.17 Tätigkeiten mit Infektionsgefährdung

Allgemein:
Biologische Gefährdungen in der Arbeitswelt unterliegen anderen Gesetzmäßigkeiten als chemisch-physikalische Belastungen. Nicht nur die Art und Virulenz des Krankheitserregers spielt eine Rolle, sondern auch der Immunitätsstatus des Betroffenen. Wichtige gesetzliche Grundlagen finden sich in der Biostoffverordnung.

Auswahlkriterien für arbeitsmedizinische Vorsorge:
- Höheres berufliches Risiko besteht (Berufsrelevanz)
- Schweregrad der möglichen Erkrankung muss bedeutsam sein
- Präventionsmöglichkeiten bestehen

Arbeitsmedizinische Vorsorge:
- Erste Vorsorge: Vor Aufnahme der Tätigkeit
- Zweite Vorsorge: 12 Monate nach Beginn der Tätigkeit
- Weitere Vorsorgen: Mindestens alle 36 Monate

Die Biostoffverordnung legt in Verbindung mit der ArbMedVV eine spezielle arbeitsmedizinische Vorsorge fest bei Arbeiten in Expositionsbereichen bzw. bei Tätigkeiten, bei denen regelhaft von einer erheblichen Infektionsgefährdung ausgegangen werden muss. Die empfohlenen freiwilligen Schutzimpfungen sind vom Arbeitgeber kostenlos anzubieten.

Übertragungswege:
- Ingestion: häufig über Vehikel wie Wasser, Lebensmittel, Gegenstände
- Inhalation: Tröpfcheninfektion, Staubinfektion
- Penetration: Kontaktinfektion, Trauma/Inokulation, Schmierinfektion, Stiche bzw. Bisse blutsaugender Insekten

Infektionskrankheiten:
Definierte Erkrankungen von der Brucellose bis zur Zytomegalie

Gefährdete Arbeitsbereiche:
- Gesundheitsdienste, Sozialdienste, Laboratorien
- Abwassertechnische Anlagen, Klärschlammverwertung, beruflicher Oberflächenwasserkontakt
- Anlagen der Abfallwirtschaft, thermische Abfallverwertung, Deponierung
- Anlagen der Tierproduktion, tierische und pflanzliche Rohprodukte, Lebensmittelproduktion
- Anlagen der Raumlufttechnik, Wasserversorgungssysteme
- Landwirtschaft, Gartenbau, Forstwirtschaft, Jagd, Bodenbearbeitung

Grundlagen der Vorsorge:
Biostoffverordnung, ArbMedVV, DGUV-I 504-42, Infektionsschutzgesetz

IV.18 Tätigkeiten im Gesundheitsdienst und in Pflegeeinrichtungen

Allgemein:
Tätigkeiten im Gesundheitsdienst und in Pflegeeinrichtungen unterliegen spezifischen Belastungen. Themen wie Schicht- Nacht- und Sonntagsarbeit, schwere körperliche Belastungen, Stress und emotionale Belastungsfaktoren sowie Infektionsgefährdung durch die Arbeit sind Faktoren, die der besonderen Aufmerksamkeit der Arbeitsmedizin bedürfen.

Arbeitsmedizinische Vorsorge:
Es handelt sich hier um eine Pflichtvorsorge entsprechend der ArbMedVV.
- Erste Vorsorge: vor Aufnahme der Tätigkeit
- Zweite Vorsorge: 12 Monate nach Beginn der Tätigkeit
- Weitere Vorsorgen: mindestens alle 36 Monate

Immunstatus und Impfungen:
Hier ist auf eine Basisimmunität gegen Tetanus, Diphtherie, Polio, Pertussis, Masern, Mumps, Röteln, Hepatitis B und je nach Einsatz Varizellen zu achten. Regelmäßige Laborkontrollen sollten die Immunität gegenüber Hepatitis B sowie den Hepatitis C- und HIV-Status erfassen. Die empfohlenen freiwilligen Schutzimpfungen sind, soweit sie berufsspezifisch empfohlen werden, vom Arbeitgeber kostenlos anzubieten. Für alle im medizinischen und pflegerischen Bereich Beschäftigten besteht zudem die dringende Empfehlung einer jährlichen Grippeschutzimpfung.

Bedeutung des § 23 und § 23a des Infektionsschutzgesetzes (IfSG):
Die Leitung von Krankenhäusern, Einrichtungen für ambulantes Operieren, Vorsorge- und Rehabilitationseinrichtungen mit medizinischer Versorgung, Dialyseeinrichtungen, Tageskliniken, Entbindungseinrichtungen, Arzt- und Zahnarztpraxen sowie Praxen sonstiger humanmedizinischer Heilberufe hat Maßnahmen zu treffen, um nosokomiale Infektionen zu verhüten und um die Weiterverbreitung von Krankheitserregern zu verhindern. Ausdrücklich nicht erwähnt sind somit Einrichtungen der Altenpflege und der Rettungsdienst.

Ziel ist es, die Übertragung impfpräventabler Erkrankungen von medizinischem Personal auf die Patienten zu verhindern. Im Fokus stehen Erkrankungen, die leicht durch Tröpfchen übertragen werden, nicht immer eindeutige klinische Symptome aufweisen und bereits vor Auftreten von klassischen Symptomen infektiös sind. Beispiele: Masern, Mumps, Röteln, Varizellen und Pertussis.

Der Arbeitgeber kann bei diesen Beschäftigten Auskunft oder die Vorlage eines Nachweises über das Bestehen von Impfschutz oder einer natürlichen Immunität in Bezug auf die impfpräventablen Erkrankungen verlangen. Dieses Wissen darf er als Grundlage für die Begründung eines Beschäftigungsverhältnisses nutzen und um über die Art und Weise einer Beschäftigung zu entscheiden. Die Freiwilligkeit zur Impfung bleibt hiervon unberührt.

Eine Weitergabe dieser Informationen durch den Betriebsarzt ist nicht gestattet. Er soll aber den Immun- und Impfstatus kennen.

Gesetzliche Grundlagen:
Infektionsschutzgesetz, Biostoffverordnung, ArbMedVV

IV.19 Postexpositionsprophylaxe bei Nadelstichverletzungen

Allgemein:
Verletzungen des medizinischen Personals mit scharfen Gegenständen zählen zu den häufigsten Arbeitsunfällen, glücklicherweise mit einer stark rückläufigen Tendenz. Es handelt sich hierbei um infektiologische Notfälle (Literatur s. Leitlinien des RKI unter www.rki.de). Mit der TRBA 250 besteht eine verbindliche Regelung für sichere Instrumente.

Übertragungsrisiko:
Bedeutsam sind Hepatitis B-, Hepatitis C- und die HI-Viren. Zu einer Serokonversion kommt es nach Nadelstichverletzungen bei

- Hepatitis B: in 300 von 1000 Fällen (30%)
- Hepatitis C: in 30 von 1000 Fällen (3%)
- HIV: in 3 von 1000 Fällen (0,3%)

Postexpositionelles Handeln:

Sofortmaßnahmen:
Spontanen Blutfluss nicht sofort unterbinden, Spülung mit Wasser und Seife bzw. einem Antiseptikum.

HIV-Prophylaxe + Kontrollen (Indexperson HIV pos. bzw. HIV-Risikogruppe):

- Je nach Viruslast der Indexperson und des Ausmaßes der Verletzung bzw. des Kontakts mit Blut oder mit anderen Körperflüssigkeiten sofortige medikamentöse Postexpositionsprophylaxe (HI-Virus dockt innerhalb von 2 Std. an Wirtszelle an) bis höchstens nach 24 Std. (Virusreproduktion setzt ein). Die Behandlung sollte 4 Wochen nicht unterschreiten und muss aufgrund der möglichen Nebenwirkungen ärztlich überwacht werden.
- Serologie beim Empfänger 6, 12 und 26 Wochen nach dem Unfall untersuchen. Aufgrund verbesserter Test werden inzwischen kürzere Abstände diskutiert.

Hepatitis B-Prophylaxe (Indexperson HBsAG pos. bzw. unbekannt):

- Empfänger Anti-HBs negativ: sofortige passive und aktive Immunisierung erforderlich (Anti-HBs-Konzentration unter 10 IU/l gilt als nicht ausreichend)
- Empfänger Anti-HBs-Konzentration > 10 IU/l bis < 100 IU/l: sofortige Aktivimpfung
- Empfänger Anti-HBs-Konzentration > 100 IU/l: keine Impfung

Hepatitis C-Kontrollen (Indexperson Anti-HCV pos. bzw. unbekannt):

- Serologie beim Empfänger 6, 12 und 26 Wochen nach dem Unfall untersuchen.

Immunologische Abklärung direkt nach Ereignis:
Infektionsstatus und immunologische Situation des Gestochenen (Empfängers) als auch der Indexperson müssen nach deren Zustimmung unmittelbar bestimmt werden:

- Impf- und Immunstatus des **Empfängers** bzgl. Hepatitis B sowie dessen Immunstatus bzgl. Hepatitis C und HIV
- Infektiosität der **Indexperson** bzgl. Hepatitis B, Hepatitis C und HIV

Meldung an den Unfallversicherungsträger:
Da es sich um einen Arbeitsunfall handelt und eine spätere Berufskrankheit nicht ausgeschlossen ist, muss unbedingt eine Meldung erfolgen! Der UVT übernimmt auf Antrag die Laborkosten der serologischen Hepatitis- und HIV-Diagnostik.

IV.20 Arbeitsaufenthalt im Ausland

Vor allem bei international tätigen Firmen spielt die reisemedizinische Beratung mit der erforderlichen Vorsorge und Impfungen durch den Betriebsarzt eine wichtige Rolle. Seinen Niederschlag findet dies im Grundsatz G 35 „Arbeitsaufenthalt im Ausland unter besonderen klimatischen und gesundheitlichen Belastungen".

Besondere klimatische und gesundheitliche Belastungen:
Kritisch sind in erster Linie die sogenannten „warmen Länder" zwischen 30° nördlicher und 30° südlicher Breite und hier insbesondere die Tropen (23°27´ nördliche und südliche Breite).

- Oft nicht einwandfreies Trinkwasser
- Klima begünstigt Vorkommen und Vermehrung von Insekten als Krankheitsüberträger bzw. von Zwischenwirten parasitärer Infektionen
- Verbreitung von Würmern in warmen Gewässern

⇒ Insgesamt oft problematische hygienische Verhältnisse in einem ungewohnten Klima

Erstvorsorge durch ermächtigten Arzt bei einschlägigen Arbeitsaufenthalten von mehr als 3 Monaten pro Jahr, bei besonders kritischen Bedingungen auch ungeachtet der Dauer.
Rückkehruntersuchung spätestens 8 Wochen nach einem Auslandsaufenthalt, dessen Dauer 1 Jahr überschreitet, im Krankheitsfall sofort. Eine medizinische Untersuchungsnotwendigkeit besteht auch für mitreisende Ehepartner und Kinder.

Allgemeine Verhaltensregeln:

- Lebensrhythmus dem des Gastlandes anpassen
- Höheren Flüssigkeitsbedarf berücksichtigen
- Vorbeugung von infektiösen Darmerkrankungen durch Vermeiden von ungekochten Speisen, ungeschältem Obst, Eiswürfeln in den Getränken sowie Speiseeis und rohen Salaten
- Streunende Hunde und Katzen meiden (Tollwutgefahr)
- HIV- und Hepatitis-Prävention

Malariaprophylaxe:
Die Vorbeugung vor Mückenstichen mindert nicht nur das Malariarisiko um den Faktor 10 bis 20, sondern dient auch der Prophylaxe anderer, durch Insekten übertragener Erkrankungen.

- Körperbedeckende Kleidung tragen
- Unbedeckte Haut mit insektenabweisendem Mittel einreiben
- In den Schlafbereichen insektentötende oder insektenabweisende Mittel verwenden
- Schlafplatz mit Moskitonetz verhängen, Fenster und Türen nachts geschlossen halten
- Von der Dämmerung bis zum Morgengrauen Aufenthalt in geschlossenen Räumen, da die Moskitos nachtaktiv sind
- Ggf. medikamentöse Malariaprophylaxe entsprechend der aktuellen Empfehlungen

Probleme und Beratung bei Flugreisen:

- Niedriger Kabinenluftdruck (2300 Höhenmeter)
- Trockene Kabinenluft (relative Luftfeuchtigkeit 10 - 20 %)
- Bewegungsarmut
- Zeitverschiebung

⇒ Ausreichend Flüssigkeit (150 ml/Std.), jedoch kein Alkohol, Kaffee und kohlensäurehaltige Getränke, leichte Kost, Fußgymnastik, Antithrombosestrümpfe, ggf. medikamentöse Thromboseprophylaxe, rasche Anpassung an die örtliche Zeit.

IV.21 Fragen zum Umgang mit Impfstoffen und Hinweise zur Impfung

Hier sind die Impfempfehlungen der Ständigen Impfkommission (STIKO) am Robert-Koch-Institut (RKI) in Berlin zu beachten. Daneben finden sich dort auch Anmerkungen zur Aufklärungspflicht und Kontraindikationen (www.rki.de).

Wie wird die Impfung vorbereitet?

- Aufbewahrung des Impfstoffs bei +2 °C bis +8 °C. Nicht einfrieren!
- Vor der Impfung Hände desinfizieren
- Den Impfstoff erst direkt vor Gebrauch öffnen
- Adsorbatimpfstoffe (von Natur aus trüb) gut aufschütteln
- Spritze vor dem Aufsetzen der Kanüle entlüften. Der Impfstoff darf die äußere Kanülenwand nicht benetzen (Lokalreaktionen!), deshalb bei festsitzender Kanüle auf die Entlüftung verzichten.

Was muss ich bei der Hautdesinfektion beachten?

- Haut ausreichend lange vor der Impfung desinfizieren: Die Einwirkzeit des Desinfektionsmittels sollte mindestens 30 Sekunden betragen.
- Der Impfstoff darf mit dem Desinfektionsmittel nicht in Kontakt kommen (Schmerzen im Stichkanal, Wirkungsverlust bei Lebendimpfstoffen). Deshalb muss das Desinfektionsmittel vor Injektion verdunstet sein (Vorteil der Wischdesinfektion).

Wie und wo sollte injiziert werden?

- Wichtig ist eine sichere intramuskuläre Injektion! Bei dieser ist die Gefahr von Pseudoabszessen, Schmerzen, Wirkungsverlust deutlich verringert. Deshalb ist eine ausreichende Kanülenlänge (Jugendliche und Erwachsene mind. 25 mm) eminent wichtig! Die festsitzenden Kanülen auf Fertigspritzen sind oft zu kurz! Ausnahme: Gelbfieberschutzimpfung wird tief subkutan injiziert.
- Bei antikoagulierten Personen soll subkutan injiziert werden. Bitte hier die Zulassung des jeweiligen Impfstoffs beachten.
- Geeignetster Muskel bei Erwachsenen ist der M. deltoideus (geringe Gefahr einer Nervenschädigung, gute Durchblutung). Injektionsstelle 2 – 3 Querfinger unter Acromion.
- Eine Aspiration wird bei Injektion in den M. deltoideus nicht mehr empfohlen.
- Nach der Injektion leichte Kompression der Einstichstelle, damit der Impfstoff nicht in den Stichkanal zurückfließen kann.

Welche Impfabstände müssen eingehalten werden?

- Die vorgegebenen Impfabstände sollten wegen vermindertem Boosterungseffekt nicht unterschritten werden. Es gibt keine zu großen Abstände zwischen Impfungen. Eine unterbrochene Grundimmunisierung muss deshalb nicht neu begonnen werden.
- Lebendimpfstoffe müssen entweder simultan oder im Abstand von mindestens 4 Wochen verabreicht werden.
- Bei Totimpfstoffen gibt es keine Mindestabstände zu anderen Impfungen.

Was ist bei Impfungen mit Lebendimpfstoffen besonders zu beachten?

- Lebendimpfstoffe sind bezüglich der Kühlkette deutlich empfindlicher als Totimpfstoffe.
- Impfungen mit Lebendimpfstoffen (z.B. MMR, Varizellen, Gelbfieber) sind in der Schwangerschaft kontraindiziert. Nach einer Impfung mit einem Lebendimpfstoff sollte eine Schwangerschaft 3 Monate vermieden werden.

Notizen..

Notizen……………………………………………………………………………

Teil V: Arbeitspsychologie, Gesundheitsförderung und Sozialmedizin

V.1 Psychische Gesundheit am Arbeitsplatz ... 128
V.2 Achtsamkeit ... 130
V.3 Stress (Eustress, Disstress) ... 131
V.4 Burnout-Syndrom ... 133
V.5 Boreout-Syndrom ... 134
V.6 Arbeitssucht (Workaholism) ... 134
V.7 Mobbing ... 135
V.8 Fehlzeiten am Arbeitsplatz ... 136
V.9 Monotonie am Arbeitsplatz ... 137
V.10 Salutogenese-Konzept ... 139
V.11 Integriertes betriebliches Gesundheitsmanagement ... 140
V.12 Tabakrauchen im Betrieb - Prävention und Nichtraucherschutz ... 143
V.13 Betriebliche Suchtprävention ... 144
V.14 Die Arbeitswelt im demografischen Wandel ... 145
V.15 Betriebliches Eingliederungsmanagement (BEM) ... 147
V.16 Rehabilitation und Wiedereingliederung ... 148
V.17 Einschränkungen bei chronischen Erkrankungen ... 150
V.18 SGB IX Teil 2 (Schwerbehindertenrecht) ... 151
V.19 Sozialmedizinische Grundlagen ... 152

V.1 Psychische Gesundheit am Arbeitsplatz

Vorbemerkungen:
Psychische Erkrankungen nehmen in der Arbeitsunfähigkeitsstatistik einen sehr hohen Stellenwert ein. In der Ursachenstatistik für Erwerbsminderungsrenten stehen sie an erster Stelle. Zudem werden Renten aufgrund psychischer und psychosomatischer Erkrankungen im Schnitt deutlich früher gewährt als bei anderen Krankheiten. Prinzipiell muss dabei erwähnt werden, dass eine psychische Fehlbelastung nicht nur durch berufliche, sondern in gravierenderem Maße auch durch private Stressoren ausgelöst und unterhalten werden kann. Belastungen in einem Bereich haben meist spürbare Auswirkungen auf den anderen. Weiterhin ist die persönliche Kompetenz, mit einer Belastungssituation umzugehen, sehr unterschiedlich ausgeprägt.
Die motivierende Mitarbeiterführung ist für den Gesundheitsstand in den Unternehmen und für deren Leistungsfähigkeit heute die entscheidende Stellgröße. Die in der Vergangenheit bedeutsamen Berufskrankheiten sind unter diesem Aspekt mittlerweile von untergeordneter Bedeutung. Für den tätigen Betriebsarzt liegt im Umgang mit diesen Brennpunkten eine der stärksten Herausforderungen. Gerade hier werden von ihm Mut, Sachverstand und Konzepte zur Unternehmens- und Mitarbeiterberatung verlangt.

Psychische Belastungsfaktoren im beruflichen Umfeld:

Arbeitsinhalt und Arbeitsaufgabe:
- Tätigkeiten sind wenig komplex, d.h. nur vorbereitend, ausführend oder kontrollierend.
- Es besteht ein eingeschränkter persönlicher Handlungsspielraum ohne oder nur mit geringem Einfluss auf Arbeitsinhalt, Arbeitspensum, Arbeitsmethoden und Reihenfolge der Tätigkeiten.
- Vorgaben für Arbeitsleistungen werden permanent nach oben angepasst.
- Informationen fehlen bzw. sind lückenhaft oder werden ungefiltert angeboten.
- Kompetenzen und Verantwortlichkeiten sind nicht geklärt.
- Es besteht eine unzureichende Einweisung, Einarbeitung oder Qualifikation.
- Die Tätigkeit führt zu emotional stark belastenden Situationen, ist durch das ständige Eingehen auf die Bedürfnisse anderer Menschen geprägt oder ist belastet durch Aggressionen und Gewalt anderer.

Arbeitsorganisation:
- Die Arbeitszeit ist lang oder häufig wechselnd bzw. Arbeit auf Abruf.
- Es besteht eine hohe Arbeitsintensität und Zeitdruck, die Tätigkeit ist taktgebunden, es kommt zu häufigen Störungen und Unterbrechungen.
- Zunahme der Reisetätigkeit. Durch Kurzreisen auch in entfernte Gebiete kommt es zu Problemen mit Jetlag und es bestehen häufig keine ausreichenden Erholungszeiten.
- Einsparung bei Supportfunktionen. Verlagerung zusätzlicher Aufgaben auf die Mitarbeiter.
- Isolierter Arbeitsplatz mit fehlender Möglichkeit der Unterstützung durch Vorgesetzte und Kollegen. Verantwortungsbereiche sind nicht klar definiert.
- Immer stärkere EDV-gestützte Überwachung der Arbeitsleistung jedes Einzelnen. Gefühl eines „gläsernen" Mitarbeiters.
- Verantwortung für Effizienz und Wirtschaftlichkeit wird immer mehr auf die unteren Führungsebenen verlagert.

Soziale Beziehungen:

- Zu wenig oder zu viel Kontakte zu Kollegen, interne Streitigkeiten oder Konflikte.
- Vorgesetzte haben Führungsdefizite, geben keine Rückmeldung und sprechen keine Anerkennung für erbrachte Leistungen aus, sondern suchen nur nach Fehlern. Sie stehen im Zweifelsfall nicht hinter ihren Mitarbeitern.
- Schlechte Abgrenzung von Arbeit und Privatleben.

Arbeitsumgebung:

- Der Arbeitsplatz ist durch Lärm, schlechte Beleuchtung oder Gefahrstoffe belastet.
- Die Anforderungen sind ergonomisch ungünstig oder es besteht eine schwere körperliche Belastung.
- Die Arbeitsräume sind eng oder unübersichtlich gestaltet.
- Das benötigte Werkzeug fehlt oder entspricht nicht den Anforderungen. Die Bedienung von Maschinen ist ungünstig, die Software ist nicht benutzerfreundlich.
- Durch Unternehmenszerschlagungen und Firmenverkäufe kommt es zu einer immer geringeren Identifikation mit dem Arbeitgeber.
- Drohung mit Rationalisierung und Verlagerung der Arbeitsplätze ins Ausland führt zu permanenter Angst vor dem Verlust des Arbeitsplatzes.

Maßnahmen der Gestaltung eines positiven Arbeitsumfeldes:

Führungsstil:

- Den Mitarbeitern persönliche Wertschätzung vermitteln
- Auftreten, das durch Offenheit, Klarheit und Empathie geprägt ist
- Nachvollziehbare Entscheidungsfindung
- Glaubwürdigkeit und Authentizität - Reden und Handeln müssen übereinstimmen
- Mitarbeitern je nach ihren Möglichkeiten Eigenständigkeit und Verantwortung übertragen
- Individuelle Stärken erkennen, weiterentwickeln und nutzen
- Einzelgespräche geben Raum zur Rückmeldung, zur Definition von Zielen und zeigen Möglichkeiten der persönlichen Weiterentwicklung auf
- Teamarbeit fördern
- Energie nicht nur in Leistungsverweigerer, sondern auch in Leistungsträger investieren

Arbeitsorganisation:

- Ausreichende Einarbeitungszeit
- Hoher Stellenwert der Weiterbildung. Für die erforderlichen Aufgaben müssen Kompetenzen vermittelt werden.
- Die Arbeitsinhalte müssen ein Minimum an Abwechslung und Eigenverantwortung bieten.
- Vorgaben an die persönliche Leistungsfähigkeit und das Lebensalter anpassen
- Reisetätigkeiten begrenzen
- Grenzen der Belastbarkeit beachten und Notwendigkeit von Erholungsphasen akzeptieren. Dies gilt insbesondere auch für Verfügbarkeit im Urlaub mittels elektronischer Medien.

V.2 Achtsamkeit

Unter Achtsamkeit (engl. mindfulness) versteht man eine bestimmte Form der Aufmerksamkeitslenkung. Diese wurde Ende der 70er Jahre des 19. Jahrhunderts von dem Molekularbiologen Prof. Dr. Jon Kabat-Zinn (USA) als Weg zur Selbsthilfe der Stressbewältigung entwickelt.

Achtsamkeit bedeutet, sich innerlich von Gedanken und Gefühlen zu distanzieren, eine belastende Situation ohne Wertung zu analysieren und sich dem gegenwärtigen Augenblick, dem Hier und Jetzt und dem eigenen Atem hinzugeben. Mit einiger Übung kann sich daraus innere und äußere Gelassenheit und Ruhe entwickeln.

Auf physiologischer Ebene kommt es beim Achtsamkeitstraining zu einer Aktivierung des Vagus des autonomen Nervensystems. Dies wirkt der hohen Anspannung des Sympathikus im Alltag entgegen. Eine Alltagssituation ist häufig durch belastendes immerwährendes Tun und Reagieren („Kampf-Flucht-Modus"), dem ständigen Vergleich mit anderen, einem Leben nur in und für die Zukunft und Multitasking gekennzeichnet.

Achtsamkeit begründet sich weiterhin auf eine Persönlichkeitseigenschaft, die sich als „Self-Compassion" beschreibt. Diese basiert auf einer positiven und selbstfürsorglichen Selbstzuwendung. Ohne diese ist es langfristig schwer möglich, Empathie und Fürsorge für andere zu entwickeln.

Achtsamkeitstraining ist ein leicht zu erlernendes und sehr wirksames Werkzeug für eine präventive und therapeutische Gesundheitsvorsorge und sollte in einem guten betrieblichen Gesundheitsmanagement seinen Platz haben.

V.3 Stress (Eustress, Disstress)

Vorbemerkung:
Ungezählte Kriege, drohende und erlebte Wetterkatastrophen, die Erfahrungen des Ausgeliefertseins gegenüber Krankheiten, besonders den Infektionskrankheiten mit ihrer hohen Sterblichkeit, hohe Arbeitsleistung, auch Armut und das Fehlen jeder Versicherungsmöglichkeit haben in der in feudale und ständische Abhängigkeit eingezwängten, bäuerlich geprägten vorindustriellen Gesellschaft nicht vermocht, jenes Maß an empfundenem Stress zu produzieren, welches heute in einer vielfach gesättigten Welt die Menschen belastet. An dieser Stelle sind nur Gründe dafür zu diskutieren, die aus dem Arbeitsleben resultieren oder mit diesem zusammenhängen. So sind gerade in der modernen Zeit stressbedingte Erkrankungen das zweithäufigste berufliche Gesundheitsproblem. Und im Gegensatz zur landläufigen Meinung handelt es sich hier nicht um eine Krankheit der Manager, die interessante, emotional und intellektuell befriedigende Aufgaben vorfinden, sondern um eine Krankheit derer, die auf Entscheidungen anderer angewiesen sind und nur in geringem Maß ihr Leben selbst beeinflussen können. Sowohl betriebswirtschaftlich durch Fehlzeiten und innere Kündigung als auch volkswirtschaftlich durch Frühberentungen entstehen Kosten von vielen Milliarden Euro.

Definition:
Der ungarisch-kanadische Arzt Hans Selye war der Vater des *Strain-Konzepts*, welches von außen wirkende Reize (Stressoren) auf ein biologisches System und dessen Reaktion darauf beschreibt. Das Wort *Stress* steht für diese Reaktion.
Die ILO definierte im Jahr 2000 folgendermaßen: Arbeitsbedingter Stress liegt immer dann vor, wenn die Anforderungen die individuellen Bewältigungsmöglichkeiten überschreiten.

Eustress und Disstress:
Stress ist zunächst positiv, da ein gewisses Maß an Anspannung für unser persönliches Wohlergehen unerlässlich ist **(Eustress)**. Die individuelle Belastbarkeit ist jedoch sehr unterschiedlich und stark subjektiven Bedingungen unterworfen.
Können die Belastungen nicht mehr kompensiert werden **(Disstress)**, kommt es zu Symptomen der Über- oder auch Unterforderung.

Stressoren:
Alle inneren und äußeren Anforderungen. Diese werden vom Organismus in positive und negative Reize eingeteilt. Negative Stressoren sind Situationen, die als unangenehm und/oder bedrohlich erlebt werden. Besonders starke negative Stressoren sind Enttäuschungen, Versagensängste, Unsicherheiten in der Beurteilung einer Situation und Unterforderung. Eine allgemeine Einteilung ist möglich in folgende Stressoren: **physikalische** (Lärm, Hitze, schlechtes Licht), **leistungsbedingte** (Zeitdruck, zu viel oder zu wenig Verantwortung, Überforderung, Unterforderung, Monotonie) und **soziale** (Konflikte mit Kollegen oder Vorgesetzten, fehlende Anerkennung, Gefühl des Ausgeliefertseins, Probleme in der Partnerschaft und der Familie, beengte Wohnverhältnisse).

Wichtige Stressoren in unserer heutigen Gesellschaft:
- Erwartungen an das Leben sind gestiegen → Risiken steigen, sie nicht zu erfüllen
- Eigenverantwortung und Individualisierung → Platz im Leben muss erkämpft werden
- Abnehmender sozialer Zusammenhalt → zunehmende Vereinsamung
- Informationsgesellschaft → Reizüberflutung kann nicht kanalisiert werden
- Katastrophenjournalismus → Belastung mit Informationen ohne Bezug zur eigenen Lebenswirklichkeit bei gleichzeitig fehlenden Handlungsoptionen

- Nur eine negative Nachricht ist eine Nachricht → depressive Grundstimmung entsteht
- Zunehmende berufliche Reisetätigkeit und Forderung nach höchster Flexibilität → Probleme mit Partnerschaft und Familie
- Zeitdruck und Leistungsdichte nehmen zu → psychomentale Anforderungen steigen
- Ständige Erreichbarkeit wird gefordert → Rückzug und Ruhe sind nicht mehr möglich
- Alles wird ständig in Frage gestellt → Verlässlichkeit geht verloren
- Altern als „Krankheit" → abnehmende Leistungsfähigkeit wird nicht akzeptiert
- Spirituelle Werte gehen verloren → Gesundheit und Schönheit als Religionsersatz

Erklärungsmodelle zur Stressbelastung in der Arbeitswelt:

- **Anforderungs-Kontroll-Modell von Karasek:**
  Auch bekannt als Job-Demand-Control Modell. Karasek beschreibt einen unmittelbaren Wirkungszusammenhang zwischen der Höhe der Arbeitsanforderung (Demand) und dem Tätigkeitsspielraum (Control) des Betroffenen. Stress entsteht bei hohen Arbeitsanforderungen aber nur geringen Tätigkeitsspielräumen. Dagegen werden hohe Anforderungen bei gleichzeitigen hohen Handlungs- und Entscheidungsspielräumen als positive Herausforderungen erlebt.
- **Modell der beruflichen Gratifikationskrisen von Siegrist:**
  Siegrist beschreibt die notwendige Balance zwischen Anforderungen und Gratifikationen. Gratifikationen sind beispielsweise Wertschätzung, finanzielle Belohnung, Arbeitsplatzsicherheit, Aufstiegschancen und adäquate Beschäftigung.

Körperliche Stressreaktionen:

Versuch des Körpers, sich auf verschiedenste Arten von Belastungen einzustellen. Hierbei kommt es zur Ausschüttung so genannter Stresshormone: das kurzfristig wirkende Adrenalin und Noradrenalin sowie das längerfristig wirkende Cortisol. Folgen sind Beschleunigung von Herzschlag und Atmung, Blutdruck- und Blutzuckeranstieg sowie Anspannung der Muskulatur und erhöhte Aufmerksamkeit.

Symptome bei Disstress:

Konzentrationsstörungen, Leistungsknick, Realitätsflucht, Aggression, Angst, Unsicherheit, Herzrasen, Bluthochdruck, Magen-Darm-Beschwerden, Schlafstörungen, Sexualstörungen, Hautekzeme, Muskelzittern, Rücken- und Kopfschmerzen und viele weitere.

Stressbewältigung:

Entspannungstechniken, Zeitmanagement, Pflege sozialer Kontakte, Aneignung von Fertigkeiten, positive Lebenseinstellung, Bewegung, richtige Ernährung. Am Arbeitsplatz gilt Teamarbeit als wichtigster protektiver Faktor.
Im Sinne des **salutogenetischen Denkansatzes** verfügen Menschen, die mit Stress umgehen können, über ein ausgeprägtes Kohärenzgefühl: ein Verständnis für die Zusammenhänge des Lebens, Überzeugung, dass man das eigene Leben gestalten kann, und der Glaube, dass das Leben einen Sinn hat.

Sressprävention aus Arbeitgebersicht:

Im Interesse gesunder und motivierter Mitarbeiter sollten aus Arbeitgebersicht Arbeitssituation und Arbeitsaufgaben salutogenetisch gestaltet werden. Hierzu zählen persönliche Wertschätzung, Anerkennung der Arbeitsleistung, Sicherheit des Arbeitsplatzes, angemessene Vergütung und ausreichende Handlungsspielräume. Selbstbestimmung ist Voraussetzung für kreatives Arbeiten. Daneben sollte den Mitarbeitern eine Mitsprache bei Ergebnisvorgaben oder Zielen eingeräumt werden. Weiterhin ist darauf zu achten, dass die Mitarbeiter ausreichende Erholungsphasen haben und ein Recht darauf besitzen, nicht ständig erreichbar zu sein.

V.4 Burnout-Syndrom

Definition:
Aus dem Englischen „Ausgebrannt sein". Wird heute definiert durch die Trias **1.)** emotionale und körperliche Erschöpfung, **2.)** Depersonalisation (Negativismus, Zynismus), **3.)** sozialem Rückzug aus der Arbeit. Nach neueren Beobachtungen ist das Vorkommen nicht an bestimmte Berufsgruppen gebunden, ebenfalls ist es alters- und geschlechtsunabhängig.

Ätiologie:
Folge unbewältigten chronischen Stresses, ein Ungleichgewicht zwischen externen Belastungen und individueller Belastbarkeit („person - environment - misfit") sowie die Diskrepanz zwischen den eigenen Lebenswerten und der Wirklichkeit. Typischerweise betroffen sind Menschen in Berufen mit hohem Arbeitsdruck und wenigen individuellen Gestaltungsmöglichkeiten („high demand, low influence"). Eine entscheidende Rolle spielen zudem Defizite in der Unterstützung durch das soziale Umfeld sowie bei den persönlichen Bewältigungsstrategien.
Wichtig ist der differentialdiagnostische Ausschluss anderer Erkrankungen wie eigenständige psychische Erkrankungen, Endokrinopathien, chronische Tuberkulose, Tumorerkrankungen oder das sog. Chronic-Fatigue-Syndrom.

Wichtige individuelle Burnout begünstigende Faktoren:
Idealismus, „Helfersyndrom", Perfektionismus, Ängstlichkeit, Unsicherheit, emotionale Instabilität, enttäuschte Erwartungen, fehlendes soziales Netzwerk

Symptome und soziale Folgen:
- **Psychisch:** Chronische Müdigkeit und ständige Erschöpfung, Konzentrations- und Gedächtnisstörungen, Antriebsdefizite und Persönlichkeitsstörungen (Interesselosigkeit, Zynismus, Aggressivität), Angststörungen, Depressionen
- **Somatisch:** Kopfschmerzen, Magen-Darm-Beschwerden, Herz-Kreislaufstörungen, Rückenschmerzen, Schlaf- und Sexualstörungen
- **Soziale Folgen:** „Innere Kündigung", Partnerprobleme, soziale Isolation

Prävention:
- **Persönlich:** Verbesserung von Stressbewältigung, Entspannungstechniken, Fähigkeit zur Delegation bzw. „Nein-Sagen", Bemühung um stabile Partnerschaft und soziale Beziehungen, Pflege von Hobbies, Reduzierung falscher - unrealistischer - Erwartungen, Entwicklung emotionaler Kompetenz
- **Beruflich:** Maßnahmen, die auf ein gesundes Betriebsklima gerichtet sind (Arbeitsstrukturen, Beteiligung, Führungsstil, Kommunikation, Zeitmanagement), Anerkennung von Leistung, Schulung der Vorgesetzten für diese Themen

Emotionale Kompetenz / Intelligenz:
Bedeutet das Verständnis und den persönlich richtigen Umgang mit eigenen und fremden Emotionen. Emotional kompetent sind Menschen mit hoher persönlicher Integrität und Authentizität. Das Verhalten steht im Einklang mit den eigenen Werten. Voraussetzung ist neben einer ausgeprägten Selbstwahrnehmung auch Selbstmanagement und Selbstmotivation. Zeichen einer ausgeprägten Selbstwahrnehmung sind: Fehler zugestehen, Schwächen mit Humor nehmen, Werte und Stärken kennen, Ziele und Visionen haben, wissen, welches Ziel man warum verfolgt, eigene Bedürfnisse wahrnehmen und respektieren, hohes Maß an Selbstwertempfinden. Emotional kompetente Menschen sind von einem Burnout-Syndrom selten betroffen.

V.5 Boreout-Syndrom

Begriff für die Unterforderung am Arbeitsplatz. Ursachen können Langeweile durch ein zu geringes Arbeitsaufkommen oder Frustration bei nicht ausreichenden Leistungsanforderungen sein. Symptome einer Boreout-Erkrankung gleichen denen eines Burnout-Syndroms.

V.6 Arbeitssucht (Workaholism)

Definition:
Innerer Zwang lässt Arbeit zur einzigen relevanten Lebensbestätigung werden. Zeichen von Kontrollverlust (übermächtiger Wunsch zu arbeiten), Dosissteigerung (Tendenz zur Mehrarbeit) und Entzugserscheinungen (Unruhe und Unwohlsein) bei Nichtarbeit.

Abgrenzung der Arbeitssucht von der Vielarbeit:
Nicht jeder, der lange und hart arbeitet, ist ein Arbeitssüchtiger. Entscheidend ist die Balance mit den individuellen Kraftreserven, ob die Arbeit den einzigen wichtigen Lebensinhalt symbolisiert und ob es neben der Arbeit auch noch andere Interessen und Lebensziele gibt.

Ursachen:
- Beziehungsprobleme und Unzulänglichkeiten, mit privaten Problemen zurechtzukommen
- Suche nach Erfolg und Anerkennung bei eigener Versagensangst
- Leistungsbetonter Erziehungsstil der Eltern, der Zuneigung eng an erbrachte Leistungen koppelt
- Prädestiniert sind Berufe, in denen sich Menschen oft sehr stark mit ihrer Arbeit identifizieren und deren Arbeitszeit nicht genau festgelegt ist

Eigenschaften eines Arbeitssüchtigen:
- Hohe innere Anspannung ⇒ kann nicht warten
- Fehlende Übersicht ⇒ kann Arbeit nicht auf längere Zeit verteilen, tut zu viele Dinge gleichzeitig
- Kontrollbedürfnis ⇒ kann Aufgaben nicht delegieren
- Perfektionist ⇒ ist nie zufrieden
- Keine Fehlerkultur ⇒ Fehler werden als unverzeihlich empfunden
- Geringes Selbstbewusstsein ⇒ definiert sich vorwiegend über Anerkennung und Erfolg bei der Arbeit
- Entspannungsprobleme ⇒ kann Zeit ohne Arbeit nicht genießen
- Gefühl von Stress ⇒ Ungeduld und Reizbarkeit
- Keine Zeit für eigene Interessen ⇒ Selbstvernachlässigung
- Vernachlässigtes Privatleben ⇒ Beziehungsprobleme

Folgen:
- Herz-Kreislauf-Beschwerden
- Magen-Darm-Beschwerden
- Konzentrationsstörungen und Erschöpfung
- Depressionen, Burnout-Syndrom
- Arbeitsunfähigkeit

V.7 Mobbing

Definition:
Negative kommunikative Handlungen, die gegen eine Person gerichtet sind, häufig vorkommen (mindestens 1x/Woche) und längere Zeit anhalten (mindestens ½ Jahr). Fließender Übergang zu den alltäglichen Konflikten und Aggressionen am Arbeitsplatz.

Formen:
- Mitteilungsmöglichkeiten werden unterlaufen durch ständige Kritik, Beschimpfungen. Sachliche Informationen werden vorenthalten.
- Angriffe auf die sozialen Beziehungen durch Isolierung. Es wird nicht mit einem gesprochen, man wird „wie Luft" behandelt.
- Das soziale Ansehen wird diskreditiert durch Intrigen, Beleidigungen und Gerüchte.
- Berufliche Attacken durch degradierende, sinnlose oder überfordernde Aufgaben.
- Angriffe auf die Gesundheit durch Zwang zu gesundheitsschädlichen Arbeiten, sexuelle Belästigungen oder körperliche Angriffe.

Verlauf in vier Phasen:
1. Opfer als Katalysator für unverarbeitete Konflikte am Arbeitsplatz
2. Gezielter psychischer Terror
3. Rechtsübergriffe und Kränkungen
4. Personalmaßnahmen wie Versetzung oder Kündigung

Folgen:
- Allgemeine Stresssymptome: Unwohlsein, Magen-Darm-Probleme, Ängste, Herzrasen, Schlafstörungen
- Verlust des Selbstbewusstseins, Unsicherheit, Depressionen, Suizid
- Hohe Folgekosten durch Fehlzeiten oder Frühberentung

Prävention:
Supervision, Integrieren statt Intrigieren, Seminare, Selbsthilfegruppen

V.8 Fehlzeiten am Arbeitsplatz

Ursachen:
- krankheitsbedingt
- motivationsbedingt

Arbeitsplatzbedingte Faktoren:
- Branchenspezifische Unterschiede. Höhere Fehlstände in der Regel bei körperlich belastenden Arbeitsplätzen
- Einfluss der allgemeinen Wirtschaftslage und der Sicherheit des Arbeitsplatzes
- Betriebsklima und Vorgesetztenverhalten
- Arbeitsorganisation

Klassifikationen:
- **Belastungstheorie:**
  Es besteht ein enger Zusammenhang zwischen Arbeitsbedingungen und Erkrankungen.
- **Missbrauchstheorie:**
  Arbeitsunfähigkeiten werden missbräuchlich genutzt.
- **Copingtheorie:**
  Aufgrund von Belastungen werden bewusst kurze Arbeitsunfähigkeitszeiten genommen, um das gesundheitliche Gleichgewicht wiederherzustellen.
- **Selektionstheorie:**
  Aufgrund von körperlichen oder psychischen Leistungseinschränkungen nehmen Arbeitsunfähigkeiten zu.
- **Rückzugstheorie:**
  Abwesenheit als zeitweiliger Rückzug aufgrund von Arbeitsunzufriedenheit.

Folgen:
- Störungen des Arbeitsablaufs
- Belastung der anwesenden Mitarbeiter durch zusätzliche Aufgaben
- Mehrkosten für den Betrieb durch Lohnfortzahlung und Personalreserve

Maßnahmen:
- Schulung der Vorgesetzten. Steigerung der Arbeitszufriedenheit insbesondere durch Mitbestimmung und nachvollziehbare Entscheidungen
- Sorgfältige Auswahl der Führungskräfte hinsichtlich deren Sozialkompetenz. Gegebenenfalls Ablösung von ungeeigneten Führungskräften
- Einbeziehung des Betriebs- bzw. Personalrats in den Analyse- und Maßnahmenprozess
- Zuordnung von Aufgaben, die den persönlichen Fähigkeiten entsprechen
- Anonymisierte Mitarbeiterbefragungen und Kommunikation der Ergebnisse. Reaktion auf dabei benannte Missstände
- Analyse der Arbeitsunfähigkeitsdiagnosen und Initiierung von zielgerichteteten Gesundheitsförderungsmaßnahmen
- Rückkehrgespräche nach jeder krankheitsbedingten Abwesenheit
- Anpassung der Leistungserwartung bei älteren und leistungseingeschränkten Mitarbeitern.
- Wiedereingliederungsmanagement unter konsequenter Mitwirkung des Betriebsarztes
- Der Betriebsarzt analysiert in seinem jährlichen Bericht die Arbeitsplatzprobleme und Wiedereingliederungen und schlägt Maßnahmen vor.

V.9 Monotonie am Arbeitsplatz

Definition:
Einförmige Arbeitssituation, die durch eine langweilige, repetitive, ermüdende Tätigkeit mit Reizarmut gekennzeichnet ist.

Allgemein:
Mit Beginn der Industriellen Revolution kam es zu einer zunehmenden Arbeitsteilung ⇒ bessere Planung komplizierter Fertigungen ⇒ Produktivitätssteigerung. Zudem konnten so unausgebildete Arbeitskräfte in den Fertigungsprozess integriert werden.

Neben inhaltsloser Tätigkeit fördern **weitere Faktoren** das Empfinden von Monotonie:
- Fehlende Kommunikationsmöglichkeiten (Alleinarbeitsplatz)
- Mangel an belebten Arbeitspausen und fehlende Bewegung
- Tageszeitliche Aufmerksamkeitsschwankungen (mittägliches Tief)
- Ungünstiges Raumklima (z.B. überheizte Räume, mangelnde Lüftung)
- Schlechte Beleuchtung
- Gleichförmig-eintönige Geräusche
- Bereits bestehende Müdigkeit
- Unterforderung

Besonders gefährdete Berufsbilder:
Gefahr der Monotonie besonders dort, wo eine Aufgabe kontinuierlich zu erledigen ist, zugleich jedoch deren Umfang bzw. das, was beachtet werden muss, nur gering ist. Beispiele:
- Fernfahrer
- Arbeitsplätze in der elektronischen Datenverarbeitung und einfache Büroarbeiten
- Fließbandarbeitsplätze
- Kontrolltätigkeiten

Auswirkungen:
Entfremdung von der Arbeit, Abstumpfung, Unlust, Unzufriedenheit, Unfallgefährdung, Wissensverlust und Qualitätsprobleme

Bekämpfung der Monotonie am Arbeitsplatz:

- **Rückführung der Arbeitsteilung** durch
  - **Arbeitserweiterung (Job Enlargement):** Auch Tätigkeiten links und rechts werden ausgeführt.
  - **Arbeitsbereicherung (Job Enrichment):** Aufwertende Tätigkeiten, wie z.B. Kontrollfunktionen, kommen hinzu.
  - **Arbeitsplatzwechsel (Job Rotation):** Gelegentlich oder regelmäßig kann ein anderer Arbeitsplatz eingenommen werden.
  - **Gruppenarbeit:** Die Gruppe erhält eine Reihe verschiedener Aufgaben. Die oben genannten Prinzipien können hier zur Anwendung kommen.
  - **Komplexe Einzelarbeitsplätze:** Bearbeitung eines kompletten Produktes. Die Arbeitsinhalte sollten jedoch 5 bis max. 12 Minuten nicht überschreiten, da sonst die fehlenden Fertigkeiten das Arbeitstempo stark verlangsamen.

- **Automatisierung:**
  Monotone Arbeiten können Robotern übertragen werden.
- **Pausengestaltung:**
  Sinnvoll sind häufigere und dafür kürzere Pausen. Dieses Prinzip wird bei der Fließbandarbeit oft verwirklicht.
- **Weitere Maßnahmen:**
  Berücksichtigen die Arbeitsumgebung: Ausreichende Beleuchtung, angenehme Farben, gute Klimatisierung.

Letztlich nicht zu unterschätzenden Einfluss haben das Betriebsklima und die persönliche Einstellung zur Arbeit.

V.10 Salutogenese-Konzept

Ein altes, seit jeher stark diskutiertes Konzept der Medizin konzentriert sich auf die Frage, wie biologische Systeme ihren Normalzustand (salus = Heil, Gesundheit) organisieren, erhalten, bzw. nach Störung das Gleichgewicht wiederherstellen. Dem Fragen nach der Gesundheit (im Gegensatz zu dem nach der Entstehung von Krankheit) kam schon in der Antike größte Bedeutung zu (griech.: Hygiene). An der Schwelle der wissenschaftlichen Medizin war Hufeland mit seinem Buch "Die Kunst, das menschliche Leben zu verlängern" (1797) weiterführender Wegbereiter dieser Ideen. Seitdem ist die Diskussion über Gesundheit als positivem Wert (nicht nur als Abwesenheit von Krankheit) nie abgebrochen und heute vorrangig. Antonovsky führte den Terminus *Salutogenese* ein, worunter er v.a. psychische bzw. psychosomatische Elemente als Voraussetzung von Gesundheit versteht. Dieser Begriff hat die Diskussion neu belebt.

Was ist Gesundheit?
Eine überzeugende Definition ist schwierig! Die WHO definiert den Begriff einfach, aber nicht schlüssig so: Gesundheit ist der Zustand vollständigen körperlichen, seelischen und sozialen Wohlbefindens. Fähigkeit des Menschen, sein Potential auszuschöpfen und positiv auf die Herausforderungen seiner Umwelt zu reagieren. – Doch diese Definition ist nicht befriedigend, da zu subjektiv (vgl.: Wohlbefinden der Suchtkranken, unerkannte, (noch) asymptomatische Krankheiten, um die sich die Früherkennung bemüht. Auch chronisch Kranke kennen Phasen des Wohlbefindens, ohne gesund zu sein, etc.).

Wann beginnt Krankheit?
Es besteht ein fließender Übergang des vollständigen Wohlbefindens über gestörtes Befinden zu Krankheit ohne und zuletzt mit Arbeitsunfähigkeit. Die Empfindung einer Erkrankung bzw. des Krankseins ist subjektiv und individuell höchst unterschiedlich. Dabei spielen viele äußere und innere Faktoren eine Rolle.

Der **salutogenetische Denkansatz** geht von der Frage aus, warum unter gewissen Bedingungen nur manche Menschen erkranken, andere dagegen nicht (sog. *Escaper*). Die Suche nach den Kräften der Gesunderhaltung, nach den biologischen Abwehrmechanismen potentiell pathogenetischer Faktoren steht im Zentrum der salutogenetischen Forschung. Hier sind weniger die höchst komplexen biologisch-somatischen regulierenden Prozesse als die psychologischen Kräfte im Blickpunkt. Antonovsky hat sich insbesondere damit in Bezug auf Heilung und Verhütung von Krankheit beschäftigt.

Das "Antonovsky-Modell":
Als stärksten gesunderhaltenden (salutogenetischen) Faktor benennt Antonovsky den "Sense of Coherence", also Sinn für Zusammenhänge. Die soziale Umwelt wird als sinnvoll erlebt. Dieses Erlebnis setzt sich aus drei Komponenten zusammen: die Einwirkungen der Außenwelt zu verstehen, ihre Bedeutung für das eigene Schicksal zu erfassen und die eigene Lebenssituation beeinflussen zu können. Als gesunderhaltene Widerstandskräfte sind entscheidend: gesunde Lebensweise, soziale Akzeptanz und Einbindung, Optimismus, Lebenswille und Hoffnung, geistige Fitness und Intelligenz (Diskussion s. Schäfer 2002).

Die Konzepte der **betrieblichen Gesundheitsförderung** stützen sich stark auf Strategien, die auf derartigen Erkenntnissen aufbauen. Ziel ist die lebens- und damit gesundheits*verträgliche* Gestaltung von Arbeit. Im Idealfall ist sie Grundlage von Gesundheit und Lebensqualität.

V.11 Integriertes betriebliches Gesundheitsmanagement

Aktuelle Situation:

- Durch umfassende Maßnahmen des Arbeits- und Gesundheitsschutzes kam es zu einemstarken Rückgang kritischer körperlicher Belastungen, von physikalischen und chemischen Expositionen, der Arbeitsunfälle und der Todesfälle bei der Arbeit.
- Im Gegenzug hat die Bedeutung der psychomentalen Belastungen durch den Wandel der Arbeitswelt bzw. arbeitsimmanente Stressoren stark zugenommen. Weiterhin ist inzwischen bekannt, dass der verbreitete Bewegungsmangel depressive Störungen zusätzlich fördert.
- Große Beachtung verdienen kardiovaskulären Risikofaktoren wie Übergewicht, Bewegungsmangel bzw. komplette Inaktivität durch ständig sitzende Tätigkeit am Bildschirm, Rauchen, Hyperglykämie, Dyslipidämie, arterielle Hypertonie.

Integriertes betriebliches Gesundheitsmanagement:
Umfassende Zusammenarbeit der Arbeitsmedizin, der Arbeitssicherheit, der Sozialberatung, der Arbeitsorganisation und des Personalmanagements mit dem Ziel, das Wohlbefinden der Mitarbeiter zu erhalten und zu fördern.

Ziele des betrieblichen Gesundheitsmanagements:
Optimale Arbeitsplatzbedingungen (Verhältnisprävention) und gesundheitsbewusstes Verhalten (Verhaltensprävention) stehen im Vordergrund der Bemühungen. Da Gesundheit sowohl ein betriebliches als auch ein persönliches Ziel ist, treffen sich eigentlich die Interessen von Unternehmen und Mitarbeiter. Gleichwohl ist es Faktum, dass die Motivation zu Verhaltens- und Lebensstiländerungen (Fahrrad statt Auto, Treppe statt Rolltreppe, Salat statt Currywurst, Frischluft statt Nikotinkonsum) eine große und schwierige Herausforderung ist. Weiterhin muss die individuelle Situation der Mitarbeiter, bei denen möglicherweise Einschränkungen bzw. eine spezielle Belastungssituation vorliegt, berücksichtigt werden. Eine große Bedeutung hat die Vorbildfunktion der Führungskräfte.

Module der betrieblichen Gesundheitsförderung:

Arbeitsmedizin, Arbeitssicherheit, Sozialberatung:

- Gefährdungsanalysen, Anforderungs- und Eignungsprofile erstellen, Beratung zu Arbeits- und Arbeitsmittelgestaltung, statistische Auswertung von Arbeitsunfähigkeitsdaten und Arbeitsunfällen sowie der betriebsärztlichen Sprechstunde
- Programme für Gruppen und individuelle Beratung: Rückengerechtes Verhalten, Ernährungsberatung, Raucherentwöhnung, Bewegungsmodule
- Führungskräfteprogramme: Vorsorgeuntersuchungen, Stressbewältigung, Sportangebote
- Gesundheitsvorsorge durch spezielle Gesundheitssteuerungsseminare und Kuren
- Kooperation mit Rehabilitationsträgern und Förderung von betriebsnahen Rehabilitationsmaßnahmen
- Aktualisierung des Basisimpfschutzes, Impfaktionen (Grippeschutz), Reiseimpfberatung
- Spezielle Unterrichtseinheiten und Aufklärungsmaßnahmen bei Auszubildenden
- Suchtarbeitskreis und Kontakt zu Therapieeinrichtungen
- Aktionen zur Aufklärung über Risikofaktoren: Arterielle Hypertonie, Übergewicht, Bewegungsmangel, Rauchen, Diabetes mellitus, UV-Strahlung etc.
- Informationen zu gesundheitlichen Themen in betrieblichen Medien

Führungskräfteschulung und Personalentwicklung:

- Anerkennung zeigen
- Teamfähigkeit lehren
- Förderung von Eigenverantwortung ohne Überforderung
- Mitarbeitergespräche
- Rückkehrgespräche
- Fortbildungen
- Eignungs- und neigungsgerechter Personaleinsatz
- Mitarbeiterbefragungen

Ablauf eines Gesundheitsmanagementprozesses:

Analysen erstellen:
Gesundheitsbericht, betriebsärztliche Daten, Unfallzahlen, Fehlstände, Mitarbeiterbefragungen, Projektdaten, gezielte Einzelanalysen, Vorschlagswesen, Fluktuationen

⇓

Handlungsfelder festlegen

⇓

Ziele messbar machen

⇓

Maßnahmen generieren, um Ziele zu erreichen

⇓

Ergebnisse erheben und in die Analyse einfließen lassen

Häufige Fehler im Gesundheitsmanagement:

- Aktionismus ⇒ nur geringe Nachhaltigkeit
- Fehlende Einbindung der Betroffenen ⇒ Mitarbeiter nehmen Angebote nicht an
- Keine Bedarfsanalyse ⇒ Maßnahmen nicht zweckmäßig
- Keine messbaren Ziele ⇒ Evaluation nicht möglich
- Akteure arbeiten nicht zusammen ⇒ schlechte Effizienz

Gesundheitszirkel:

Ausgangspunkt der Projektsteuerung. Bausteine müssen systematisch angegangen werden, um nicht für ein Maßnahmen-Wirrwarr zu sorgen. Module müssen sich gegenseitig anregen. Der Mensch muss auf der psychischen Ebene erreicht werden.

Die Stellung und Rolle des Betriebsarztes im gesamtheitlichen Gesundheitsmanagement:

Für ein effizientes Gesundheitsmanagement ist eine konstruktive Zusammenarbeit aller internen und externen am betrieblichen Gesundheitsschutz beteiligten Partner unerlässlich. Hier sieht sich der Arbeitsmediziner in einem weitverzweigten Beziehungsgeflecht, bei dem selbstverständlich auch alle Partner untereinander kommunizieren. Es liegt an ihm, seine Rolle richtig zu besetzen und die Prozesse im Sinne der ihm anvertrauten Mitarbeiter und Betriebe zu steuern.

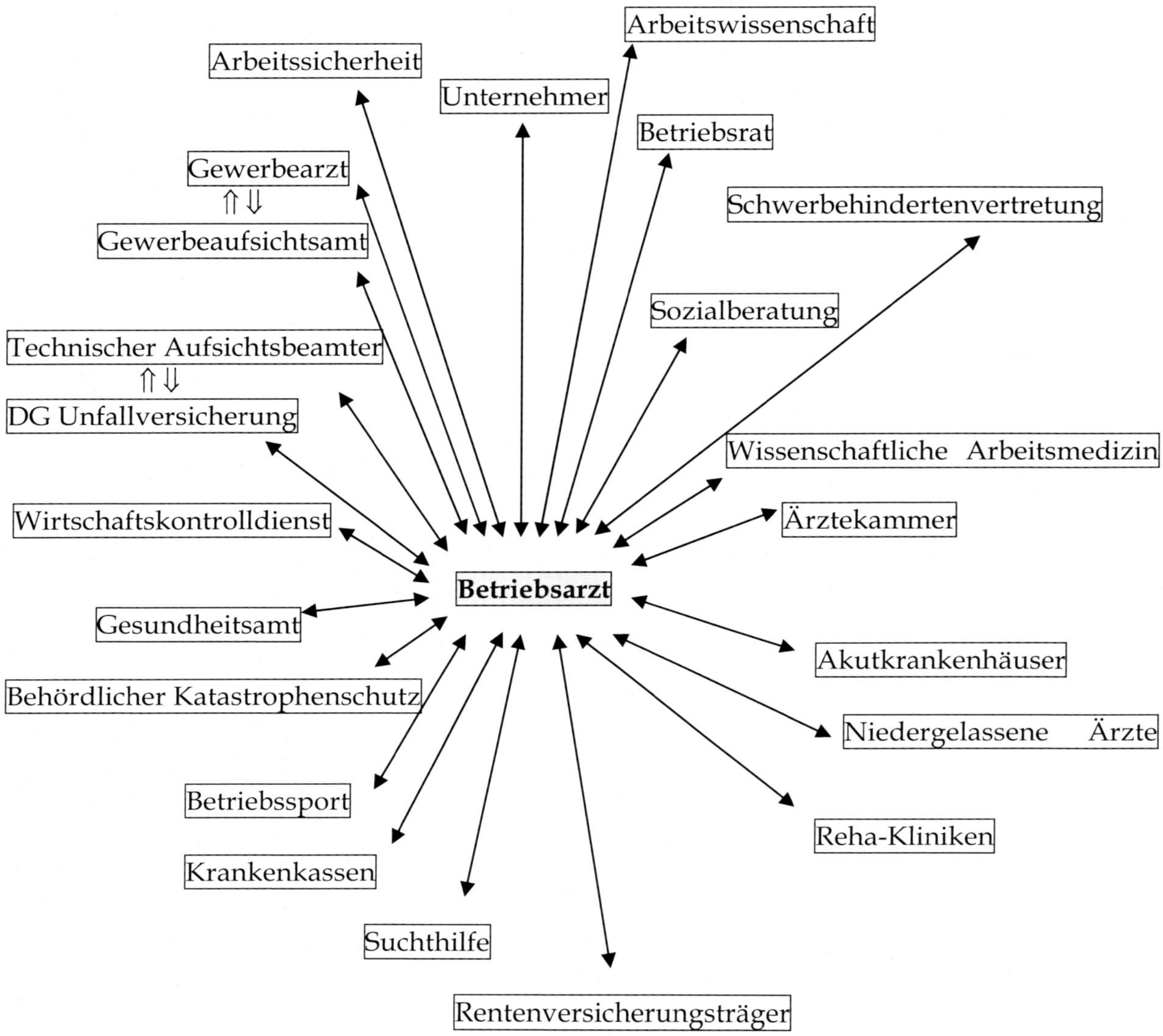

Netzwerk der direkt oder indirekt am betrieblichen Gesundheitsschutz beteiligten Partner.

V.12 Tabakrauchen im Betrieb – Prävention und Nichtraucherschutz

Vorbemerkungen:
An ihrem Arbeitsplatz waren früher bei weitem mehr Menschen durch Tabakrauch gefährdet als durch alle übrigen krebserregenden Arbeitsstoffe zusammen. Nachdem Studien bewiesen haben, dass durch Passivrauchen in Deutschland über 3 300 Nichtraucher im Jahr vorzeitig sterben, wurde der betriebliche Nichtraucherschutz deutlich verschärft.

Was bedeutet Passivrauchen?
Unter „Passivrauchen" versteht man das Einatmen von Tabakrauch aus der Raumluft. Dieser besteht zum größten Teil aus dem Nebenstromrauch, der die gleichen chemischen Substanzen enthält wie der Hauptstromrauch. Trotz Verdünnung in der Luft nehmen Passivraucher in verrauchten Räumen erhebliche Mengen davon auf.

Gesetzliche Grundlage des betrieblichen Nichtraucherschutzes:
In der **Arbeitsstättenverordnung** heißt es im **§ 5**:
(1) Der Arbeitgeber hat die erforderlichen Maßnahmen zu treffen, damit die nicht rauchenden Beschäftigten in Arbeitsstätten wirksam vor den Gesundheitsgefahren durch Tabakrauch geschützt sind.
(2) In Arbeitsstätten mit Publikumsverkehr hat der Arbeitgeber Schutzmaßnahmen nach Absatz 1 nur insoweit zu treffen, als die Natur des Betriebs und die Art der Beschäftigung es zulassen.

Folgen der Rechtslage:
- Anordnungen durch das Gewerbeaufsichtsamt bei Streitigkeiten
  ⇒ Schutzinteressen der Betroffenen lassen sich besser durchsetzen
- Rechtssicherheit lässt viele persönliche Streitigkeiten vermeiden
  ⇒ Betriebsfrieden

Maßnahmen zum Schutz der Nichtraucher:
- Räumliche Trennung von Rauchern und Nichtrauchern
- Rauchverbot in geschlossenen Räumen (Ausweichmöglichkeit ins Freie muss bestehen).
- Raucherzimmer (Anrecht besteht jedoch nicht)
- Lüftung (ca. 20 000 m^3 Frischluft zur geruchlichen Neutralisierung nur einer Zigarette!)
- Rauchabsorber/Rauchfiltergeräte

Maßnahmen der betrieblichen Tabakprävention:
- Entwöhnungsangebote für motivierte Raucher
- Schwerpunktaktionen
- Eingeschränkter Verkauf bzw. Verkaufsverbot von Tabakwaren auf dem Betriebsgelände

Ausblick:
Der Tabakkonsum in Deutschland zeigt in den letzten Jahren eine rückläufige Tendenz. Neben der ständigen Verteuerung der Tabakprodukte spielt hier auch ein verändertes Gesundheitsbewusstsein eine Rolle. Zudem wirkt sich die zunehmende gesellschaftliche Ächtung des Tabakkonsums aus, die sich in Rauchverboten in Behörden, Schulen, Bahnhöfen, Flugzeugen, bei Sitzungen und zuletzt der Gastronomie sowie dem zunehmenden Verbot von Tabakwerbung äußert. Gleichwohl ist vor allem die auf Jugendliche ausgerichtete Werbestrategie der Tabakkonzerne nicht zu unterschätzen.

V.13 Betriebliche Suchtprävention

Vorbemerkungen:
Nach Ergebnissen des epidemiologischen Suchtsurvey sind in Deutschland 3,4 Millionen Menschen von einem problematischen Alkoholmissbrauch bzw. einer Alkoholabhängigkeit betroffen, 1,9 Millionen Menschen von Medikamenten abhängig und mindestens 600 000 konsumieren illegale Drogen. Verhaltensauffälligkeiten im Betrieb bieten oft den einzigen Ansatz, das Suchtverhalten offensiv anzugehen. Hier hat auch die betriebliche Suchtprävention eine große Bedeutung. Weiterhin sollte es selbstverständlich ein, dass Alkohol im betrieblichen Alltag nichts zu suchen hat, auch nicht bei Feiern oder Veranstaltungen.

Suchtkriterien:
Häufige Einnahme der Substanz in größeren Mengen, fortgesetzter Substanzgebrauch trotz Kenntnis der daraus resultierenden Folgen, Aufgabe von Aktivitäten aufgrund des Substanzgebrauchs, Zeitaufwand und ggf. kriminelles Verhalten, um sich die Substanz zu beschaffen, Wunsch oder vergebliche Versuche, den Substanzgebrauch zu verringern, Toleranzentwicklung und Verlangen nach Dosissteigerung, charakteristische Entzugssymptome.

Probleme bei suchtmittelabhängigen Mitarbeitern:
Betroffene können ihre Probleme am Arbeitsplatz oft sehr lange kaschieren. Das Umfeld reagiert auf Leistungsdefizite oft sehr spät. Zum einen handelt es sich um einen meist schleichenden Prozess, zum anderen wird ein mögliches Suchtverhalten ungern angesprochen bzw. es besteht bei diesem Thema eine große Unsicherheit.

Betriebliche Handlungsoptionen:
Bei Verdacht auf Suchtmittelmissbrauch, sollte dies umgehend und klar vom Vorgesetztem angesprochen werden. Eine Vorstellung beim Betriebsarzt hat nur Sinn, wenn der Betroffene vorher über den Verdacht aufgeklärt wurde. Weiterhin ist hier ein definiertes Vorgehen immer unter Teilnahme der Mitarbeitervertretung, des Betriebsarztes und der Sozialberatung notwendig. Handlungssicherheit schafft hier eine entsprechende Betriebsvereinbarung. In diesem Gespräch müssen Auffälligkeiten und Leistungsmängel benannt werden bei gleichzeitiger Wertschätzung der Persönlichkeit. Die Erwartung an die zukünftige Arbeitsleistung wird definiert, ggf. Laborkontrollen unter Entbindung von der ärztlichen Schweigepflicht vereinbart. Falls hierbei die Abstinenz nicht erreicht werden kann, ist die Vermittlung einer professionellen Suchthilfe die nächste Option. Der gesamte Prozess muss von wiederkehrenden Gesprächen begleitet und die Einhaltung von Absprachen überprüft werden.

Betriebliche Wiedereingliederung von Suchtkranken:
Die Rückkehr in den Beruf zeigt einige Herausforderungen. Das Thema Suchterkrankung ist negativ stigmatisiert, das Vertrauensverhältnis zwischen dem Betroffenen und den Kollegen sowie Vorgesetzten ist aufgrund der meist langen Minderleistung und den hohen Fehlzeiten oft nachhaltig gestört. Es besteht Unsicherheit, mit welchen Aufgaben der Wiederkehrer belastet werden darf, einer Heilung wird misstraut und trinkende Kollegen erleben Abstinenz oft als Kritik an ihrem eigenen Verhalten. Betroffene selbst sehen die Schuld für ihre Probleme mitunter im Betrieb. Sie haben Verletzungen beim Umgang mit ihrer Erkrankung erlebt und meinen teilweise, sich bei ihrer Rückkehr nichts mehr gefallen lassen zu müssen oder versuchen andererseits Wiedergutmachung. Zudem bestehen unter Umständen unrealistische Erwartungen wie persönliche Erleichterungen bei der Arbeit oder Herausnahme aus dem Schichtdienst. Eine stufenweise Wiedereingliederung nach dem Hamburger Modell ist aufgrund des dadurch unstrukturierten Tagesablaufs meist keine sinnvolle Maßnahme.

V.14 Die Arbeitswelt im demografischen Wandel

Vorbemerkung:
Seit den 1990er Jahren wurden durch den Rationalisierungsdruck viele Belegschaften „sozialverträglich" abgebaut. Vorruhestandsregelungen wie das Altersteilzeitmodell haben dazu geführt, dass in vielen Unternehmen über 60-jährige Mitarbeiter fast nicht mehr anzutreffen sind. Führungskräfte in großen Industrieunternehmen erhalten heute oft immer noch Arbeitsverträge bis zum 62. Lebensjahr und werden bis zum Erreichen der regulären Rentengrenze großzügig abgefunden. Eine ähnliche Situation findet sich im öffentlichen Dienst. Hier scheiden viele Mitarbeiter krankheitsbedingt vorzeitig aus. Hier sind insbesondere die Lehrer zu nennen. Der demografische Wandel durch fehlenden Nachwuchs und die hohen Belastungen durch die Renten- und Pensionszahlungen lassen jedoch mittelfristig einen Anstieg der Lebensarbeitszeit unumgänglich werden und haben bereits zu einem Anstieg der gesetzlichen Rentengrenzen geführt. Aus diesem Grund wird der Anteil älterer Arbeitnehmer in den kommenden Jahren wieder deutlich zunehmen.

Folgen der demografischen Entwicklung für die Unternehmen:
Aufgrund der seit Jahrzehnten niedrigen Geburtenrate und des gleichzeitig hohen Bedarfs an Arbeitskräften ist es vielen Betrieben schon nicht mehr möglich, ihre Ausbildungsstellen zu besetzen. Der Wettbewerb um qualifizierte Arbeitskräfte hat in vielen Bereichen bereits begonnen. Altersgrenzen bei Neueinstellungen fallen. Den Unternehmen ist inzwischen bewusst, dass Existenz und Produktivität zunehmend auf den Schultern einer immer älter werdenden Belegschaft ruht.

Stärken älterer Beschäftigter:
- Hohe Fachkompetenz
- Verantwortungsgefühl und Arbeitsmoral
- Unternehmensidentifikation
- Oft hohe soziale Kompetenz durch Lebenserfahrung
- Bessere Eignung für Führungsaufgaben
- Größere soziale Stabilität durch Partnerschaften und geringerer Bedeutung der Karriere
- Weniger Arbeitsunfälle durch geringere Risikofreudigkeit und hohe Arbeitserfahrung

Schwächen älterer Beschäftigter:
- Abnehmende körperliche Leistungsfähigkeit
- Nachlassende Fähigkeit der Sinnesorgane
- Zunahme chronischer Erkrankungen (Bewegungsapparat, Herz-Kreislauf, Diabetes)
- Abnehmende Flexibilität
- Höhere Fehlzeiten, v.a. bei körperlich belastenden Berufen
- Höhere Burnout-Gefährdung, v.a. bei Lehrberufen

Betriebliche Anforderungen:
Zunehmender Kostendruck und globaler Wettbewerb führen zu
- Arbeitsverdichtung
- Erhöhten Arbeitsumfängen in nicht direkt produktiven Bereichen
- Kürzere Taktzeiten in Produktionsbereichen
- Umstrukturierungen
- Ständig neuen Anforderungen
- Abbau von „Schonarbeitsplätzen"
- Arbeitsplatzunsicherheit

Hier besteht ein Spannungsfeld zwischen dem betrieblichen Wunsch nach jungen, gesunden, flexiblen und gut ausgebildeten Mitarbeitern und der Tatsache, dass ein immer größerer Anteil der Mitarbeiter zwar einen reichen Erfahrungsschatz und eine hohe Arbeitsmotivation mitbringt, jedoch nicht mehr in der Lage und Willens ist, alles mitzumachen und vor allem bei körperlich belastenden Berufen durch chronische Erkrankungen des Bewegungsapparats Einsatzeinschränkungen aufweist oder höhere Fehlzeiten hat. Bei der ganzen Diskussion ist auch zu beachten, dass das biologische und chronologische Lebensalter individuell nicht immer übereinstimmt. Zudem spielen auch Bildungsgrad und Berufsstatus eine wichtige Rolle.

Forderungen der Arbeitsmedizin:

- Priorität der Ergonomie bereits im Planungsstadium von neuen Arbeitsplätzen
- Schaffung von Arbeitsplätzen für Mitarbeiter mit Einsatzeinschränkungen
- Mitarbeiter nicht mit ständigen Umstrukturierungen und neuen Aufgaben überfordern
- Führungskultur mit Wertschätzung auch älterer Mitarbeiter und deren Fähigkeiten
- Neue Modelle, die einen Berufsausstieg auch gleitend ermöglichen
- Gesundheitsförderungsprogramme (Bewegung, Ernährung, Stressbewältigung)
- Funktionierendes Betriebliches Eingliederungsmanagement (BEM)

V.15 Betriebliches Eingliederungsmanagement (BEM)

Grundlagen und Ziele:
Gesetzliche Grundlage ist § 84 des SGB IX. Bei Beschäftigten, die innerhalb eines Jahres ununterbrochen oder durch wiederholte Arbeitsunfähigkeiten länger als 6 Wochen krank sind, klärt der Arbeitgeber zusammen mit der zuständigen Interessenvertretung und dem Mitarbeiter, wie die Arbeitsunfähigkeit überwunden und mit welchen Leistungen oder Hilfen einer erneuten Arbeitsunfähigkeit vorgebeugt und der Arbeitsplatz erhalten werden kann. Das Verfahren ist an die Zustimmung des Mitarbeiters gebunden. Die obligate Teilnahme des Betriebsarztes am BEM findet sich im Gesetzestext nicht.

Ablauf eines BEM-Verfahrens:

- **6-Wochen-Grenze** muss festgestellt werden. Es geht nicht um das Kalenderjahr, sondern um die addierten Arbeitsunfähigkeiten innerhalb der letzten 12 Monate. Hierzu zählen auch Fehlzeiten ohne AU-Bescheinigungen sowie Kur- und Reha-Zeiten.
- **Erstkontakt und Vorgespräch:** Der Mitarbeiter muss über Freiwilligkeit, Inhalte, Ziele und den Umgang mit Daten beim BEM informiert werden. Aufklärung, dass es beim BEM nie um medizinische Diagnosen, sondern allein um einen Profilabgleich geht. Der Mitarbeiter hat Mitsprache, welche Personen und Stellen außer dem Arbeitgeber an dem Verfahren beteiligt werden. Für den Betriebsarzt empfiehlt sich unbedingt ein Gespräch mit dem Betroffenen und ggf. einer Begleitperson vor der großer Runde. Hierbei ist es möglich, sich einen Einblick in das Krankheitsbild zu verschaffen. Es kann auch abgeschätzt werden, ob weitere Maßnahmen, wie z.B. eine Rehabilitation, sinnvoll erscheinen.
- **Erstgespräch:** Klärung, ob es für die Erkrankung betriebliche Ursachen gibt, Auswirkung der Erkrankung auf den Arbeitsplatz und die Leistungsfähigkeit, Potentiale und Fähigkeiten des Mitarbeiters besprechen sowie Lösungsideen und Perspektiven erörtern. Einleitung des BEM-Verfahrens vereinbaren und Datenschutzerklärung abschließen.
- **Analyse und Maßnahmen:**
  - Einbeziehung der notwendigen internen und externen Partner: Personal- bzw. Betriebsrat, Schwerbehindertenvertretung, Betriebsarzt u.a.
  - Maßnahmen zum Erhalt des Arbeitsplatzes: Abgleich von Kenntnis und Anforderung, innerbetriebliche Qualifizierung, Einstiegsbegleitung, Umgestaltung des Arbeitsplatzes, Änderung der Arbeitsorganisation, Anpassung der Arbeitszeit etc.
  - Maßnahmen zur Überwindung der Arbeitsunfähigkeit: Betriebliche oder außerbetriebliche Eignungstestung, Reha-Maßnahmen, stufenweise Wiedereingliederung, Änderung der Aufgaben oder der Arbeitsbereiche, Weiterbildung oder Umschulung.
  - Vermeidung bzw. Reduzierung künftiger Arbeitsunfähigkeiten: Reha-Maßnahmen, Patientenschulungen, arbeitsplatzbezogenes Gesundheitstraining, Maßnahmen zum betrieblichen Gesundheitsschutz, Vorsorgeuntersuchungen bzw. -leistungen.
- **Feststellung der Ergebnisse:** Der Arbeitgeber fasst die besprochenen Ergebnisse schriftlich zusammen, definiert Mitwirkungspflichten des Betroffenen (z.B. Reha-Antrag, Suchtberatung) und legt Fristen fest. Werden Vereinbarungen nicht eingehalten, ist eine angedrohte Kündigung möglich. Eine Kündigung ist für den Arbeitgeber auch dann möglich, wenn sich im BEM-Verfahren herausstellt, dass eine Weiterbeschäftigung nicht mit verhältnismäßigen Maßnahmen zu erreichen ist.

Aufgaben und Chancen des Betriebsarztes beim BEM:
Vertrauensbildender Kontakt mit dem Mitarbeiter, Bewertung der Vorgeschichte und von Diagnosen v.a. im Hinblick auf die Anforderungen des Arbeitsplatzes, unabhängiger ärztlicher Experte bei der BEM-Runde, Vermeidung ineffektiver großer Runden durch den Erstkontakt und Vorabklärungen, Koordination von Prozessen.

V.16 Rehabilitation und Wiedereingliederung

Medizinische Rehabilitation:

Gesetzliche Krankenversicherung (§ 40 SGB V):
Reicht bei Versicherten eine ambulante Krankenbehandlung nicht aus, kann die Krankenkasse aus medizinischen Gründen erforderliche ambulante oder stationäre Rehabilitationsleistungen in festgelegten Rehabilitationseinrichtungen bezahlen (⇒ Reha vor Pflege). Leistungen der stationären Rehabilitation sollten 3 Wochen nicht überschreiten und nicht vor Ablauf von 4 Jahren erneut erbracht werden.

Gesetzliche Rentenversicherung (§ 15 SGB VI):
Leistungen zur ambulanten oder stationären Rehabilitation können erbracht werden, wenn sie zur wesentlichen Besserung oder zur Wiederherstellung der Erwerbsfähigkeit erforderlich sind (⇒ Reha vor Rente). Die Rehabilitationseinrichtungen werden entweder vom Versicherungsträger selber betrieben oder es besteht ein gesonderter Vertrag. Leistungen zur stationären Rehabilitation sollen längstens 3 Wochen erbracht werden.

Gesetzliche Unfallversicherung (§ 33 SGB VII):
Leistungen der ambulanten oder stationären Rehabilitation nach einem Arbeitsunfall oder einer Berufskrankheit werden erbracht, wenn das Behandlungsziel anders nicht erreicht werden kann.

Maßnahmen der stufenweisen beruflichen Wiedereingliederung (Hamburger Modell):

Erfolgt in der Regel durch die gesetzlichen Krankenkassen (§ 74 SGB V), kann aber auch vom Rentenversicherungsträger, Unfallversicherungsträger oder vom Arbeitsamt finanziert werden. Grundlage ist der § 28 des SGB IX. Ziel ist es, nach einer länger andauernden Arbeitsunfähigkeit den Wiedereinstieg in das Berufsleben zu erleichtern.

Vorgehensweise (Bsp. Krankenkasse):

Behandelnder Arzt erstellt Wiedereingliederungsplan mit Stundenzahl und Tätigkeitseinschränkungen.
⇓
Stellungnahme des Betriebsarztes
⇓
Antragsformular mit Unterschrift des Betroffenen geht an Krankenkasse
⇓
Genehmigung der Krankenkasse
⇓
Genehmigung des Arbeitgebers
⇓
Beginn der Wiedereingliederung

Wichtig:
- Wiedereingliederungsmaßnahme ist auf maximal 3, in Ausnahmen auf 6 Monate begrenzt.
- In dieser Zeit gilt der Arbeitnehmer weiterhin als arbeitsunfähig und erhält Krankengeld.

Betriebliches Eingliederungsmanagement (BEM)

Gesetzliche Regelungen:

- **SGB IX § 83:** Integrationsvereinbarung: Maßnahmen der betrieblichen Prävention (betriebliches Eingliederungsmanagement) und der Gesundheitsförderung bei Schwerbehinderten.
- **SGB IX § 84:** Sind Beschäftigte innerhalb eines Jahres länger als 6 Wochen ununterbrochen oder wiederholt arbeitsunfähig, klärt der Arbeitgeber mit der zuständigen Interessenvertretung und mit Zustimmung und Beteiligung der betroffenen Person die Möglichkeiten, wie die Arbeitsunfähigkeit möglichst überwunden werden und mit welchen Leistungen oder Hilfen erneuter Arbeitsunfähigkeit vorgebeugt werden kann. Soweit erforderlich wird der Werks- oder Betriebsarzt hinzugezogen.

Berufsförderungswerke

Außerbetriebliche Bildungseinrichtungen zur Fortbildung und Umschulung behinderter Menschen, die in der Regel bereits berufstätig waren und sich wegen ihrer Behinderung beruflich neu orientieren müssen.
Ziel ist es, den behinderten Menschen zu befähigen, seinen künftigen Beruf weitgehend ohne Beeinträchtigung auszuüben und ihm damit eine dauerhafte Teilhabe am Arbeitsleben und gesellschaftlichen Leben zu ermöglichen.

1. **Berufsvorbereitende** Bildungsmaßnahmen:
   - Berufsfindung
   - Arbeitserprobung
   - Rehabilitationsvorbereitungslehrgänge

2. **Berufsbezogene** Bildungsmaßnahmen:
   - Qualifizierung in anerkannten Ausbildungsberufen oder speziellen Ausbildungsberufen für Behinderte

Kostenträger:
Rentenversicherungsträger, Bundesanstalt für Arbeit, Unfallversicherungsträger

Berufsbildungswerke

Einrichtungen zur beruflichen Eingliederung **jugendlicher** Behinderter, die aufgrund der Art und der Schwere ihrer Behinderung auf dem allgemeinen Arbeitsmarkt nicht ausgebildet werden können. Da es sich um eine erstmalige Eingliederung handelt, ist dies keine Rehabilitationsmaßnahme.

Ganzheitliches Ausbildungskonzept:
Schule, Ausbildungsstätte, und Freizeitangebot unter einem Dach. Integrationsdienste helfen beim Übergang ins Erwerbsleben und halten mit den ehemaligen Schülern Kontakt.

V.17 Einschränkungen bei chronischen Erkrankungen

Herz- und Kreislauferkrankungen:
- Schwere körperliche Belastungen
- Hohe Verantwortung und psychische Belastung
- Akkord- und Nachtarbeit

Chronische Atemwegserkrankungen:
- Schwere körperliche Arbeit
- Atemwegsreizende und allergisierende Umgangsstoffe
- Kälte, Nässe, Zugluft

Diabetes mellitus:
Probleme ergeben sich vorwiegend bei schlechter Einstellung und Insulinpflichtigkeit
- Nur in Ausnahmenfällen Personenbeförderung und LKW-Führung durch insulinpflichtige Diabetiker
- Gefährliche Arbeiten: Arbeiten mit Absturzgefahr, Starkstromelektriker, Hochofenarbeiter
- Feuerwehr
- Reisetätigkeit
- Nacht- und Schichtarbeit
- Verantwortliche in Überwachungsfunktionen
- Berufsmäßiger Waffengebrauch (z.B. Polizei)

Cerebrales Anfallsleiden (siehe auch DGUV I 585):
- Fahrtätigkeit (s. Kapitel „Fahr-, Steuer- und Überwachungstätigkeiten")
- Schwere körperliche Arbeit
- Akkordarbeit
- Arbeit an laufenden Maschinen
- Arbeit mit Absturzgefahr
- Extreme Umwelteinflüsse
- Massiver Publikumsverkehr

Hepatopathie:
- Schwere körperliche Arbeit (eingeschränkte Leistungsfähigkeit und evtl. Blutungsrisiko)
- Umgang mit hepatotoxischen Substanzen

Alkohol- und Drogenabhängigkeit:
- Arbeiten mit Eigen- und Fremdgefährdung
- Arbeiten mit Verantwortung oder psychischer Belastung

Degenerative Erkrankungen des Stütz- und Bewegungsapparates:
- Schweres Heben und Tragen, Zwangshaltungen
- Einseitige Körperhaltungen
- Fahrtätigkeit

Entzündlich-rheumatische Gelenk- und Wirbelsäulenerkrankungen:
- Schwere körperliche Arbeit
- Arbeit in Kälte, Nässe, Zugluft
- Erschütterungen, Haltearbeit

V.18 SGB IX Teil 2 (Schwerbehindertenrecht)

Nicht die Fürsorge, sondern die Hilfe zur Selbsthilfe steht im Mittelpunkt. Behinderte sollen am gesellschaftlichen Leben und an der Arbeitswelt teilhaben können. Durch einen auf die Behinderung abgestimmten Arbeitsplatz, ist ein vollwertiger Beitrag des Behinderten durchaus möglich.

Behinderung:
Dauernde (seit mindestens 6 Monaten bestehende) Funktionsbeeinträchtigung physischer oder psychischer Ursache, die über den für das Lebensalter typischen Zustand hinausgeht. Festlegung in „Grad der Behinderung (GdB)".

Feststellung der Behinderung:
Auf Antrag durch die Versorgungsämter, Überprüfung in der Regel alle 3 Jahre.

Schwerbehinderte, Gleichgestellte:
Schwerbehindert sind Personen mit einem GdB von mindestens 50. Gleichgestellt werden können Behinderte mit einem GdB von mindestens 30, wenn sie einen geeigneten Arbeitsplatz nicht erhalten oder behalten können. Der Gleichstellungsantrag geht an das Arbeitsamt des Wohnorts.

Beschäftigungspflicht:
Vorrangige Einstellung eines geeigneten Schwerbehinderten. In Betrieben ab 20 Mitarbeitern müssen 5 % der Arbeitsplätze mit Schwerbehinderten besetzt sein, ansonsten ist eine Ausgleichsabgabe zu entrichten. Auch Arbeitsabgabe an Behindertenwerkstätten ist möglich.

Benachteiligungsverbot für schwerbehinderte Menschen am Arbeitsplatz (§ 81):
- Anspruch auf Beschäftigung bezüglich Kenntnissen und Fähigkeiten
- Bevorzugte Berücksichtigung bei Maßnahmen der betrieblichen Bildung
- Anspruch auf Teilzeitbeschäftigung
- Mehrarbeit kann verweigert werden
- Eingriffe in Arbeitsorganisation, Arbeitszeit und Arbeitsumfeld von außen möglich
- Zusatzurlaub von 5 Tagen/Jahr
- Schwerbehinderte können eigene Betriebsvereinbarungen mit dem Arbeitgeber schließen
- Eine Kündigung bedarf der Zustimmung des Integrationsamts
- Bei erforderlichen Maßnahmen der Arbeitsplatzumgestaltung ist eine finanzielle Unterstützung durch das Arbeitsamt oder das Integrationsamt möglich

Schwerbehindertenvertretung:
Berät Schwerbehinderte im Betrieb und vertritt deren Interessen gegenüber dem Arbeitgeber. Wahl durch die Schwerbehinderten.

Integrationsamt:
Überwacht Einhaltung des Gesetzes und erhebt Ausgleichsabgabe. Muss Kündigungen zustimmen.

Aufgaben des Betriebsarztes:
Fragen der gesundheitlichen Tauglichkeit, Anpassung des Arbeitsplatzes, Beratung der Arbeitnehmer- und Schwerbehindertenvertretung. Frühzeitige Einbeziehung der Betriebsärzte bei Langzeitkranken oder Rehabilitanten (§ 13 Abs. 2 und § 84 Abs. 2).

V.19 Sozialmedizinische Grundlagen

Für den Arbeitsmediziner wichtige **Sozialgesetzbücher**:

- **Sozialgesetzbuch V** **Gesetzliche Krankenversicherung**
- **Sozialgesetzbuch VI** **Gesetzliche Rentenversicherung**
- **Sozialgesetzbuch VII** **Gesetzliche Unfallversicherung**
- **Sozialgesetzbuch IX** **Rehabilitation und Teilhabe behinderter Menschen**

Die Sozialversicherungen:

- **Rentenversicherung:**
  Deutsche Rentenversicherung (DRV) aufgeteilt in DRV „Bund" und DRV "Bundesland". Neuaufnahmen sind nach dem Zufallsprinzip verteilt. Unter dem Dach der DRV „Bund" ist auch die DRV „Knappschaft - Bahn - See". Berufsständische Versorgungswerke

- **Krankenversicherung:**
  Gesetzliche Krankenkassen: AOK, BKK, IKK, Knappschafts-KK, Landwirtschafts-KK, See-KK, Ersatzkassen (BEK, DAK, KKH, GEK u.a.) sowie private Krankenkassen

- **Pflegeversicherung:**
  Wie Krankenversicherung

- **Arbeitslosenversicherung:**
  Bundesagentur für Arbeit

- **Unfallversicherung:**
  Deutsche Gesetzliche Unfallversicherung (DGUV), hervorgegangen aus dem Hauptverband der Berufsgenossenschaften (HVBG) und dem Bundesverband der Unfallkassen (BUK)

Arbeitsunfähigkeit:

Der Versicherte ist wegen seines Gesundheitszustandes nicht mehr in der Lage, seine zuletzt verrichtete Tätigkeit auszuüben (Begriff der Krankenversicherung).

Finanzielle Leistungen bei Arbeitsunfähigkeit:
- Entgeltfortzahlung über 6 Wochen (öffentlicher Dienst bis 6 Monate bzw. bei Beamten unbegrenzt) durch Arbeitgeber.
- Vorerkrankungszeiten derselben Krankheit werden innerhalb 12 Monate angerechnet.
- Krankengeld wird vom Versicherungsträger im Anschluss an die Entgeltfortzahlung gezahlt.
- Die Höhe des Krankengelds beträgt in der Regel 70 % des regelmäßigen Bruttoeinkommens.
- Bei Arbeitsunfähigkeit infolge eines Arbeitsunfalls erhalten die Betroffenen nach der Entgeltfortzahlung durch den Arbeitgeber ein Verletztengeld von der Berufsgenossenschaft (80% des regelmäßigen Bruttoeinkommens).
- Entgeltfortzahlung und Krankengeld für eine Erkrankung derselben Diagnose werden innerhalb eines 3-Jahres-Zeitraums maximal 78 Wochen gewährt.

Arbeitsunfähigkeit mit Gefährdung der Erwerbsfähigkeit:
Schnittstelle Krankenkasse/Rentenversicherungsträger in SGB V § 51: Bei erheblicher Gefährdung der Erwerbsfähigkeit kann die Krankenversicherung ihr Mitglied auffordern, beim Rentenversicherungsträger einen Antrag auf Rehabilitation zu stellen. Bei Antrag entscheidet der Rentenversicherungsträger über Notwendigkeit der Rehabilitationsmaßnahme (SGB VI § 15, 16) bzw. über Umdeutung in eine Rente (SGB VI § 116).

Aussteuerung bei Arbeitsunfähigkeit:
- Einstellung der Krankengeldzahlung bei Arbeitsunfähigkeit > 78 Wochen (s.o.)
- Antrag auf Arbeitslosengeld nach § 125 SGB III
- Ggf. Berufsförderungsmaßnahmen oder Erwerbsminderungsrente

Erwerbsminderung und finanzielle Absicherung:

Allgemeines:
Zum 1.1.2001 wurde das bis dahin geltende System der Berufs- und Erwerbsunfähigkeitsrenten vollständig verändert. Für bis dahin bestehende Berufs- und Erwerbsunfähigkeitsrenten gilt das alte Recht weiter. Ebenso ist das Risiko der Berufsunfähigkeit für Personen, die vor dem 1.1.1961 geboren wurden, weiterhin abgesichert (Leistungen gegenüber einer gesunden Vergleichsperson unter 6 Std./Tag, 50% einer Vollrente, i.d.R. keine Überprüfung mehr). Demgegenüber bezieht sich die jetzt geltende Erwerbsminderungsrente auf den allgemeinen Arbeitsmarkt. Als Maßstab gelten leichte körperliche Arbeiten (s.u.). Sie wird zeitlich befristet und längstens bis zum Beginn der Altersrente gewährt. Als leichte körperliche Arbeiten versteht man Tätigkeiten ohne Akkord, Schicht, Treppensteigen, Zwangshaltungen, Fahr- und Steuertätigkeiten sowie Heben und Tragen von Lasten bis max. 10 kg. Eine Einschränkung des Leistungsvermögens wird dann angenommen, wenn diese Arbeiten nicht mehr durchgeführt werden können bzw. psychische Erschöpfung auftritt.

Erwerbsminderung - Einteilung und Leistungen nach § 43 SGB VI :
- Bei einem Leistungsvermögen von **6 Stunden und mehr** sind die medizinischen Voraussetzungen einer Erwerbsminderung **nicht erfüllt**. Es besteht kein Anspruch auf eine Erwerbsminderungsrente.

- **Eine teilweise Erwerbsminderung besteht,** wenn der Versicherte aufgrund seiner gesundheitlichen Beeinträchtigung unter den üblichen Bedingungen des allgemeinen Arbeitsmarktes langfristig (i.d.R. > 78 Kalenderwochen) nur noch **3 bis unter 6 Stunden täglich** erwerbstätig sein kann. Es besteht Anspruch auf eine Teilrente (= 1/2 Erwerbsminderungsrente). Bei dauerhafter Berufsunfähigkeit bzw. Arbeitslosigkeit Auszahlung einer vollen Erwerbsminderungsrente (berechnet auf Rentenleistung mit 60 Jahren).

- **Eine volle Erwerbsminderung liegt vor,** wenn der Versicherte, aufgrund seiner gesundheitlichen Beeinträchtigung unter den üblichen Bedingungen des allgemeinen Arbeitsmarktes langfristig (i.d.R. > 78 Kalenderwochen) nur noch **weniger als 3 Stunden täglich** erwerbstätig sein kann. Es besteht Anspruch auf volle Erwerbsminderungsrente.

Voraussetzungen für den Anspruch auf eine Rente wegen Erwerbsminderung:
- Eine teilweise oder volle Erwerbsminderung liegt vor (Kriterien s.o.).
- Die allgemeine Wartezeit von fünf Jahren ist erfüllt (Dauer Versicherungsverhältnis).
- In den letzten fünf Jahren vor Eintritt des Leistungsfalles sind mindestens 36 Pflichtbeiträge entrichtet worden (Problem bei Müttern mit kinderbedingter Berufsaufgabe).

Minderung der Erwerbsfähigkeit (MdE):

Der Begriff „Minderung der Erwerbsfähigkeit" wird ausschließlich im sozialen Entschädigungsrecht und im Rahmen der gesetzlichen Unfallversicherung verwendet. Die Beeinträchtigung eines Menschen wird hier nach MdE-Graden (in %) festgestellt. Entscheidend ist nicht die Diagnose, sondern die **Funktionseinschränkung** mit deren Auswirkung.

Bei der Bemessung werden Nachteile berücksichtigt, die der Versicherte dadurch erleidet, dass er bestimmte von ihm erworbene besondere berufliche Kenntnisse und Erfahrungen in Folge des Versicherungsfalls nicht mehr oder nur noch in vermindertem Umfang nutzen kann.

Rente wegen Minderung der Erwerbsfähigkeit:
Verletztenrente infolge eines Arbeitsunfalls, einer Berufskrankheit bzw. eines Unfalls bei der Bundeswehr oder in einer anderen staatlichen Einrichtung. Entsprechend sind die Leistungsträger auch der Unfallversicherungsträger oder der Staat. Leistungen erfolgen, wenn 26 Wochen nach einem Versicherungsfall noch eine MdE von 20% festgestellt wird.

Grad der Behinderung (GdB):

Begriff aus dem Schwerbehindertenrecht (SGB IX). Behinderungen sind andauernde (über 6 Monate anhaltende) Abweichungen der Gesundheit vom für das Lebensalter typischen Zustand, die zu einer Beeinträchtigung der Teilhabe am Leben in der Gesellschaft führen. Der GdB ist ausschließlich final auf seine Funktionsbeeinträchtigung bezogen. Nach dem SGB IX legt die Versorgungsverwaltung den Grad der Behinderung fest. Er variiert je nach Schwere zwischen 10 und 100 und ist in Zehnerwerten gestaffelt. Ab einem Grad von 50 gilt eine Behinderung als Schwerbehinderung. Ab einem Grad von 30 kann eine Gleichstellung mit Schwerbehinderten bei der örtlichen Agentur für Arbeit beantragt werden, wenn ansonsten ein geeigneter Arbeitsplatz nicht erhalten oder behalten werden kann. Bei Anerkennung der Gleichstellung gelten deren Vorteile beim Kündigungsschutz. Für bestimmte Behinderungen können Merkzeichen anerkannt werden, die an besondere Vergünstigungen geknüpft sind (z.B. Nutzung von Behindertenparkplätzen bei Merkzeichen aG (außergewöhnlich gehbehindert)).

Notizen...

Notizen……………………………………………………………………………

Teil VI: Rechtliche Grundlagen, Qualitätssicherung

VI.1 Rechtliche Fragen in der betriebsärztlichen Praxis 158
VI.2 Generelles zum Datenschutz mit Regelungen bei der arbeitsmedizinischen Vorsorge, Eignungs- und Einstellungsuntersuchungen 159
VI.3 Gesetz zur Stärkung der Gesundheitsförderung und der Prävention (PrävG) 161
VI.4 Das Arbeitsschutzgesetz (ArbSchG) 162
VI.5 Das Arbeitssicherheitsgesetz (ASiG) 164
VI.6 Arbeitszeitgesetz (ArbZG) 165
VI.7 Jugendarbeitsschutzgesetz (JArbSchG) 166
VI.8 Mutterschutzgesetz (MuSchG) 167
VI.9 Arbeitsschutzausschuss 168
VI.10 Ämter für Arbeitsschutz 169
VI.11 Aufgaben des staatlichen Gewerbearztes 169
VI.12 Arbeitsstättenverordnung (ArbStättV) 170
VI.13 Fahrerlaubnisverordnung (FeV) 172
VI.14 Unfallversicherungsrecht 174
VI.15 Berufskrankheitenverordnung (BKV) 176
VI.16 Regelwerke der Deutschen Gesetzlichen Unfallversicherung 177
VI.17 DGUV-Vorschrift 2: "Betriebsärzte und Fachkräfte für Arbeitssicherheit" 179
VI.18 Verordnung zur arbeitsmedizinischen Vorsorge (ArbMedVV) 182
VI.19 Ausschuss für Arbeitsmedizin (AfAMed) 186
VI.20 Arbeitsmedizinische Regeln (AMR) 186
VI.21 Arbeitsmedizinische Empfehlungen (AME) 187
VI.22 Gefahrstoffverordnung (GefStoffV) 188
VI.23 Technisches Regelwerk bei der Anwendung von Gefahrstoffen 189
VI.24 Strahlenschutzgesetz (StrSchG) 190
VI.25 Biostoffverordnung (BioStoffV) 191
VI.26 Gentechnik-Sicherheitsverordnung (GenTSV) 193
VI.27 Infektionsschutzgesetz (IfSG) 194
VI.28 Qualitätssicherung 195

VI.1 Rechtliche Fragen in der betriebsärztlichen Praxis

Welche Rechtsvorschriften gelten für den Betriebsarzt?

- Arbeitsschutzgesetz (ArbSchG)
- Arbeitssicherheitsgesetz (ASiG)
- Unfallverhütungsvorschriften (UVV)
- Verordnung zur arbeitsmedizinischen Vorsorge (ArbMedVV)
- Sozialgesetzbuch VII (SGB)

Welche Stellung und Befugnisse hat der Betriebsarzt im Unternehmen?

- Ist direkt dem Betriebsleiter bzw. Unternehmer unterstellt
- Vorschlagsrecht gegenüber der Unternehmensspitze mit Information des Betriebsrates
- Keine Weisungs-, Anordnungs- oder Erzwingungsbefugnisse
- Darf sich zur Durchsetzung von Forderungen – im Gegensatz zum Betriebs- bzw. Personalrat – nicht an externe Stellen (z. B. BG, Gewerbeaufsicht) wenden

Gibt es Sonderregelungen bei der ärztlichen Schweigepflicht?

- Nein! Sie gilt entsprechend der für alle Ärzte geltenden Berufsordnung und dem § 203 StGB. Sie ist zudem explizit nochmals im § 8 des ASiG erwähnt.
- Soll wegen des notwendigen Vertrauensverhältnisses weit ausgelegt werden
- Nennung vom positiven und negativen Einsatzprofil, nicht von Diagnosen

Muss der Untersuchte der Weitergabe von Einschätzungen zustimmen?

- Von einer stillschweigenden Zustimmung ist bei Einstellungs- und Eignungsuntersuchungen auszugehen, soweit nicht ausdrücklich widersprochen wird. Personenbezogene Befunde und Ergebnisse dürfen grundsätzlich nicht vom Arzt an den Arbeitgeber weitergegeben werden.
- Bei der arbeitsmedizinischen Vorsorge nach ArbMedVV ist ausschließlich die Teilnahme des Beschäftigten zu bescheinigen.

Wann kann ein Beschäftigungsverbot ausgesprochen werden?

Seit dem Urteil des Bundesverfassungsgerichtes von 1993 kann bei **persönlich bedingten** Gründen nur noch in Ausnahmefällen ein Beschäftigungsverbot ausgesprochen werden:

- bei drohenden schweren bleibenden Gesundheitsschäden
- bei Schutzinteressen Dritter oder wesentlicher Sachgüter

Möglich dagegen ist ein Verbot bei **Missachtung der Schutzmaßnahmen** am Arbeitsplatz.

Muss ein Berufskrankheitenverdacht gemeldet werden?

Ja, auch **gegen** den Willen des Betroffenen. Gegebenenfalls mit Begleitschreiben an die Berufsgenossenschaft bzw. den Unfallversicherungsträger der öffentlichen Hand, dass der Betroffene eine Anzeige nicht wünscht. In diesem Fall kann der Unfallversicherungsträger auf ein BK-Verfahren verzichten.

Wie bin ich als Betriebsarzt haftungsrechtlich abgesichert?

- **Personenschäden bei arbeitsmedizinischer Vorsorge:** Unfallversicherungsträger leistet Ausgleich. Ausnahme Vorsatz oder grobe Fahrlässigkeit
- **Impfungen oder Behandlungen im betrieblichen Interesse:** Unfallversicherungsträger haftet. Ausnahmen s.o.
- **Impfungen oder Behandlungen im privaten Bereich:** Persönliche bzw. betriebliche Haftpflichtversicherung

VI.2 Generelles zum Datenschutz mit Regelungen bei der arbeitsmedizinischen Vorsorge, Eignungs- und Einstellungsuntersuchungen

Allgemeines zum Datenschutz:
Gesundheitsdaten und personenbezogene Daten unterliegen dem Datenschutz. Das informationelle Selbstbestimmungsrecht hat oberste Priorität. Dies wurde durch die letzte Fassung der ArbMedVV noch gestärkt. Ausnahmen vom Datenschutz finden sich bei der Anzeige von Berufskrankheiten gegenüber den Unfallversicherungsträgern, bei den Meldepflichten nach dem Infektionsschutzgesetz, den Mitteilungspflichten nach dem Strahlenschutzgesetz, dem Chemikaliengesetz u.a. sowie beim rechtfertigenden Notstand (§ 34 StGB) zum Schutze Dritter.

Trennungsgebot:
- Eine Kombination von arbeitsmedizinischer Vorsorge und Eignungsuntersuchung sollte grundsätzlich aufgrund der unterschiedlichen Rechtsfolgen vermieden werden. Ist dies aus betrieblichen Gründen nicht möglich, müssen die unterschiedlichen Zwecke von Vorsorge und Eignungsuntersuchung dem Beschäftigten beim Arzttermin transparent gemacht werden.
- Eine Kombination von Pflichtvorsorge und Einstellungsuntersuchung ist möglich.

Erforderlichkeitsgrundsatz:
- Die Anamnese muss Bezug zur ausgeübten Tätigkeit oder zum gewünschten Arbeitsplatz haben. Nicht zulässig sind Fragen zu Familienanamnese, Rauchen, Alkoholkonsum, Drogenkonsum, Sport, Wehr- und Zivildienst oder zu sämtlichen Vorerkrankungen.
- Blut- oder Urinuntersuchungen bedürfen der Zustimmung des Betroffenen. Sie dürfen nur vorgenommen werden, um Gefahren auszuschließen, die mit der ausgeübten oder angestrebten Tätigkeit verbunden sind. Dies schließt z. B. die Untersuchung von Blutfetten aus.

Arbeitsmedizinische Vorsorge nach ArbMedVV:
Den Untersuchungsumfang stecken die berufsgenossenschaftlichen Grundsätze ab. Diese haben jedoch keinen rechtsverbindlichen Charakter. Der Betroffene muss dem körperlichen und dem klinischen Teil der Untersuchung zustimmen. Als Zustimmung gilt auch die unwidersprochene Teilnahme.
- Personenbezogene Befunde und Ergebnisse aus der arbeitsmedizinischen Vorsorge dürfen grundsätzlich nicht vom Arzt an den Arbeitgeber weitergegeben werden.
- Eine Bescheinigung über die Teilnahme ist dem Beschäftigten und dem Arbeitgeber sowohl bei der Pflicht- als auch bei der Angebots- und der Wunschvorsorge auszustellen. Sie enthält nur Angaben darüber, dass, wann und aus welchem Grund eine arbeitsmedizinische Vorsorge stattgefunden hat und wann ein Folgetermin angezeigt ist. Sie darf keine Aussage zur gesundheitlichen Bedenklichkeit oder Unbedenklichkeit einer Tätigkeit für die betroffene Person enthalten. Empfehlungen für einen Tätigkeitswechsel aus individuellen medizinischen Gründen bedürfen ausdrücklich der Einwilligung des Beschäftigten. Anhaltspunkte für nicht ausreichende Arbeitsschutzmaßnahmen müssen dem Arbeitgeber mitgeteilt werden.
- Eine explizite Rückmeldung des Betriebsarztes an den Arbeitgeber über eine Nichtteilnahme des Arbeitnehmers an einer Vorsorge ist nicht gestattet.

Eignungsuntersuchungen:

- Eignungsuntersuchungen werden in der ArbMedVV nicht geregelt. Es handelt sich um Untersuchungen beispielsweise nach den Grundsätzen der DGUV 25 und 41, nach der Fahrerlaubnisverordnung, der Feuerwehrdienstvorschrift, der Druckluftverordnung, der Gesundheitsschutz-Bergverordnung, der Röntgenverordnung oder der Strahlenschutzverordnung.
- Eignungsuntersuchungen dienen dem Interesse des Arbeitgebers und dem Schutzinteresse Dritter. Aus der Untersuchung muss hervorgehen, ob der Proband für den ausgeübten oder auszuübenden Arbeitsplatz gesundheitlich geeignet ist. Bei gesundheitlichen Bedenken darf diese Tätigkeit nicht (mehr) ausgeübt werden.
- Grundlage für Eignungsuntersuchungen sind beispielsweise oben genannte Rechtsverordnungen. Bei Untersuchungen im Rahmen der Grundsätze der DGUV ist die Untersuchungsnotwendigkeit im Rahmen einer Gefährdungsanalyse zu ermitteln und muss beispielsweise in einer Betriebsvereinbarung und/oder im Arbeitsvertrag geregelt werden.
- Die Durchführung einer Eignungsuntersuchung setzt die Einwilligung des Beschäftigten voraus. Er muss vorab über Art und Zweck der Untersuchung aufgeklärt werden.
- Die Eignungsbescheinigung darf nur dem untersuchten Arbeitnehmer ausgehändigt werden, um die Schweigepflicht zu gewährleisten. Es ist dessen Aufgabe, das Ergebnis an seinen Arbeitgeber weiterzureichen.

Einstellungsuntersuchung:

Die Beurteilung darf sich nur darauf beziehen, ob eine Eignung für eine definierte Tätigkeit zum Zeitpunkt der Einstellung besteht. Nicht erlaubt ist eine langfristige Prognose bzw. Risikoabschätzung. Auch eine Bewertung in Hinsicht auf die Eignung für andere Berufe im Sinne eines allgemeinen Leistungsprofils ist nicht statthaft. Rückschlüsse aus der Familienanamnese sind nicht erlaubt. Für den Untersuchungsumfang gilt ein Verhältnisgebot (z. B. Laboruntersuchungen nur bei besonderer Begründung). Sonderregelungen gelten für Untersuchungen im Rahmen des Beamtenrechts.

Verantwortung:

Für die Erhebung, Verarbeitung und Nutzung der Daten ist der Unternehmer verantwortlich. Dieser muss auch für die Umsetzung der empfohlenen Schutzmaßnahmen sorgen.

Vorsorgebescheinigung und Vorsorgekartei:

Die Vorsorgebescheinigung, die nach jeder arbeitsmedizinischen Vorsorge für Arbeitnehmer und Arbeitgeber ausgestellt und vom Arbeitgeber in einer Vorsorgekartei aufbewahrt werden muss, enthält nur Angaben darüber, dass, wann und aus welchem Grund eine arbeitsmedizinische Vorsorge stattgefunden hat und wann ein Folgetermin angezeigt ist. Die Bescheinigung darf keine Aussage zur gesundheitlichen Bedenklichkeit oder Unbedenklichkeit einer Tätigkeit für die betroffene Person enthalten. Vermerkt muss allerdings sein, wenn aus Sicht des Betriebsarztes die Maßnahmen des Arbeitsschutzes nicht ausreichen. In diesem Fall müssen Empfehlungen ausgesprochen werden. Die **Aufbewahrungsfristen** liegen bei arbeitsmedizinische Aufzeichnungen i.d.R. 10 Jahre nach Abschluss der Behandlung, bei Unterlagen nach dem Strahlenschutzgesetz 30 Jahre und bei Tätigkeiten mit karzinogenen oder keimzellmutagenen Stoffen 40 Jahre nach der letzten Untersuchung.

Datenschutz bei der Abrechnung betriebsärztlicher Leistungen:

Ein Rückschluss auf die Person des Arbeitnehmers durch den Arbeitgeber ist auszuschließen, d.h. es dürfen weder Namen genannt werden noch personenidentifizierende Angaben darauf erscheinen.

VI.3 Gesetz zur Stärkung der Gesundheitsförderung und der Prävention (Präventionsgesetz – PrävG)

Allgemeines:
Leitgedanke des Mitte 2015 in Kraft getretenen Gesetzes ist es, Prävention und Gesundheitsförderung für die gesamte Bevölkerung besser zu verankern und einen besseren Zugang zu Präventionsmaßnahmen zu implementieren. Hier soll schon in einer möglichst frühen Lebensphase angesetzt werden. Durch Einfluss auf persönliche Risikofaktoren, eine gesündere Lebensweise, einen aktuellen Impfschutz und Früherkennung von Krankheiten sollen chronische körperliche und psychische Erkrankungen vermieden und die allgemeine Leistungsfähigkeit bis ins höhere Lebensalter erhalten bzw. verbessert werden. Hierzu wurden etliche Änderungen und Anpassungen im SGB V vorgenommen.

Beteiligte Akteure:
Gesetzliche und private Krankenversicherung, gesetzliche Unfallversicherung, soziale Pflegeversicherung, Rentenversicherung, Vertragsärzte, Betriebsärzte, Fachkräfte für Arbeitssicherheit, Gesundheitsämter, Bundeszentrale für gesundheitliche Aufklärung, Länder, Kommunen, Bundesagentur für Arbeit u.a. Eine Schlüsselrolle fällt den gesetzlichen Krankenkassen zu, da sie der Hauptkostenträger dieser Maßnahmen sind.

Bedeutung für die Betriebsärzte:
Die Kooperation der Betriebsärzte und der Fachkräfte für Arbeitssicherheit in allen Fragen des Gesundheitsschutzes und deren Beteiligung an den Maßnahmen zur betrieblichen Gesundheitsförderung wird ausdrücklich erwähnt (§ 20 SGB V). Weiterhin werden die Kompetenzen der Betriebsärzte deutlich gestärkt. Entsprechend einer Öffnungsklausel (§ 132 SGB V) können sie mit den Krankenkassen Verträge über die neu konzipierten Vorsorgeuntersuchungen (§ 26 SGB V) und über die Durchführung und vereinfachte Kostenabrechnung allgemeiner Schutzimpfungen abschließen. Weiterhin können sie eine Präventionsempfehlung für die Krankenkasse abgeben, die bei der Erstattung von Leistungen zu berücksichtigen ist.

Auswirkungen auf die Impfprävention und das Infektionsschutzgesetz:

- Künftig soll der Impfschutz bei allen Routineuntersuchungen von Kindern, Jugendlichen und Erwachsenen verbindlich überprüft werden.
- Die Betriebsärzte werden als Akteure in die allgemeinen Schutzimpfungen einbezogen.
- Der Impfausweis muss eine Rubrik für die nächste empfohlene Folgeimpfung enthalten.
- Eltern sind dazu verpflichtet, vor Aufnahme ihres Kindes in eine Kindertageseinrichtung einen Nachweis über die ärztliche Impfberatung vorzulegen.
- Beim Ausbruch von Masern in einer Gemeinschaftseinrichtung können die Behörden nicht geimpfte Kinder vom Zugang ausschließen.
- In definierten medizinischen Einrichtungen kann der Arbeitgeber bei den Beschäftigten Auskunft oder die Vorlage eines Nachweises über das Bestehen von Impfschutz oder einer natürlichen Immunität in Bezug auf bestimmte impfpräventable Erkrankungen verlangen, um nosokomiale Infektionen zu verhindern. Dieses Wissen darf er als Grundlage für die Begründung eines Beschäftigungsverhältnisses nutzen und um über die Art und Weise einer Beschäftigung zu entscheiden.

Gesetze und Verordnungen in der Arbeitsmedizin:

Gesetze und Verordnungen werden in den Organen des Bundes (Bundesgesetzblatt, BGBl) und den Gesetz- und Verordnungsblättern der Länder veröffentlicht und treten mit dem Datum der Veröffentlichung in Kraft. Quelle, Wortlaut und Zitierweise (auch Kommentare) findet man leicht über das Internet.

VI.4 Das Arbeitsschutzgesetz (ArbSchG)

Das Arbeitsschutzgesetz beschreibt Maßnahmen des Arbeitsschutzes zur Verbesserung der Sicherheit und des Gesundheitsschutzes der Beschäftigten bei der Arbeit.

Allgemeine Vorschriften:
Maßnahmen des Arbeitsschutzes für Beschäftigte aller Betriebe und des Öffentlichen Dienstes. Es gilt nicht für Hausangestellte in privaten Haushalten und für Heimarbeiter. Eigene Regelungen gelten für Beschäftigte auf Seeschiffen und im Bergbau.

Pflichten des Arbeitgebers:
Allgemeine Grundsätze:
- Die Arbeit ist so zu gestalten, dass eine Gefährdung für die physische und psychische Gesundheit möglichst vermieden wird und die verbleibende Gefährdung möglichst gering ist.
- Die Kosten des Arbeitsschutzes sind durch den Arbeitgeber zu tragen.
- Die Maßnahmen haben sich nach dem Stand der Technik, der Arbeitsmedizin, der Hygiene und von wissenschaftlichen Erkenntnissen zu richten.
- Individuelle Schutzmaßnahmen sind immer nachrangig zu technischen oder arbeitsorganisatorischen Schutzmaßnahmen. Bekämpfung der Gefahren an der Quelle.
- Den Beschäftigten sind geeignete Anweisungen zu erteilen.
- Unterrichtung des Betriebs- und Personalrats zu allen Fragen des betrieblichen Arbeitsschutzes (§90 und §91 Betriebsverfassungsgesetz).

Beurteilung der Arbeitsbedingungen:
- Gefährdungsbeurteilung: Die mit der Arbeit verbundene Gefährdung ist durch den Arbeitgeber zu ermitteln und daraus folgende Arbeitsschutzmaßnahmen abzuleiten.
- Bei der Gefährdungsbeurteilung ist auch die psychische Belastung durch die Arbeit einzuschließen.

Dokumentation:
- Das Ergebnis der Gefährdungsbeurteilung, der veranlassten Maßnahmen und deren Überprüfung muss dokumentiert sein.
- Schwerere Unfälle mit einer Arbeitsunfähigkeit von über 3 Tagen oder tödlichem Ausgang müssen dokumentiert werden.

Besondere Gefahren:
- Zugang für besonders gefährdete Arbeitsbereiche nur für eigens geschulte Beschäftigte.
- Bei einer unmittelbar bestehenden Gefahr müssen sich die Beschäftigten in Sicherheit bringen können (Fluchtwege und Kennzeichnung).

Erste Hilfe und sonstige Notfallmaßnahmen:

- Organisation der Ersten Hilfe, der Brandbekämpfung und der Evakuierung
- Benennung von Verantwortlichen

Arbeitsmedizinische Vorsorge:

Bei begründetem Wunsch von Beschäftigten muss der Arbeitgeber ihnen eine arbeitsmedizinische Vorsorge ermöglichen, unabhängig von sonstigen rechtlichen Regelungen. Dies entfällt nur, wenn aufgrund der Gefährdungsanalyse nicht mit einem Gesundheitsschaden zu rechnen ist.

Unterweisung:

Der Arbeitgeber hat die Beschäftigten über Sicherheit und Gesundheitsschutz bei der Arbeit während ihrer Arbeitszeit ausreichend und angemessen zu unterweisen. Die Unterweisung muss an die Gefährdungsentwicklung angepasst sein und erforderlichenfalls regelmäßig wiederholt werden.

Pflichten und Rechte der Beschäftigten:

- Die Beschäftigten sind verpflichtet, nach ihren Möglichkeiten sowie gemäß der Unterweisung und Weisung des Arbeitgebers für ihre Sicherheit und Gesundheit bei der Arbeit Sorge zu tragen. Dies gilt auch für die Sicherheit und Gesundheit von Personen, die von ihrer Arbeit betroffen sind.
- Maschinen, Geräte, Werkzeuge und persönliche Schutzeinrichtungen müssen bestimmungsgemäß verwendet werden.
- Jede festgestellte unmittelbare Gefahr für Sicherheit und Gesundheit muss gemeldet werden.
- Vorschläge zu allen Fragen der Sicherheit und des Gesundheitsschutzes
- Bei nicht abgestellten Gefahren Information der Aufsichtsbehörde durch die Arbeitnehmer möglich

Verordnungsermächtigungen, Arbeitsschutzstrategie und Schlussvorschriften:

- Die Überwachung des Arbeitsschutzes ist staatliche Aufgabe.
- Bund, Länder und Unfallversicherungsträger entwickeln eine gemeinsame deutsche Arbeitsschutzstrategie und gewährleisten ihre Umsetzung und Fortschreibung. Ausführendes Organ ist die nationale Arbeitsschutzkonferenz.
- Regelungen zu Aufgaben, Befugnissen, Zusammenarbeit der Träger der Behörden, der gesetzlichen Unfallversicherung etc.

VI.5 Das Arbeitssicherheitsgesetz (ASiG)

Der Grundstein für einen umfassenden betrieblichen Arbeitsschutz ist im Arbeitssicherheitsgesetz von 1973 gelegt worden. Seine Zielsetzung war neben der Verhütung von Arbeitsunfällen und Berufskrankheiten ein umfassender Gesundheitsschutz am Arbeitsplatz.

Wichtige Inhalte (außer § 3):

- § 2: Der Unternehmer muss Betriebsärzte bestellen und ihnen zur Erfüllung ihrer Aufgaben Personal und Räumlichkeiten zur Verfügung stellen.
- § 5: Der Unternehmer muss Fachkräfte für Arbeitssicherheit bestellen.
- § 8: Die Betriebsärzte und die Fachkräfte für Arbeitssicherheit sind direkt dem Betriebsleiter unterstellt. Sie sind weisungsfrei in Anwendung ihrer Fachkunde.
- § 9: Betriebsärzte oder Sicherheitsfachkräfte sind mit Zustimmung des Betriebsrates zu bestellen oder abzuberufen. Der Betriebsrat muss über wichtige Angelegenheiten des Arbeitsschutzes und der Unfallverhütung unterrichtet werden.
- § 10: Die Betriebsärzte und die Fachkräfte für Arbeitssicherheit müssen zusammenarbeiten.
- § 11: Bei mehr als 20 Mitarbeitern Arbeitsschutzausschuss (Betriebsarzt, Arbeitgebervertreter, Betriebsrat, Sicherheitsfachkraft), der mindestens alle 3 Monate tagt.

Aufgaben der Betriebsärzte (§ 3):

1. Beratung des Arbeitgebers und der sonst für den Arbeitsschutz und die Unfallverhütung verantwortlichen Personen bei
    - Planung und Unterhaltung von Betriebsanlagen
    - technischen Arbeitsmitteln und Arbeitsstoffen
    - Auswahl und Erprobung von Körperschutzmitteln
    - Fragen der Ergonomie, Arbeitsphysiologie und Arbeitspsychologie
    - Organisation der Ersten Hilfe im Betrieb
    - Fragen zum Arbeitsplatzwechsel und der Wiedereingliederung nach schweren Erkrankungen

2. Untersuchung von Arbeitnehmern bei beruflichen Gefährdungen. Beratung, Erfassung und Auswertung der Untersuchungsergebnisse

3. Umsetzung Arbeitsschutz und Unfallverhütung
    - Arbeitsstätten regelmäßig begehen
    - Auf die Benutzung von Körperschutzmitteln ist zu achten
    - Ursachen von arbeitsbedingten Erkrankungen untersuchen und auf Maßnahmen zur Prävention hinwirken
    - Belehrung der im Betrieb Beschäftigten hinsichtlich Unfall- und Gesundheitsgefahren sowie Information über Schutzmaßnahmen

Die speziellen ärztlichen Tätigkeitsinhalte der Arbeitsmediziner sind durch die Gesetze der Ärztekammer geregelt. Diese finden sich sowohl in der Berufsordnung als auch in der Weiterbildungsordnung.

VI.6 Arbeitszeitgesetz (ArbZG)

Zweck:
Das Gesetz hat zum Ziel, die Sicherheit und den Gesundheitsschutz der Arbeitnehmer bei der Arbeitszeitgestaltung zu gewährleisten, den Rahmen für flexible Arbeitszeiten zu verbessern sowie den Sonntag und die staatlich anerkannten Feiertage als Tage der Arbeitsruhe zu schützen.

Geltungsbereich:
Das Arbeitszeitgesetz gilt für **alle Arbeitnehmer** mit **Ausnahme** von leitenden Führungskräften und Dienststellenleitern. Für Jugendliche (also 15 bis 17-Jährige) gilt das Jugendarbeitsschutzgesetz. Als **Arbeitszeit** gilt die Zeit von Beginn bis Ende der Arbeit abzüglich der Pausen. **Nachtzeit** ist die Zeit von 23:00 Uhr bis 6:00 Uhr.

Werktägliche und wöchentliche Arbeitszeit:
Die werktägliche Arbeitszeit beträgt 8 Stunden/Tag, eine Verlängerung auf 10 Stunden ist möglich, wenn innerhalb von 6, in Ausnahmen in 12 Monaten Zeitausgleich gewährt wird. Wenn in der Arbeitszeit regelmäßig und in erheblichem Umfang Arbeitsbereitschaft oder Bereitschaftsdienst anfällt, darf auch über 10 Stunden je Werktag gearbeitet werden. Eine durchschnittliche Arbeitszeit von über 48 Stunden/Woche ist nur durch Individualvereinbarung möglich. Die Höchstdauer der wöchentlichen Arbeitszeit beträgt 60 Std./Woche.

Ruhepausen und Ruhezeit:
Müssen im Voraus feststehen und bei einer Arbeitszeit von mehr als 6 Stunden 30 Minuten und bei mehr als 9 Stunden 45 Minuten betragen. Die Länge einer Pause muss mindestens 15 Minuten betragen. Nach Beendigung der täglichen Arbeitszeit ist eine ununterbrochene Arbeitsunterbrechung von mindestens 11 Stunden einzuhalten.

Nacht- und Schichtarbeit:
Maximal 8 Stunden, 10 Stunden nur bei Ausgleich innerhalb von 4 Wochen. Für die in der Nachtzeit geleistete Arbeit ist ein finanzieller Zuschlag zu zahlen oder es muss zusätzlich Freizeit gewährt werden. Nachtarbeitnehmer sind berechtigt, sich vor Beginn der Beschäftigung und danach in regelmäßigen Abständen arbeitsmedizinisch untersuchen zu lassen. Von 20:00 Uhr bis 6:00 Uhr dürfen Jugendliche nicht beschäftigt werden (von Ausnahmen abgesehen). Werdende oder stillende Mütter dürfen nach 22:00 Uhr nicht mehr arbeiten.

Sonn- und Feiertagsruhe:
Soll grundsätzlich eingehalten werden, kann jedoch bei Betrieben mit Mehrschichtbetrieb um 6 Stunden vor- oder zurückverlegt werden. Daneben gibt es eine Fülle von Ausnahmeregelungen, z.B.

- Rettungsdienste, Polizei, Krankenhäuser, Pflegeeinrichtungen
- Gaststätten, Hotels, Kulturelle Einrichtungen, Sport- und Freizeiteinrichtungen, Messen
- Verkehrsbetriebe, Energie- und Wasserversorgung, Abfall- und Abwasserentsorgung
- Bäcker, Industrie mit verderblichen Lebensmitteln, Landwirtschaft, Tierhaltung
- Instandhaltung von Betriebseinrichtungen, in Ausnahmefällen in Produktionsbetrieben
- Rundfunk, Presse, Fernsehen, Postvertrieb

Mindestens 15 Sonntage im Jahr müssen beschäftigungsfrei bleiben. Die Überwachung des Gesetzes obliegt den örtlichen Behörden.

VI.7 Jugendarbeitsschutzgesetz (JArbSchG)

Zweck: Gesetz zum Schutz von Jugendlichen und von Kindern bei der Arbeit.

Geltungsbereich:
Gilt für die Beschäftigung von Personen unter 18 Jahren. Jugendlicher ist, wer mindestens 15 und noch keine 18 Jahre alt ist. Für vollzeitschulpflichtige Jugendliche gilt die Kinderarbeitsschutzverordnung.

Verbot der Beschäftigung von Kindern:
Ausnahmen: Landwirtschaft (bis 3 Std. täglich), Austragen von Zeitungen und Zeitschriften; Sport, Theater, Musik (nur mit besonderer Genehmigung)

Höchstarbeitszeit:
8 Std. täglich, 40 Std. wöchentlich. Sonderregelungen für Landwirtschaft und Schichtarbeit

Ruhezeiten:
- **Pausen**: 30 min. bei Arbeitszeit bis 6 Std., ansonsten 60 min. Zeit zwischen den Arbeitsschichten mindestens 12 Std.
- **Nachtruhe**: 20 Uhr bis 6 Uhr. Ausnahmen für Jugendliche über 16 Jahre: Landwirtschaft (ab 5 Uhr oder bis 21 Uhr), Bäcker (ab 5 Uhr bzw. mit 17 Jahren ab 4 Uhr), Schausteller und Gaststätten bis 22 Uhr, Schichtbetriebe bis 23 Uhr
- **Samstags-, Sonntags-, Feiertagsruhe**, 5-Tage-Woche. Ausnahmen: Musik, Sport, Krankenhäuser, Alten- und Pflegeheime, Landwirtschaft, Gaststätten, Schausteller
- **Urlaub**: altersabhängig zwischen 25 und 30 Tagen im Jahr

Arbeitsplatzgestaltung:
- **Keine Gefahr** für Gesundheit und Entwicklung des Jugendlichen
- Regelmäßige **Unterweisung** über Gefahren am Arbeitsplatz

Beschäftigungsverbote:
- Arbeiten mit zu hoher **Verantwortung** oder **Überforderung** der körperlichen Leistungsfähigkeit sowie bei außergewöhnlicher **Hitze, Kälte, Nässe**
- Arbeiten mit erhöhten **Unfallgefahren** oder **sittlich gefährdende** Tätigkeiten
- Arbeiten mit **Gefahrstoffen** sowie mit gefährlichen Einwirkungen von **Lärm, Vibrationen, Strahlung**
- **Akkordarbeit, Arbeit unter Tage**
- **Ausnahmen**: Wenn Tätigkeit zur Erreichung des Ausbildungszieles erforderlich ist und die Aufsicht eines Fachkundigen gewährleistet ist

Gesundheitliche Beurteilung und Beratung:
- **Erstuntersuchung:** Arzt der Wahl, bis zu 14 Monate vor Beschäftigungsbeginn
- **Erste Nachuntersuchung:** 9 - 12 Monate nach Beschäftigungsbeginn. Beschäftigungsverbot, falls Bescheinigung nach 14 Monaten noch nicht vorliegt
- **Außerordentliche Nachuntersuchung:** Bei Auffälligkeiten
- **Mitteilung** an Arbeitgeber und Eltern sowie Durchschlag an Gewerbeaufsicht bzw. Amt für Arbeitsschutz

Kostenträger:
Jeweiliges Bundesland, häufig über Gewerbeaufsicht bzw. Amt für Arbeitsschutz

VI.8 Mutterschutzgesetz (MuSchG)

Zweck:
Schutz der werdenden oder stillenden Mutter und des Kindes vor Gefahren, welche im Zusammenhang mit der beruflichen Tätigkeit stehen. Inhalt sind u.a. besondere Rechte wie Kündigungsverbot, Möglichkeit von Arztbesuchen in der Arbeitszeit, Stillzeiten, finanzielle Leistungen. In die Novellierung wurde die Verordnung zum Schutze der Mütter am Arbeitsplatz integriert.

Veränderungen in der geplanten Novelle zum 1.1.2018:
Schwangere dürfen grundsätzlich bis 22:00 Uhr arbeiten. In allen Berufsgruppen mit regulärer Sonntagsarbeit ist diese nun freiwillig möglich. Der Kündigungsschutz von 4 Monaten wird auch auf Fehlgeburten ab der 12. SSW ausgeweitet. Der Mutterschutz gilt weiter nicht für Selbstständige, wird aber zukünftig Schülerinnen, Studentinnen, Praktikantinnen und Teilnehmerinnen des Bundesfreiwilligendienstes und der Entwicklungshilfe einschließen. Die Schutzpflicht nach der Geburt wird aber bei Schülerinnen und Studentinnen flexibler gehandhabt. Bei Beschäftigungsverboten wurde der Begriff der „unverantwortbaren Gefährdung“ neu aufgenommen. Vor einem Beschäftigungsverbot in gefährdeten Arbeitsbereichen muss grundsätzlich eine Umgestaltung bzw. das Angebot eines Arbeitsplatzwechsels geprüft werden. Zudem sollen diese Verbote zukünftig nicht mehr gegen den Willen der Beschäftigten ausgesprochen werden. Die Schutzfrist wird bei Geburt von behinderten Kindern von 8 auf 12 Wochen verlängert.

Arbeitsplatzgestaltung:
Sitzgelegenheit, Arbeitsunterbrechungen ermöglichen, Liegemöglichkeit vorhalten

Arbeitsplatzbezogene generelle Beschäftigungsverbote:
- 6 Wochen vor Entbindungstermin bis 8 Wochen nach Entbindung bzw. 12 Wochen nach Entbindung bei Früh- und Mehrlingsgeburten. Bei vorzeitigen Entbindungen verlängert sich die Frist um den Zeitraum, der vor der Entbindung nicht in Anspruch genommen werden konnte.
- Schwere körperliche Arbeit. Regelmäßiges Heben und Tragen von Lasten über 5 kg bzw. gelegentlich von mehr als 10 kg Gewicht.
- Gefahrstoffe oberhalb der Auslöseschwelle sowie kanzerogene oder keimzellmutagene Substanzen.
- Biostoffe bei fehlender persönlicher Immunität (individuelles Beschäftigungsverbot).
- Strahlen: kein Umgang mit offenen Radionukliden. Arbeiten im Kontrollbereich sind nur mit besonderer Genehmigung und bei Einhaltung eines Dosisgrenzwerts von 1 mSv bezogen auf die gesamte Schwangerschaft möglich.
- Hitze, Kälte, Nässe, Vibrationen, Überdruck, sauerstoffreduzierte Atmosphäre, Lärm ab 80 dB(A).
- Ständiges Stehen über 4 Std. nach dem 5. Schwangerschaftsmonat.
- Tätigkeiten auf Beförderungsmitteln.
- Tätigkeiten mit erhöhter Unfallgefahr bzw. Gefährdung durch Tätlichkeiten.
- Akkord- und Fließbandarbeit.
- Arbeiten mit Notfallcharakter.
- Mehr- und Nachtarbeit (Sonderregelungen Gastronomie, Landwirtschaft).

Leistungen:
Mutterschaftsgeld während der Schutzfristen. Entgelt bei Beschäftigungsverboten. Arztbesuche sind während der Arbeitszeit möglich.

Auskunftspflicht und Aufsicht:
Der Arbeitgeber hat eine Schwangerschaft an die Aufsichtsbehörden der Länder zu melden. Diese können klären, ob die Arbeitsbedingungen ein generelles Beschäftigungsverbot rechtfertigen und überwachen die Umsetzung.

Rechtliche Regelung für ein Beschäftigungsverbot in der Schwangerschaft:

Generelles Beschäftigungsverbot (§ 4 MuSchG):
Bezieht sich auf die Tätigkeit und deren mögliche Auswirkung auf die Schwangerschaft. Wird auf Grundlage der Gefährdungsbeurteilung vom Arzt empfohlen und durch den **Arbeitgeber** ausgesprochen. Beispiele s.o.

Individuelles Beschäftigungsverbot (§ 3 Abs. 1 MuSchG):
Wird durch den **Arzt** ausgesprochen und bezieht sich darauf, dass eine Fortführung der Beschäftigung wegen individueller Risiken der Mutter entweder für sie oder für das werdende Kind zu einer Gesundheitsgefährdung führt. Beispiel: Risikoschwangerschaft, Neigung zu Fehlgeburten, unzureichende Immunitätslage bei Erzieherinnen (s. dort). Die Beschwerlichkeit des Arbeitswegs gilt nicht als Grund für ein individuelles Beschäftigungsverbot.

Abgrenzung des individuellen Beschäftigungsverbots zur Arbeitsunfähigkeit:
Arbeitsunfähigkeit wird durch den Arzt bescheinigt, wenn eine Erkrankung oder ein Unfall ohne Kausalzusammenhang mit der bestehenden Schwangerschaft aufgetreten ist oder ein pathologischer Schwangerschaftsverlauf besteht.

Vorläufiges ärztliches Beschäftigungsverbot:
Wird durch den **Arzt** ausgesprochen, wenn schwerwiegende Anhaltspunkte dafür bestehen, dass vom Arbeitsplatz eine ernstzunehmende Gefahr für Mutter oder Kind ausgeht. Diese gilt bis zur endgültigen Klärung des Sachverhalts.

Leistungen bei einem Beschäftigungsverbot:
Die Mutter erhält von ihrem Arbeitgeber eine zeitlich unbefristete Zahlung des vollen Arbeitsentgelts (Mutterschutzlohn). Dieses wiederum erhält der Arbeitgeber auf Antrag über das Umlageverfahren (U2-Verfahren) von der Krankenkasse der werdenden Mutter rückerstattet.

VI.9 Arbeitsschutzausschuss

Zusammensetzung:
Unternehmer, 2 Betriebsräte, Fachkraft für Arbeitssicherheit, Betriebsarzt, Sicherheitsbeauftragte(r), ggf. Gäste

Organisation:
§ 11 des Arbeitssicherheitsgesetzes, nur bei Betrieben mit über 20 Beschäftigten, Sitzungen 4 x im Jahr

Themen:
Unfallgeschehen, Mängel, Schwerpunktprogramme, Diskussion der Begehungen, Maßnahmen zum Arbeitsschutz

VI.10 Ämter für Arbeitsschutz

Kontrollorgane der staatlichen Gewerbeaufsicht. Die Kompetenzen sind jedoch in den Bundesländern nicht einheitlich. Organisatorisch sind die Ämter meist den Arbeits- und Sozialministerien angegliedert.

Kompetenzen:
- Meist unangemeldete Betriebsrevisionen. Möglichkeit Anordnungen zu treffen und Bußgelder zu verhängen
- Aussprechen von Beschäftigungsverboten (z.B. nach Mutterschutzgesetz)
- Genehmigungsverfahren, z.B. Ausnahmeregelungen beim Sonntagsarbeitsverbot
- Beratung zu Fragen des Arbeitsschutzes
- Überwachung von Gesetzen und Verordnungen, z. B.
    - Arbeitsschutzgesetz
    - Arbeitssicherheitsgesetz
    - Mutterschutzgesetz
    - Jugendarbeitsschutzgesetz
    - Arbeitszeitgesetz
    - Gefahrstoffverordnung
    - Biostoffverordnung
    - Verordnung zur arbeitsmedizinischen Vorsorge

VI.11 Aufgaben des staatlichen Gewerbearztes

Beratungsfunktion:
- Medizinische Beratung der örtlichen Behörden für Arbeitsschutz
- Beratung von Betriebsärzten, Sicherheitsfachkräften und Unternehmern. Bei kritischen Fragen oder Zweifelsfällen der wichtigste Berater des Betriebsarztes

Berufskrankheitenverfahren:
Wird über jede Berufskrankheitenanzeige unterrichtet. Gutachten nach Ermittlung durch den Unfallversicherungsträger

Betriebsbegehungen:
- Beratungsfunktion, kein Anordnungsrecht
- Unterrichtung der örtlichen Behörden bei Verstößen gegen staatliche Vorschriften

Erteilung von staatlichen Ermächtigungen:
- Röntgenverordnung
- Strahlenschutzverordnung
- Gesundheitsschutz-Bergverordnung

Organisation bzw. Durchführung von Fortbildungsveranstaltungen

VI.12 Arbeitsstättenverordnung (ArbStättV)

Geltungsbereich:
Alle Arbeitsstätten in Betrieben und auf Baustellen, bei denen das Arbeitsschutzgesetz Anwendung findet. Gilt somit für alle Beschäftigungsverhältnisse einschließlich des öffentlichen Dienstes. Ausgenommen sind Hausangestellte, Straßen-, Schienen- und Luftfahrzeugführer, Beschäftigte im Bergbau und in der Seeschifffahrt.

Allgemein:
Diese Verordnung dient der Sicherheit und dem Schutz der Gesundheit der Beschäftigten beim Einrichten und Betreiben von Arbeitsstätten. Bei der Novelle 2016 wurden Vorschriften, die bislang in gesonderten Verordnungen enthalten waren, zusammengeführt und an die sich verändernde Arbeitswelt angepasst. **Folgende wichtige Neuerungen** sind zu erwähnen:

- Die Inhalte der **Bildschirmarbeitsverordnung** wurden in die novellierte Verordnung integriert und die Bildschirmarbeitsverordnung außer Kraft gesetzt.
- Neu aufgenommen wurden **Telearbeitsplätze**. Hierbei handelt es sich um arbeitsvertraglich vom Arbeitgeber für einen festgelegten Zeitraum eingerichtete Bildschirmarbeitsplätze im Privatbereich der Beschäftigten mit vereinbarter wöchentlicher Arbeitszeit. Sollte der Wunsch nach Telearbeit vom Arbeitgeber ausgehen, wird er sich in der Regel auch an den Kosten der Ausstattung beteiligen. Die Anforderungen an Bildschirmarbeitsplätze gelten hier grundsätzlich auch. Die Beschäftigten müssen anhand der Gefährdungsbeurteilung unterwiesen werden. Nicht als Telearbeit gilt das gelegentliche mobile Arbeiten.
- Weiterhin wurden die **Arbeitsschutzunterweisungen** konkretisiert. Hier müssen die Beschäftigten z.B. über Brandschutzmaßnahmen, Erste Hilfe, Fluchtwege und Notausgänge unterwiesen werden.
- Bei der Gefährdungsbeurteilung sind bei den **psychischen Belastungen** Beeinträchtigungen der Beschäftigten durch störende Geräusche oder Lärm, ungeeignete Beleuchtung oder ergonomische Mängel am Arbeitsplatz mit zu erfassen.
- Die Regelung der **Sichtverbindung nach außen** gilt für dauerhaft eingerichtete Arbeitsplätze und für sonstige große Sozialräume. Sie gilt nicht für jede Art von Sanitärräumen. Die Regelung stellt klare und einheitliche Anforderungen, wie möglichst ausreichend Tageslicht und eine Sichtverbindung aus Arbeitsräumen nach außen gewährleistet werden können. Lassen die baulichen oder betrieblichen Gegebenheiten eine Sichtverbindung nach außen nicht zu, z.B. in Bereichen von Einkaufszentren, Flughäfen, Bahnhöfen oder Sportstadien, kann davon abgesehen werden.

Anforderungen an Arbeitsräume:

- Atemluft muss gesundheitlich zuträglich sein. Bei Arbeitsstätten mit Publikumsverkehr (z.B. Gaststätten) sind die nicht rauchenden Beschäftigten vor Tabakrauch zu schützen.
- Raumtemperaturen müssen gesundheitlich zuträglich sein.
- Gegen Wärme, Kälte und Feuchtigkeit muss eine angemessene Dämmung bestehen.
- Besondere Regelungen bei Raumlufttechnischen Anlagen.
- Eine Sichtverbindung nach außen und ausreichend Tageslicht müssen, wenn möglich, bei Arbeits- und Aufenthaltsräumen bestehen. Ausnahmen sind definiert.
- Mindestabmessungen der Arbeitsräume und Arbeitsplätze sind so zu gestalten, dass sich die Beschäftigten ungehindert bewegen können.

Beseitigung von Unfallursachen:
- Allgemeine Sicherheitsvorkehrungen, sichere und leicht zu reinigende Oberfläche von Fußböden, Wänden und Decken
- Besondere Sicherung von Verkehrswegen
- Sicherheitsbeleuchtung bei bestimmten Räumen und Verkehrswegen
- Absturzsicherung ab ein Meter Höhe, Schutz vor herabfallenden Gegenständen

Schutz gegen schädliche Einwirkungen:
- Alle Gase, Dämpfe, Nebel oder Stäube sind an der Entstehungsquelle abzusaugen.
- Schallpegel sind so niedrig wie möglich zu halten. Höchstzulässiger Schallpegelrichtwert 85 dB(A).

Soziale und hygienische Verhältnisse:
- Sanitäre Einrichtungen nach dem aktuellen Stand der Hygiene. Toiletten, Wasch- und Umkleideräume müssen für Frauen und Männer getrennt vorgehalten bzw. es muss eine getrennte Nutzung ermöglicht werden.
- In Betrieben mit mehr als 10 Beschäftigten oder auch darunter, wenn Sicherheits- oder Gesundheitsgründe es erfordern, muss ein Pausenraum zur Verfügung gestellt werden. Dies gilt nicht für Beschäftigte in Büros oder ähnlichen Arbeitsräumen.
- Vorhaltung von Bereitschaftsräume bei regelmäßiger Arbeitsbereitschaft
- Liegemöglichkeit für Schwangere und stillende Mütter

Arbeitsplätze im Freien:
- Vorkehrungen zur Unfallsicherheit
- Schutz vor ungünstigen Witterungseinflüssen, schädlichen Gasen, Dämpfen, Stäuben
- Pausenräume und Sanitäreinrichtungen müssen zur Verfügung stehen

Erste Hilfe und Rettungswege:
- Einrichtungen müssen Voraussetzungen zur wirksamen Ersten Hilfe haben.
- Erste-Hilfe-Räume bei Tätigkeiten mit besonderer Unfallgefahr
- Fluchtwege müssen gekennzeichnet sein, freigehalten werden und leicht nach außen zu öffnende Türen haben.
- Je nach Arbeitsstätte ist ein Flucht- und Rettungsplan zu erstellen, auszuhängen und nach diesem zu üben.
- Feuerlöscheinrichtungen in brandgefährdeten Arbeitsstätten

Ausschuss für Arbeitsstätten:
Aktualisiert Erkenntnisse, Regeln und Empfehlungen zur Sicherheit von Arbeitsplätzen und zum Gesundheitsschutz der Beschäftigten. Er berät das Bundesministerium für Arbeit und Soziales. Dieses macht Neuerungen im gemeinsamen Ministerialblatt bekannt.

VI.13 Fahrerlaubnisverordnung (FeV)

Die Führerscheinklassen (verkürzt):

A: Krafträder

B: KFZ **bis** 3,5 t **(PKW). BE:** Anhänger, der nicht in die Klasse B fällt

C: KFZ **über** 3,5 t **(LKW)**, Anhänger **bis** 750 kg. **CE:** Anhänger **über** 750 kg

D: Kraftomnibusse ab **9** Sitzplätze. **DE:** Anhänger **über** 750 kg

Eignungsvoraussetzungen:

Klassen A und B:
Sehtestbescheinigung einer anerkannten Sehteststelle. Keine sonstige Untersuchung

Klassen C, C1, CE, C1E, D, D1, DE, D1E + Fahrgastbeförderung:

- **Medizinische Untersuchung** bei Erstantrag und danach alle 5 Jahre:
  1. Facharzt mit verkehrsmedizinischer Qualifikation
  2. Arzt im Gesundheitsamt oder anderer Arzt in der öffentlichen Verwaltung
  3. Arbeitsmediziner oder Betriebsmediziner
- **Untersuchung des Sehvermögens gemäß der Fahrerlaubnisverordnung** bei Erstantrag und danach alle 5 Jahre:
  1. Augenärzte
  2. Arbeits- und Betriebsmediziner
  3. Arzt im Gesundheitsamt oder anderer Arzt in der öffentlichen Verwaltung

Klassen D, D1, DE, D1E + Fahrgastbeförderung:

- **Psychometrischer Leistungstest** für Klasse D (Bus) bei Erwerb und bei Verlängerung ab 50 Jahre sowie für die Fahrerlaubnisverordnung zur Fahrgastbeförderung (Taxi) bei Erwerb und bei Verlängerung ab 60 Jahre:
  1. Arbeitsmediziner oder Betriebsmediziner + Psychologe
  2. Begutachtungsstellen für Fahreignung

Fahrerlaubnisverordnung und Sehvermögen:

Zentrale Tagessehschärfe:

- **A, A1, B, BE, M, L, T:**
  Visus mindestens 0,7/0,7. Bei Unterschreiten Augenarztvorstellung. Bei Testung durch Augenarzt muss der Visus mindestens 0,5/0,2 betragen.

- **C, C1, CE, C1E, D, D1, DE, D1E + Fahrgastbeförderung:**
  Sehschärfe auf jedem Auge 0,8 und beidäugig 1,0. Bei Unterschreiten Augenarztvorstellung. Bei Testung durch Augenarzt Sehschärfe des besseren Auges oder beidäugige Gesamtsehschärfe: 0,8, Sehschärfe des schlechteren Auges: 0,5. Sonderregelung für Inhaber einer bis zum 31.12.1998 erteilten Fahrerlaubnis der Klasse C. Maximal Ausgleich von + 8 dpt. (nur Brillen)

Gesichtsfeld:

- **C, C1, CE, C1E, D, D1, DE, D1E + Fahrgastbeförderung:**
  Perimetrische Testung mit einem automatischen Halbkugelperimeter an mindestens 100 Punkten innerhalb eines Bereichs von 70° links- und rechtslateral sowie 30° nach oben und unten. Hierbei muss ein binokuläres Gesichtsfeld frei von relevanten Ausfällen im oben genannten Bereich nachgewiesen werden.

Farbensehen:

Geprüft wird mit einem vollständigen Farbtafelsystem. Eine Farbsinnesstörung findet sich bei 8 % aller Männer und 0,4 % aller Frauen. Vorwiegend ist der Grünbereich gestört.

- **Normbereich des Anomaliequotienten:** 0,63 - 1,4.
  - < 0,63 = Rotstörung (Protanomalie)
  - >1,4 = Grünstörung (Deuteranomalie)
- **C, C1, CE, C1E:**
  Festgestellte Farbsehschwäche führt nur zur Aufklärung über mögliche Gefährdung
- **D, D1, DE, D1E + Fahrgastbeförderung:**
  Normales Farbensehen ist gefordert

Stereosehen:

- **C, C1, CE, C1E, D, D1, DE, D1E + Fahrgastbeförderung:**
  Normales Stereosehen

Kontrast- oder Dämmerungssehen:

- Ausreichendes Kontrast- oder Dämmerungssehen geprüft mit einem standardisierten anerkannten Prüfgerät

Beweglichkeit:

- **C, C1, CE, C1E, D, D1, DE, D1E + Fahrgastbeförderung:**
  Ausschluss bei Doppeltsehen im Gebrauchsblickfeld. Ausschluss bei Schielen ohne konstantes binokuläres Einfachsehen

VI.14 Unfallversicherungsrecht

Unfallversicherungsträger:
Die Deutsche Gesetzliche Unfallversicherung (DGUV) ist Spitzenverband der gewerblichen Berufsgenossenschaften und der Unfallversicherungsträger der öffentlichen Hand.

Versicherte:
Auszubildende, Beschäftigte, Heimarbeiter, Landwirte, Entwicklungshelfer, Arbeitslose, Blutspender, Hilfeleistende bei Unglücksfällen, Ehrenamtliche in öffentlichen Körperschaften, Kindergartenkinder, Schüler, Studenten, Kranke und Rehabilitanten, Gefangene, freiwillig versicherte Selbstständige.

Leistungsfälle:
Unter dem Begriff „Arbeitsunfall" werden sowohl der Arbeitsunfall im engeren Sinne als auch der Wegeunfall und die Berufskrankheit terminologisch zusammengefasst. Aus Gründen der Verständlichkeit erfolgt hier jedoch eine differenzierte Beschreibung.

- **Arbeitsunfall**
  - Plötzlich auftretende Einwirkung auf den Körper von außen (zeitliche Begrenzung, in der Regel längstens eine Arbeitsschicht → Abgrenzung zur Berufskrankheit. Weiterhin Abgrenzung von einem Unfall aufgrund endogener Ursachen, s.u.)
  - Unfall bei einer gesetzlich versicherten Tätigkeit (Einwirkungskausalität)
  - Zusammenhang zwischen Unfall und Gesundheitsschaden (haftungsbegründende Kausalität)
- **Wegeunfall**
  - Unfall auf dem Weg von der Wohnung zur Arbeitsstelle und zurück. Gilt als „Arbeitsunfall - der Begriff des „Wegeunfalls" kommt im SGB VII nicht vor.
- **Berufskrankheit**
  - Beruflich bedingte Krankheit, die in der Berufskrankheitenliste aufgeführt ist
- **Unfall bei Heilbehandlung und Berufshilfemaßnahmen**

Leistungen:
- **Medizinische Leistungen:** fachärztliche ambulante oder stationäre Heilbehandlung, Arznei- und Verbandmittel, Heilmittel einschließlich Krankengymnastik etc., Ausstattung mit Körperersatzstücken, Belastungserprobung und Arbeitstherapie
- **Berufsfördernde Leistungen:** berufliche Wiedereingliederung, behindertengerechter Arbeitsplatz, Maßnahmen der Berufsfindung, Fortbildung, Ausbildung, Umschulung
- **Entschädigungen durch Geldleistungen:** Verletztengeld, Übergangsgeld, Pflegegeld, Rentenleistungen

Hinweise zu Arbeitsunfällen im engeren Sinne:
- Arbeitsunfälle sind Unfälle durch beruflich bedingte direkte Einwirkungen aber auch Unfälle des täglichen Lebens, wie Stolpern, Ausrutschen, Umknicken, im Zusammenhang mit betrieblichen Tätigkeiten. Der **Versicherungsschutz** besteht unabhängig von der (eigenen) Schuld. Versichert sind auch Unfälle beim Betriebssport (Ausnahmen) sowie bei gemeinschaftlichen Betriebsausflügen und Betriebsfeiern.
- **Nicht versichert** sind Unfälle aus innerer Ursache, wie Herzinfarkt oder Bandscheibenvorfall bei körperlicher Arbeit. Hier wird von einer Vorschädigung ausgegangen. Ebenfalls nicht versichert sind Unfälle bei privaten Tätigkeiten im Betrieb, insbesondere auch nicht beim Essen und Trinken in der Arbeitspause.

Hinweise zu Wegeunfällen im engeren Sinne:

- Auf dem direkten Weg zwischen Wohnung und der Arbeitsstelle besteht **Unfallversicherungsschutz**. Der Versicherungsschutz beginnt und endet an der Außentüre des Wohngebäudes. Abweichungen des direkten Weges sind erlaubt bei Fahrgemeinschaften, Unterbringung von Kindern und besonderen Verkehrssituationen. Die Wahl des Verkehrsmittels spielt keine Rolle.
- **Nicht versichert** sind Umwege für private Besorgungen. Ebenfalls nicht versichert sind Wegeunfälle unter Alkohol- oder Drogeneinfluss.

Verfahren der Deutschen Gesetzlichen Unfallversicherung zur Wiederherstellung der Gesundheit:

- **Durchgangsarzt-Verfahren:**
  Vorstellung beim D-Arzt, wenn die Verletzung infolge eines Arbeits- oder Wegeunfalls zur Arbeitsunfähigkeit über den Unfalltag hinaus führt oder wenn die Behandlungsbedürftigkeit voraussichtlich mehr als eine Woche beträgt. Gebietsbezeichnung Chirurgie oder Orthopädie ist erforderlich. Spezielle Kenntnisse und Ausstattung sind vorgeschrieben.

- **H-Arzt-Verfahren:**
  Ein vom Unfallversicherungsträger für die Heilbehandlung Unfallverletzter zugelassener Arzt. Eingeschränkt ist die Berechtigung zur Heilbehandlung bei besonders schweren Verletzungen (z.B. Nerven- und Sehnenverletzungen, Frakturen mit Gelenkbeteiligung, ausgedehnte Verbrennungen 3. Grades).

- **Verletzungsarten-Verfahren:**
  Bei bestimmten, besonders schweren Verletzungen Aufnahme in ein vom Unfallversicherungsträger betriebenes oder anerkanntes Krankenhaus.

- **Augen- und Ohrenärztliches Verfahren:**
  Unverzügliche Vorstellung bei Verletzungen im Bereich von Augen oder Hals, Nasen, Ohren beim nächst erreichbaren Arzt des entsprechenden Fachgebiets, soweit sich nicht durch die Erstbehandlung des zuerst in Anspruch genommenen Arztes eine weitere fachärztliche Therapie erübrigt.

- **Hautarzt-Verfahren:**
  Jeder Arzt ist verpflichtet, einen Versicherten mit krankhaften Hautveränderungen, bei dem die Möglichkeit besteht, dass daraus eine Hauterkrankung durch eine berufliche Tätigkeit entsteht, wiederauflebt oder sich verschlimmert, unverzüglich einem Hautarzt vorzustellen. Dieser erstattet einen so genannten Hautarztbericht.

VI.15 Berufskrankheitenverordnung (BKV)

Zweck und Inhalt:
Bezeichnung der Berufskrankheiten, Regelung der Anzeigepflicht und des Verfahrens. Verpflichtung der Unfallversicherungsträger zur Prävention

- **Berufskrankheitenliste**
  Aufführung aller anerkannten Berufskrankheiten

- **Pflicht zur Anzeige**
  Hat jeder Arzt oder Zahnarzt bei begründetem Verdacht. Die Zustimmung des Betroffenen ist nicht erforderlich.

- **Voraussetzung**
  Vorliegen einer BK-Listenkrankheit bzw. Erkrankung nach § 9 Abs. 2 SGB VII

- **Verfahren**
  Wird vom Unfallversicherungsträger ausgeführt. Gutachterliche Stellungnahme des Gewerbearztes. Entscheidung fällt im Rentenausschuss des Unfallversicherungsträgers. Es besteht Widerspruchsmöglichkeit über das Sozialgericht.

- **Maßnahmen**
  - **Präventivmaßnahmen (§ 3-Maßnahmen):** „...alle geeigneten Mittel..." Das Entstehen, Verschlimmern, Wiederaufleben einer BK muss verhindert werden. Bsp.: Technische und organisatorische Verbesserungen, persönliche Schutzmaßnahmen
  - **Rehabilitationsmaßnahmen:** Arbeitsplatzwechsel mit evtl. Zahlung eines Minderverdienstausgleiches für einen befristeten Zeitraum, Umschulung, medizinische Rehabilitation
  - **Geldleistungen:** Verletztengeld, Übergangsgeld, Entschädigungspflicht bei MdE ab 20%. Ab einer MdE von 100% Gewährung einer Vollrente
  - **Pflegeleistungen**

Häufigste *angezeigte* Berufskrankheiten (2015):

▪ **BK 5**	Haut	29 573	(38 %)
▪ **BK 41**	Anorganische Stäube (v.a. Silikose, Asbest)	12 445	(16 %)
▪ **BK 23**	Lärm	11 874	(15 %)
▪ **BK 21**	Mechanische Einwirkungen (v.a. Wirbelsäule)	11 653	(15 %)
▪ **BK 43**	Obstruktive Atemwegserkrankungen	3 245	(4 %)
Gesamtzahl aller BK-Verdachtsanzeigen		**76 991**	

Häufigste *anerkannte* Berufskrankheiten (2015):

▪ **BK 23**	Lärm	6 216	(37 %)
▪ **BK 41**	Anorganische Stäube	4 741	(28 %)
▪ **BK 5**	Haut	2 151	(13 %)
▪ **BK 21**	Mechanische Einwirkungen	1 195	(7 %)
▪ **BK 3**	Infektionserreger, Parasiten, Tropenkrankheiten	969	(6 %)
Gesamtzahl aller anerkannten BK		**16 802**	

VI.16 Regelwerke der Deutschen Gesetzlichen Unfallversicherung

- **DGUV-Vorschriften**
- **DGUV-Regeln**
- **DGUV-Informationen**
- **DGUV-Grundsätze**

Deutsche Gesetzliche Unfallversicherung - Vorschriften (DGUV-V)

Von den Unfallversicherungsträgern erlassene so genannte „Unfallverhütungsvorschriften" zur Verhütung von Arbeitsunfällen und Berufskrankheiten. Sie sind geltendes autonomes Recht gemäß SGB VII. Bei den Vorschriften sind von besonderer Bedeutung für den Betriebsarzt:

DGUV-Vorschrift 1 "Grundsätze der Prävention"

Es handelt sich um die Basisvorschrift für die berufsgenossenschaftliche Prävention. Sie verzahnt das berufsgenossenschaftliche Satzungsrecht mit dem staatlichen Arbeitsschutzrecht. Es werden die Grundpflichten von Unternehmern und Versicherten für den Arbeitsschutz dargelegt. Hier wird unter anderem geregelt:

- **Sicherheitstechnische und betriebsärztliche Betreuung:** Der Unternehmer hat nach Maßgabe des Gesetzes Fachkräfte für Arbeitssicherheit und Betriebsärzte zu bestellen und deren Zusammenarbeit zu fördern. Für den Sicherheitsbeauftragten wird eine räumliche, zeitliche und fachliche Nähe zu den Beschäftigten verlangt.
- **Erste Hilfe:**
  - **Allgemeine Pflichten:** Der Unternehmer hat dafür zu sorgen, dass Einrichtungen, Sachmittel und das erforderliche Personal zur Ersten Hilfe und zur Rettung aus Gefahr zur Verfügung stehen und je nach Verletzungsart und Verletzungsschwere fachkundige Ärzte und Krankenhäuser erreicht werden können. Entsprechende Aushänge und Informationen müssen für die Versicherten sichtlich sein.
  - **Eine Erste-Hilfe-Raum** muss in Betriebsstätten mit mehr als 1000 Beschäftigten zur Verfügung stehen bzw. bei erhöhten Gefährdungen bereits bei mehr als 100 Beschäftigten und bei Baustellen bei mehr als 50 Beschäftigten.
  - **Ersthelfer**: Bei 2 bis 20 anwesenden Versicherten muss ein Ersthelfer, bei über 20 Versicherten müssen 10 % der gewerblich Beschäftigten und 5% der Mitarbeiter von Verwaltungen geschult sein. In Kindertageseinrichtungen muss ein Ersthelfer je Kindergruppe zur Verfügung stehen. Fortbildung 2 x 8 Stunden Unterricht und Wiederholung alle 2 Jahre. Vergleichbare Kenntnisse z.B. durch ehrenamtliche Tätigkeit im Rettungsdienst können anerkannt werden.
  - **Betriebssanitäter**: Erforderlich ab einer Betriebsgröße von 1500 Mitarbeitern, in gefährdeten Bereichen bei über 250, auf Baustellen bei über 100 Mitarbeitern. Eine spezielle Aus- und Fortbildung ist gefordert. Ausnahmeregelungen!
  - **Versicherte** haben unverzüglich jeden **Unfall** der zuständigen betrieblichen Stelle zu **melden.**

DGUV-Vorschrift 2 "Betriebsärzte und Fachkräfte für Arbeitssicherheit"
Siehe eigenes Kapitel

Deutsche Gesetzliche Unfallversicherung - Regeln (DGUV-R):
Allgemein anerkannte Regeln für Sicherheit und Gesundheit: Zusammenstellung von Inhalten aus staatlichen Arbeitsschutzvorschriften, DGUV-Vorschriften und Erfahrungsgut der Unfallversicherungen. Sollen die Vorschriften branchenbezogen erläutern und konkretisieren.

Deutsche Gesetzliche Unfallversicherung - Informationen (DGUV-I):
Merkblätter: Enthalten Hinweise und Empfehlungen, welche die praktische Anwendung von Regelungen zu einem bestimmten Sachgebiet oder Sachverhalt erleichtern sollen. Für die Arbeitsmedizin sind unter anderem besonders bedeutsam: DGUV I 504-1.1 bis 46 „Handlungsanleitung für die spezielle arbeitsmedizinische Vorsorge nach den berufsgenossenschaftlichen Grundsätzen 1.1 bis 46“ als Ergänzung zu „DGUV-Grundsätze für die arbeitsmedizinische Vorsorge“ oder auch DGUV I 250-010 „Eignungsuntersuchungen in der betrieblichen Praxis“.

Deutsche Gesetzliche Unfallversicherung - Grundsätze (DGUV-G):
Es handelt sich um Maßstäbe in bestimmten Verfahrensfragen. Von besonderer Bedeutung für die Arbeitsmedizin: „DGUV-Grundsätze für die arbeitsmedizinische Vorsorge“. Hier finden sich Empfehlungen zur Durchführung der arbeitsmedizinischen Vorsorge bei zahlreichen Tätigkeiten bzw. Gefährdungen. „Pflichtexemplar“ jedes Betriebsarztes (s.a. Literaturüberblick). Die DGUV-Grundsätze sind nicht rechtsverbindlich. Sie haben Empfehlungscharakter im Sinne einer „best practice“ und gestatten für jeden individuellen Fall den erforderlichen Handlungsspielraum. Durch die geänderte Verordnung zur arbeitsmedizinischen Vorsorge haben die Grundsätze allerdings an Bedeutung verloren.

VI.17 DGUV-Vorschrift 2: "Betriebsärzte und Fachkräfte für Arbeitssicherheit"

Vorgeschichte:
Die Betreuung der Betriebe durch Betriebsärzte und Fachkräfte für Arbeitssicherheit wurde im Jahr 2004 neu geregelt, nachdem sich die arbeitsmedizinische und sicherheitstechnische Betreuung von Klein- und Kleinstbetrieben als unpraktikabel und ineffektiv herausgestellt hatte. Ziel war die stärkere Ausrichtung am realen Betreuungsbedarf der Unternehmen und die Vermeidung von unbegründbaren Betreuungsunterschieden bei vergleichbaren Arbeitsbereichen, insbesondere im Verwaltungsbereich.

Allgemein:
Die Vorschrift bestimmt detailliert die Maßnahmen, die sich als Pflichten für den Unternehmer aus dem Arbeitssicherheitsgesetz ergeben. Die Maßnahmen sind abhängig von der Betriebsgröße und der Betriebsart (Gefährdungsgruppe).
Je nach zuständigem Unfallversicherungsträger sind bei Betrieben mit bis zu 50 Beschäftigten zwei verschiedene Betreuungsformen möglich: die **Regelbetreuung** und die **alternative Betreuung**. Die Anforderungen richten sich nach der Gefährdungsgruppe des Unternehmens. Hier erfolgt eine Einteilung in 3 Gruppen durch die Berufsgenossenschaften. Bei Betrieben mit ≤ 10 Mitarbeitern sind keine Mindesteinsatzzeiten festgelegt.

Übersicht der Betreuungsformen:

Unternehmensgröße	Regelbetreuung	Alternative Betreuung
≤ 10 Mitarbeiter	ja (keine Einsatzzeiten)	ja, möglich (keine Einsatzzeiten)
11 bis ≤ 30/50 Mitarbeiter (nach Betriebsart)	ja (Mindesteinsatzzeiten)	ja, möglich (keine Einsatzzeiten)
> 30/50 Mitarbeiter (nach Betriebsart)	ja (Mindesteinsatzzeiten)	nein, nicht möglich

Betriebsärztliche und sicherheitstechnische Regelbetreuung in Betrieben bis zu maximal 10 Beschäftigten (Anlage 1):

Grundbetreuung: Erstellung bzw. Aktualisierung der Gefährdungsbeurteilung je nach Betriebsart alle 3 - 5 Jahre.

Zusätzliche anlassbezogene Betreuung: Der Arbeitgeber ist verpflichtet, sich bei besonderen Anlässen durch einen Betriebsarzt oder eine Fachkraft für Arbeitssicherheit in Fragen der Sicherheit oder des Gesundheitsschutzes betreuen zu lassen. Anlässe können beispielsweise sein:

- Planung, Errichtung und Änderung von Betriebsanlagen oder Betriebsstätten
- Einführung neuer Arbeitsmittel mit einem erhöhten Gefährdungspotential
- Einführung oder grundlegende Änderungen von Arbeitsverfahren

- Gestaltung neuer Arbeitsplätze oder Arbeitsabläufe
- Einführung neuer Arbeitsstoffe oder Gefahrstoffe mit einem erhöhten Gefährdungspotential
- Beratung der Beschäftigten über besondere Unfall- oder Gesundheitsgefahren bei der Arbeit, Untersuchung von Unfällen oder Berufskrankheiten

Alternative bedarfsorientierte betriebsärztliche und sicherheitstechnische Betreuung:
Ziel ist die eigenverantwortliche Wahrnehmung der Aufgaben des Arbeitsschutzes durch den Arbeitgeber. Basis ist eine von ihm selbst durchgeführte bzw. vom Betriebsarzt und / oder von der Fachkraft für Arbeitssicherheit ergänzte umfassende Gefährdungsbeurteilung. Der Arbeitgeber muss für diese Aufgabe folgende Voraussetzungen erfüllen:
- Teilnahme an Motivations-, Informations- und Fortbildungsmaßnahmen (Umfang je nach Gefährdungsgruppe)
- Problembewusstes Arbeitsschutzhandeln im betrieblichen Alltag
- Inanspruchnahme einer externen betriebsärztlichen und sicherheitstechnischen Beratung auf Grundlage von Gefährdungsbeurteilungen

Betriebsärztliche und sicherheitstechnische Regelbetreuung in Betrieben mit mehr als 10 Beschäftigten (Anlage 2):

Hierbei wird zwischen **Grundbetreuung** und **betriebsspezifischer Betreuung** unterschieden. Ziel der Vorschrift ist es, die individuelle Gefährdungssituation eines Betriebes in den Vordergrund zu stellen und einen passgenauen Betreuungsumfang festzulegen.

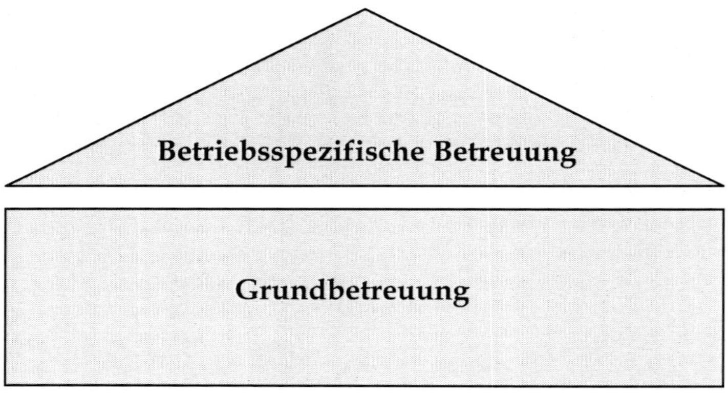

Grundbetreuung:
Der Umfang der Grundbetreuung wird im Wesentlichen durch das Arbeitssicherheitsgesetz bestimmt. Die Grundbetreuung weist gemeinsame Einsatzzeiten für Betriebsarzt und Fachkraft für Arbeitssicherheit auf. Die **gemeinsame Einsatzzeit** ergibt sich aus der Einteilung des Betriebs in die zugewiesene Gefährdungsgruppe:

	Gruppe I (hohe Gefährdung)	Gruppe II (mittlere Gefährdung)	Gruppe III (niedrige Gefährdung)
Gemeinsame Einsatzzeit (Std./Jahr je Mitarbeiter)	2,5	1,5	0,5

Die **Aufteilung der Zeiten** auf Betriebsärzte und Fachkräfte für Arbeitssicherheit erfolgt durch den Betrieb. Für jeden Leistungserbringer ist ein Mindestanteil von 20% der Grundbetreuung, jedoch nicht weniger als 0,2 Std./Jahr und Mitarbeiter anzusetzen.

Die Arbeitsmedizinische Vorsorge ist nicht Teil der Einsatzzeiten der Grundbetreuung, sondern Teil der betriebsspezifischen Betreuung.

Aufgabenfelder der Grundbetreuung:
- Unterstützung bei der Gefährdungsbeurteilung
- Unterstützung bei grundlegenden Maßnahmen der Arbeitsgestaltung (Verhältnis- und Verhaltensprävention)
- Unterstützung bei der Schaffung einer geeigneten Organisation
- Untersuchung nach Unfällen und arbeitsbedingten Erkrankungen
- Dokumentation
- Mitwirkung in betrieblichen Besprechungen
- Selbstorganisation

Betriebsspezifische Betreuung:
Bei der betriebsspezifischen Betreuung sollen Leistungen und Einsatzzeiten zielgenau auf die spezifischen betrieblichen Belange abgestimmt werden. Relevanz und Umfang des betriebsspezifischen Teils der Betreuung ermittelt der Unternehmer. Er wird hierbei durch den Betriebsarzt und die Fachkraft für Arbeitssicherheit beraten.

Aufgabenfelder der betriebsspezifischen Betreuung:
- Arbeitsmedizinische Vorsorge
- Wiedereingliederungsmanagement
- Überprüfung und Bewertung von Arbeitsplätzen und Arbeitsaufgaben mit besonderen Risiken, Vorschläge zur ressourcenschonenden Arbeitsgestaltung und Unterstützung bei der Weiterentwicklung des Gesundheitsmanagements
- Unterstützung bei grundlegenden Veränderungen von Betriebsanlagen, Arbeitsplätzen und betrieblichen Prozessen
- Unterstützung bei der Umsetzung neuer Vorschriften und neuer Erkenntnisse im betrieblichen Alltag
- Unterstützung bzw. Initiierung von Schwerpunktprogrammen, Kampagnen und Aktionen zur Gesundheitsförderung

VI.18 Verordnung zur arbeitsmedizinischen Vorsorge (ArbMedVV)

Vorbemerkungen:
Arbeitsmedizinische Vorsorge ist Bestandteil des Arbeits- und Gesundheitsschutzes und immer nachrangig zu technischen oder organisatorischen Schutzmaßnahmen. Ziel der Vorsorge ist es, arbeitsbedingte Erkrankungen zu verhüten bzw. frühzeitig zu erkennen und die Beschäftigten individuell zu beraten. Grundlage der arbeitsmedizinischen Vorsorge ist die europäische Arbeitsschutzrahmenrichtlinie. Diese ist in Deutschland im Arbeitssicherheitsgesetz und im Arbeitsschutzgesetz verankert. Die Verordnung zur arbeitsmedizinischen Vorsorge führte im Jahr 2008 Vorsorgemaßnahmen aus staatlichen Verordnungen, wie der Gefahrstoffverordnung und der Biostoffverordnung, mit Vorschriften aus dem Unfallverhütungsrecht zusammen. Mit der Änderung im Jahr 2013 sollte das Recht der Beschäftigten auf arbeitsmedizinische Vorsorge sowie das informationelle Selbstbestimmungsrecht gestärkt werden. Rechtsunsicherheiten in Abgrenzung beispielsweise zu Eignungsuntersuchungen wurden beseitigt. Für Tätigkeiten mit kanzerogenen oder keimzellmutagenen Stoffen wurde zudem die Rechtsgrundlage für eine Pflichtvorsorge geschaffen.

Informationelles Selbstbestimmungsrecht:
Die Verordnung ist vom Grundsatz eines hoch angesetzten Persönlichkeits- bzw. Selbstbestimmungsrechts geprägt, wie es auch im Grundgesetz verankert ist. Dieses Recht wurde mit der geänderten Verordnung vom Oktober 2013 nochmals gestärkt, ebenso der Datenschutz. Es wurde klar definiert, dass das Arbeitsschutzrecht nicht der Selektion, sondern der Beratung und Aufklärung der Beschäftigten dient.

Umfang der Vorsorge:
Die arbeitsmedizinische Vorsorge (der Begriff „Vorsorgeuntersuchung" wurde durch „Vorsorge" ersetzt) umfasst immer ein ärztliches Beratungsgespräch mit Anamnese und Arbeitsanamnese. Körperliche oder klinische Untersuchungen sind nur noch erlaubt, wenn diese ärztlich indiziert sind und der Beschäftigte dem zustimmt. Als Zustimmung gilt auch die unwidersprochene Teilnahme. Der Beschäftigte hat Anspruch auf seine Untersuchungsergebnisse.

DGUV-Grundsätze:
Die DGUV-Grundsätze sind nicht rechtsverbindliche Orientierungshilfen zu Untersuchungsinhalten und Untersuchungsumfang. Sie haben allenfalls Leitliniencharakter. Der Betriebsarzt hat zu entscheiden, welche der dort empfohlenen Untersuchungen im Einzelfall angezeigt sind.

Impfberatung und Impfungen:
Bei Tätigkeiten mit erhöhter Infektionsgefährdung ist eine Impfberatung Teil der Vorsorge. Der Arbeitsschutz kennt jedoch keine Impfpflicht.

Vorsorgebescheinigung:
Die Vorsorgebescheinigung, die nach jeder arbeitsmedizinischen Vorsorge für Arbeitnehmer und Arbeitgeber ausgestellt und vom Arbeitgeber in einer Vorsorgekartei aufbewahrt werden muss, enthält nur Angaben darüber, dass, wann und aus welchem Grund eine arbeitsmedizinische Vorsorge stattgefunden hat und wann ein Folgetermin angezeigt ist. Die Bescheinigung darf keine Aussage zur gesundheitlichen Bedenklichkeit oder Unbedenklichkeit einer Tätigkeit für die betroffene Person enthalten. Vermerkt muss allerdings sein, wenn aus Sicht des Betriebsarztes die Maßnahmen des Arbeitsschutzes nicht ausreichen. In diesem Fall müssen Empfehlungen ausgesprochen werden.

Pflicht-, Angebot- und Wunschvorsorge:
Es wird unterschieden zwischen **Pflichtvorsorge** (Teilnahmepflicht), die der Arbeitgeber bei bestimmten ganz besonders gefährdenden Tätigkeiten zu veranlassen hat, **Angebotsvorsorge** (keine Teilnahmepflicht), die der Arbeitgeber Beschäftigten bei bestimmten gefährdenden Tätigkeiten anzubieten hat, und **Wunschvorsorge**, die der Arbeitgeber Beschäftigten ohne diese Gefährdungen darüber hinaus zu gewähren hat. Arbeitsmedizinische Vorsorge kann fakultativ auch weitere Maßnahmen der allgemeinen Gesundheitsvorsorge umfassen. Solche Gesundheitsprogramme sollen einen Beitrag dazu leisten, die Arbeitsfähigkeit der Menschen bis ins höhere Lebensalter hinein zu erhalten.

Unterscheidung zu Eignungsuntersuchungen:
Eignungsuntersuchungen werden in der ArbMedVV nicht geregelt. Es handelt sich um Untersuchungen beispielsweise nach den Grundsätzen der DGUV 25 und 41, nach der Fahrerlaubnisverordnung, der Feuerwehrdienstvorschrift, der Druckluftverordnung, der Gesundheitsschutz-Bergverordnung, der Röntgenverordnung oder der Strahlenschutzverordnung. Eignungsuntersuchungen dienen der Eignung eines Beschäftigten für eine bestimmte Tätigkeit und bedürfen spezieller rechtlicher Grundlagen. Im Untersuchungsergebnis muss die gesundheitliche Unbedenklichkeit bescheinigt sein.

Verknüpfungen mit anderen Verordnungen:
Gefahrstoffverordnung, Biostoffverordnung, Gentechnik-Sicherheitsverordnung, Lärm- und Vibrations-Arbeitsschutzverordnung, Druckluftverordnung, Bildschirmarbeitsplatzverordnung.

Inhalte der Rechtsverordnung:

§ 1 Ziel und Anwendungsbereich:
Arbeitsbedingte Erkrankungen und Berufskrankheiten durch Maßnahmen der arbeitsmedizinischen Vorsorge frühzeitig zu erkennen und zu verhüten. Arbeitsmedizinische Präventionsmaßnahmen nach dem Arbeitssicherheitsgesetz bleiben davon unberührt.

§ 2 Begriffsbestimmungen:
- **Arbeitsmedizinische Vorsorge** ist Teil der arbeitsmedizinischen Präventionsmaßnahmen im Betrieb. Dient der Beurteilung der individuellen Wechselwirkung von Arbeit und physischer und psychischer Gesundheit, der Früherkennung arbeitsbedingter Gesundheitsstörungen und der Feststellung, ob durch die Tätigkeit eine erhöhte Gesundheitsgefährdung besteht. Beinhaltet ein ärztliches Beratungsgespräch mit Anamnese. Eine körperliche und klinische Untersuchung darf nur durchgeführt werden, wenn sie der individuellen Aufklärung und Beratung dient und erfordert die Zustimmung des Betroffenen.
- **Pflichtvorsorge** bei bestimmten besonders gefährdenden Tätigkeiten
- **Angebotsvorsorge** bei bestimmten gefährdenden Tätigkeiten
- **Wunschvorsorge** bei Tätigkeiten, bei denen ein physischer oder psychischer Gesundheitsschaden nicht ausgeschlossen werden kann

§ 3 Allgemeine Pflichten des Arbeitgebers:
Arbeitsmedizinische Vorsorge hat auf der Grundlage einer Gefährdungsbeurteilung zu erfolgen. Die notwendige Vorsorge soll während der Arbeitszeit durch besonders qualifizierte Ärzte (§7) durchgeführt werden. Sie sollte grundsätzlich nicht zusammen mit einer Eignungsuntersuchung erfolgen. Der Arbeitgeber hat eine Vorsorgekartei zu führen. Bei Beendigung des Beschäftigungsverhältnisses ist diese der betroffenen Person auszuhändigen.

§ 4 Pflichtvorsorge:
Hat vor Aufnahme der Tätigkeit und anschließend in regelmäßigen Abständen zu erfolgen. Die Durchführung ist Tätigkeitsvoraussetzung, es besteht also Teilnahmepflicht.

§ 5 Angebotsvorsorge:
Muss vor Aufnahme einer Tätigkeit und anschließend in regelmäßigen Abständen angeboten werden. Nach Beendigung einer Tätigkeit, bei der nach längeren Latenzzeiten Gesundheitsstörungen auftreten können, muss eine nachgehende Vorsorge angeboten werden, die nach Ende des Beschäftigungsverhältnisses an den zuständigen gesetzlichen Unfallversicherungsträger übertragen wird.

§ 6 Pflichten der Ärztin/des Arztes:
Vor Durchführung der Untersuchungen müssen Kenntnisse über die Arbeitsplatzverhältnisse erworben werden. Die zu untersuchende Person ist über Untersuchungszweck, Untersuchungsinhalte und Risiken der Untersuchung aufzuklären. Es ist zu prüfen, ob eine körperliche oder klinische Untersuchung erforderlich ist. Untersuchungen dürfen nicht gegen den Willen des Beschäftigten erfolgen. Das Untersuchungsergebnis ist schriftlich festzuhalten, die untersuchte Person zu beraten. Für den Untersuchten und den Arbeitgeber ist eine Vorsorgebescheinigung auszustellen, aus der hervorgeht, dass, wann und aus welchem Anlass ein arbeitsmedizinischer Vorsorgetermin stattgefunden hat und wann eine weitere Untersuchung angezeigt ist. Die Untersuchungen sind auszuwerten und ggf. erforderliche Schutzmaßnahmen dem Arbeitgeber vorzuschlagen. Liegen medizinische Gründe für einen Tätigkeitswechsel vor, die ausschließlich in der Person des Beschäftigten liegen, so bedarf die Mitteilung darüber an den Arbeitgeber dessen Zustimmung.

§ 7 Anforderungen an den Arzt oder die Ärztin:
Es ist die Gebietsbezeichnung "Arbeitsmedizin" oder die Zusatzbezeichnung "Betriebsmedizin" zu führen. Ausnahmen gibt es für einzelne Untersuchungsanlässe. Entsprechend Untersuchungsanlass sind besondere Fachkenntnisse und eine spezielle Ausrüstung vorgeschrieben. Ausnahmen sind mit Zustimmung der Behörde möglich. Der Arzt bzw. die Ärztin darf keine Arbeitgeberfunktion gegenüber dem Beschäftigten ausüben.

§ 8 Maßnahmen nach der arbeitsmedizinischen Vorsorge:
Zusätzliche Schutzmaßnahmen sind zu treffen, ggf. ist dem Beschäftigten eine andere geeignete Tätigkeit zuzuweisen. Dem Betriebs- oder Personalrat und der zuständigen Behörde sind die getroffenen Maßnahmen mitzuteilen.

§ 9 Ausschuss für Arbeitsmedizin:
Hat Beratungsfunktion für das Bundesministerium für Arbeit und Soziales. Soll aus höchstens 12 Mitgliedern bestehen, die die Arbeitgeber, die Gewerkschaften, die Länderbehörden, die gesetzliche Unfallversicherung und die Wissenschaft vertreten.

§10 Ordnungswidrigkeiten und Straftaten:
Diese betreffen die Umsetzung der Pflicht- und Angebotsvorsorge, der Tätigkeitsausübung und der Vorsorgekartei.

Im Anhang der Rechtsverordnung definierte Pflichtvorsorge:

- **Teil 1:** Tätigkeiten mit definierten **Gefahrstoffen**, deren Grenzwert überschritten wird, bzw. bei wiederholter Exposition mit karzinogenen oder keimzellmutagenen Stoffen bzw. Gemischen der Kategorie 1A oder 1B im Sinne der Gefahrstoffverordnung. Weiterhin Tätigkeiten mit hautresorptiven Gefahrstoffen, wenn eine Gesundheitsgefährdung durch direkten Hautkontakt besteht. Weiterhin Feuchtarbeit von regelmäßig vier Stunden oder mehr am Tag. **Nachgehende Vorsorge** bei Umgang mit karzinogenen oder keimzellmutagenen Stoffen bzw. Gemischen der Kategorie 1A oder 1B im Sinne der Gefahrstoffverordnung.

- **Teil 2:** Tätigkeiten mit definierten **biologischen Arbeitsstoffen** insbesondere der Risikogruppe 4 einschließlich gentechnischer Arbeiten mit humanpathogenen Organismen (s. Biostoffverordnung und Gentechnik-Sicherheitsverordnung). Hierunter finden sich auch Tätigkeiten in der Pflege und in der vorschulischen Betreuung von Kindern.

- **Teil 3:** Tätigkeiten mit **physikalischen Einwirkungen:**
  - Tätigkeiten mit extremer Hitzebelastung
  - Tätigkeiten mit extremer Kältebelastung
  - Tätigkeiten mit Lärmexposition ab Erreichen der oberen Auslösewerte
  - Tätigkeiten mit Exposition durch Vibrationen ab Erreichen definierter oberer Expositionsgrenzwerte
  - Tätigkeiten unter Wasser bei Atemgasversorgung über Tauchgerät (Taucherarbeiten)
  - Tätigkeiten mit Exposition durch inkohärente künstliche optische Strahlung bei Grenzwertüberschreitung

- **Teil 4: Sonstige Tätigkeiten:**
  - Tätigkeiten, die das Tragen von Atemschutzgeräten der Gruppen 2 und 3 erfordern
  - Tätigkeiten in Tropen, Subtropen und sonstige Auslandsaufenthalte mit besonderen klimatischen Belastungen und Infektionsgefährdungen

Im Anhang der Rechtsverordnung definierte Angebotsvorsorge:

- **Teil 1:** Tätigkeiten mit definierten **Gefahrstoffen** bei Einhaltung der Grenzwerte. Feuchtarbeit von regelmäßig mehr als zwei Stunden aber unter vier Stunden je Tag

- **Teil 2:** Tätigkeiten mit definierten **biologischen Arbeitsstoffen** insbesondere der Risikogruppen 2 und 3 einschließlich gentechnischer Arbeiten mit humanpathogenen Organismen (s. Biostoffverordnung und Gentechnik-Sicherheitsverordnung)

- **Teil 3:** Tätigkeiten mit **physikalischen Einwirkungen:**
  - Tätigkeiten mit Lärmexposition ab Erreichen der unteren Auslösewerte
  - Tätigkeiten mit Exposition durch Vibrationen ab Erreichen definierter unterer Expositionsgrenzwerte
  - Tätigkeiten mit Exposition durch inkohärente künstliche optische Strahlung, wenn die Grenzwerte überschritten werden können.
  - Tätigkeiten mit Gesundheitsgefährdungen für das muskulo-skelettale System

- **Teil 4: Sonstige Tätigkeiten:**
  - Tätigkeiten an Bildschirmgeräten
  - Tätigkeiten, die das Tragen von Atemschutzgeräten der Gruppe 1 erfordern
  - Rückkehr nach Tätigkeiten in den Tropen

VI.19 Ausschuss für Arbeitsmedizin (AfAMed)

Mit der Verordnung zur arbeitsmedizinischen Vorsorge (ArbMedVV) wurde der Grundstein für den Ausschuss für Arbeitsmedizin beim Bundesministerium für Arbeit und Soziales gelegt (§ 9). Der Ausschuss für Arbeitsmedizin besteht aus 12 fachkundigen Vertretern der Arbeitgeber, der Gewerkschaften, der Länderbehörden, der gesetzlichen Unfallversicherung und weiteren fachkundigen Personen, insbesondere der Wissenschaft, sowie 12 stellvertretenden Mitgliedern.

Aufgaben:

- Dem Stand der Arbeitsmedizin entsprechende Regeln und sonstige gesicherte arbeitsmedizinische Erkenntnisse ermitteln, vor allem in Hinblick auf die in der ArbMedVV gestellten Anforderungen.
- Empfehlungen für Wunschuntersuchungen aufstellen.
- Empfehlungen für weitere Maßnahmen der Gesundheitsvorsorge aussprechen, insbesondere auch für betriebliche Gesundheitsprogramme.
- Regeln und Erkenntnisse zu arbeitsmedizinischen Präventionsmaßnahmen ermitteln, insbesondere zur allgemeinen arbeitsmedizinischen Beratung der Beschäftigten.
- Das Bundesministeriums für Arbeit und Soziales in allen Fragen der arbeitsmedizinischen Vorsorge und zu sonstigen Fragen des medizinischen Arbeitsschutzes beraten.

VI.20 Arbeitsmedizinische Regeln (AMR)

Die Arbeitsmedizinischen Regeln geben den Stand der Arbeitsmedizin und sonstige gesicherte arbeitsmedizinische Erkenntnisse wieder. Sie werden vom **Ausschuss für Arbeitsmedizin (AfAMed)** ermittelt oder angepasst und vom Bundesministerium für Arbeit und Soziales (BMAS) im Gemeinsamen Ministerialblatt (GMBl) bekannt gegeben. Bei Einhaltung der AMR kann der Arbeitgeber davon ausgehen, dass die Anforderungen der Verordnung zur arbeitsmedizinischen Vorsorge (ArbMedVV) erfüllt sind, da diese in den AMR konkretisiert werden. Wählt der Arbeitgeber eine andere Lösung, muss er damit mindestens die gleiche Sicherheit und den gleichen Gesundheitsschutz für die Beschäftigten erreichen.

Beispiele für verabschiedete AMR:

Nr. 2.1 Fristen für die Veranlassung/das Angebot von arbeitsmedizinischer Vorsorge
Nr. 3.1 Erforderliche Auskünfte/Information über die Arbeitsplatzverhältnisse
Nr. 5.1 Anforderungen an das Angebot von arbeitsmedizinischer Vorsorge
Nr. 6.1 Fristen für die Aufbewahrung ärztlicher Unterlagen
Nr. 6.2 Biomonitoring
Nr. 6.3 Vorsorgebescheinigung
Nr. 6.4 Mitteilungen an den Arbeitgeber nach § 6 Absatz 4 ArbMedVV
Nr. 6.5 Impfungen als Bestandteil der arbeitsmedizinischen Vorsorge bei Tätigkeiten mit biologischen Arbeitsstoffen
Nr. 11.1 Vorsorge bei krebserzeugenden oder keimzellmutagenen Gefahrstoffen der Kategorie 1A oder 1B
Nr. 13.1 Tätigkeiten mit extremer Hitzebelastung
Nr. 13.2 Tätigkeiten mit wesentlich erhöhten körperlichen Belastungen mit Gesundheitsgefährdungen für das Muskel-Skelett-System
Nr. 14.1 Angemessene Untersuchung der Augen und des Sehvermögens
Nr. 14.2 Einteilung von Atemschutzgeräten in Gruppen

AMR 2.1 Fristen für die Veranlassung/das Angebot von arbeitsmedizinischer Vorsorge: Regelt die Fristen für die Pflicht- und Angebotsvorsorge. Diese AMR wurde 2016 überarbeitet und deutlich vereinfacht. Das Listenprinzip wurde aufgegeben, da es bei der großen Zahl an Stoffen, den vielfältigen Auslösekriterien, den unterschiedlichen Risiken und Expositionen und der fehlenden Evidenz nicht mehr sinnvoll erschien, unterschiedlichste Fristen der Vorsorge vorzugeben. Die AMR 2.1 wurde daraufhin deutlich vereinfacht:

- Erste Vorsorge: Innerhalb von 3 Monaten vor Aufnahme der Tätigkeit
- Zweite Vorsorge: Spätestens 12 Monate nach Beginn der Tätigkeit
  - 6 Monate bei Exposition gegenüber atemwegs- oder hautsensibilisierend wirkenden Gefahrstoffen, sensibilisierend oder toxisch wirkenden biologischen Arbeitsstoffen und bei Feuchtarbeit
  - 24 Monate bei Tätigkeiten in Tropen, Subtropen und sonstigen Auslandsaufenthalten mit besonderen klimatischen Belastungen und Infektionsgefährdungen
- Weitere Vorsorgen einschließlich nachgehender Vorsorge: Spätestens 36 Monate nach der vorangegangenen Vorsorge

Die Form des Angebots wird in der AMR 5.1, die Vorsorgebescheinigung in der AMR 6.3, die Mitteilung des Arztes an den Arbeitgeber nach § 6 Absatz 4 ArbMedVV in der AMR 6.4 konkretisiert. Die Frist für die weitere arbeitsmedizinische Vorsorge ist in der Vorsorgebescheinigung anzugeben. Die individuelle Entscheidung darüber trifft der Arzt. Bei mehreren gefährdenden Tätigkeiten ist eine einheitliche Frist anzustreben.

AMR 11.1 Abweichungen nach Anhang Teil 1 Absatz 4 ArbMedVV bei Tätigkeiten mit krebserzeugenden oder keimzellmutagen Gefahrstoffen der Kategorie 1A oder 1B:

In folgenden Fällen kann von einer Pflicht- oder Angebotsvorsorge bei ausreichender Beurteilung und geringer Exposition (sog. Abschneidekriterien) abgesehen werden:
- Einhaltung der Akzeptanzkonzentration nach TRGS 910
- Technisch dichte Anlage gemäß TRGS 500
- Labortätigkeit mit laborüblichen Mengen nach TRGS 526

Macht der Arbeitgeber von den Abschneidekriterien Gebrauch, muss dieses in einer Gefährdungsbeurteilung begründet und eine Wunschvorsorge ermöglicht werden. Reproduktionstoxische Stoffe sind von dieser Regelung nicht betroffen.

VI.21 Arbeitsmedizinische Empfehlungen (AME)

Die Arbeitsmedizinischen Empfehlungen beruhen auf gesicherten arbeitsmedizinischen Erkenntnissen und wenden sich an den Arzt (Konsensusempfehlungen). Sie werden vom **Ausschuss für Arbeitsmedizin (AfAMed)** aufgestellt oder angepasst und vom Bundesministerium für Arbeit und Soziales (BMAS) veröffentlicht. Im Gegensatz zu den AMR haben die AME allein Empfehlungscharakter.

Beispiele für veröffentlichte AME:
- Erhalt der Beschäftigungsfähigkeit
- Psychische Gesundheit im Betrieb
- Zeitarbeit
- Wunschvorsorge

VI.22 Gefahrstoffverordnung (GefStoffV)

Vorbemerkungen:
Die Gefahrstoffverordnung wurde Ende 2010 aufgrund von EU-Verordnungen im Chemikalienrecht neu gefasst. Auslösend waren die REACH-Verordnung, welche die Registrierung, Bewertung, Zulassung und Beschränkung von Chemikalien regelt, und die CLP-Verordnung, die Regelungen zur Einstufung, Kennzeichnung und Verpackung von Stoffen und Gemischen enthält. Im Rahmen der Neufassung wurden auch die alten Gefahrensymbole durch neue Gefahrenpiktogramme ersetzt. Die Gefahrstoffverordnung gilt nicht für biologische Arbeitsstoffe im Sinne der Biostoffverordnung, für private Haushalte und für Betriebe, die dem Bundesberggesetz unterliegen (bei entsprechenden Rechtsvorschriften).
Eine Aktualisierung der Gefahrstoffverordnung erfolgte 2016. Hierbei kam es zu einer kompletten Integration der CLP-Verordnung, zu Begriffsumstellungen sowie zu einer Modernisierung der Biozidregelungen. Zweiter Schwerpunkt war die Stärkung der Krebsprävention am Arbeitsplatz sowie präzisere Vorschriften für den Umgang mit Asbest.

Anwendungsbereich und Zielsetzung:
Umfasst grundsätzlich alle chemischen Stoffe, Gemische und Erzeugnisse. Ziel der Verordnung ist es, den Menschen und die Umwelt bei Tätigkeiten mit gefährlichen Stoffen zu schützen.

Gefährdungsbeurteilung:
- Ohne vorangegangene Gefährdungsbeurteilung darf eine Tätigkeit nicht aufgenommen werden.
- Bei der Gefährdungsermittlung sind inhalative, dermale, physikalisch-chemische sowie psychische Gefährdungen zu beachten. Verpflichtung zur Dokumentation.
- Beurteilung durch fachkundige Person (Betriebsarzt, Fachkraft für Arbeitssicherheit) in Zusammenarbeit mit dem Unternehmer

Schutzmaßnahmen:
Die Verordnung unterscheidet zum Schutz der Beschäftigten zwischen:
- allgemein gültigen **Grundpflichten** (Minimierungsgebot, Substitutionsgebot, Rangfolge von Schutzmaßnahmen, Messungen, Einhaltung des AGW, BGW usw.)
- und **weiteren**, von der spezifischen Gefährdungsbeurteilung abhängigen, aufeinander aufbauenden **Schutzmaßnahmen**. Besondere Schutzpflichten bestehen bei karzinogenen, keimzellmutagenen und reproduktionstoxischen Arbeitsstoffen.

Akzeptanz- und Toleranzkonzentration (Ampelmodell):
Bewertung von Gesundheitsrisiken und Vorgaben von Maßnahmen beim Umgang mit CMR-Stoffen. Die **Akzeptanzkonzentration** beschreibt die Konzentration eines karzinogenen bzw. CMR-Stoffes in der Luft in Bezug auf die Schichtdauer. Bei **Unterschreiten** („grün“) ist das Risiko eines Beschäftigten, an Krebs zu erkranken, gering. In einem **Bereich zwischen Akzeptanz- und Toleranzkonzentration** („gelb“) ist statistisch von einem mittleren Risiko auszugehen. Hier sind Schutzmaßnahmen zu ergreifen. Bei **Überschreiten** der **Toleranzkonzentration** („rot“) besteht ein hohes Risiko für die Beschäftigten, an Krebs zu erkranken. Es besteht eine Verpflichtung, diese Konzentration zu senken. Die Beschäftigten sind darüber hinaus zum Tragen persönlicher Schutzausrüstung verpflichtet. **Oberhalb der Akzeptanzkonzentration**, also bei mittlerem Risiko, besteht eine **Mitteilungspflicht** an die Behörden. **Oberhalb der Toleranzkonzentration** ist den Behörden ein **Maßnahmenplan** vorzulegen. Eine **zentrale Expositionsdatenbank** muss Beschäftigte und deren Kontakte 40 Jahre speichern.

Ausschuss für Gefahrstoffe:
Spricht entsprechend der aktuellen wissenschaftlichen Erkenntnisse Empfehlungen aus, berät das Bundesministerium für Arbeit und Soziales in allen Fragen zu Gefahrstoffen und zur Chemikaliensicherheit und überprüft Arbeitsplatzgrenzwerte und biologische Grenzwerte.

VI.23 Technisches Regelwerk bei der Anwendung von Gefahrstoffen

Allgemeine Entwicklung:
Forderungen an die Gefahrstoffabwehr am Arbeitsplatz und ihre Methoden sind ständig in Entwicklung. Aktuelle Veränderungen und Anpassungen sind immer wieder notwendig. Die Strategie für die Arbeitssicherheit zielt darauf ab, verfahrens- und stoffspezifische Kriterien verstärkt für die Beurteilung heranzuziehen. So gibt es Grenzwerte, die nach Arbeitsbereichen aufgeschlüsselt und differenziert sind. Eine zusätzliche Risikobeschreibung geht von toxikologischen und epidemiologischen Daten aus.

Arbeitsplatzgrenzwert (AGW):
- Der „Arbeitsplatzgrenzwert" ist der Grenzwert für die zeitlich gewichtete durchschnittliche Konzentration eines Stoffes in der Luft am Arbeitsplatz, bezogen auf einen gegebenen Referenzzeitraum. Er gibt an, bis zu welcher Konzentration eines Stoffes akute oder chronische schädliche Auswirkungen auf die Gesundheit im Allgemeinen nicht zu erwarten sind (s. Gefahrstoffverordnung).
- Es handelt sich hier um einen Schichtmittelwert bei 8-stündiger täglicher Exposition bezogen auf eine 5-Tage-Woche während der Lebensarbeitszeit (TRGS 900).

Biologischer Grenzwert (BGW):
- Der „Biologische Grenzwert" ist der Grenzwert für die toxikologisch-arbeitsmedizinisch abgeleitete Konzentration eines Stoffes, eines Metaboliten oder eines Beanspruchungsindikators im entsprechenden biologischen Material, bei dem im Allgemeinen die Gesundheit eines Beschäftigten nicht beeinträchtigt wird.
- Es wird eine Stoffbelastung von maximal 8 Stunden täglich und 40 Stunden wöchentlich zugrunde gelegt (TRGS 903).

Technische Regeln für Gefahrstoffe (TRGS)
Regelwerk mit Ausführungsbestimmungen bei Anwendung von Gefahrstoffen zum Vollzug der Gefahrstoffverordnung. Veröffentlichung im Bundesarbeitsblatt.

Beispiele:

TRGS 400	Gefährdungsbeurteilung für Tätigkeit mit Gefahrstoffen
TRGS 401	Gefährdung durch Hautkontakt
TRGS 500	Schutzmaßnahmen
TRGS 900	Arbeitsplatzgrenzwerte (AGW)
TRGS 903	Biologische Grenzwerte (BGW)
TRGS 905	Verzeichnis karzinogener, keimzellmutagener oder reproduktionstoxischer Stoffe
TRGS 907	Verzeichnis sensibilisierender Stoffe
TRGS 910	Risikobezogenes Maßnahmenkonzept für Tätigkeiten mit karzinogenen Gefahrstoffen

VI.24 Strahlenschutzgesetz (StrSchG)

Zweck:
Gesetz zum Schutz der Bevölkerung sowie der beruflich exponierten Menschen vor der schädlichen Wirkung von ionisierenden Strahlen.

Allgemein:
Der vorliegende Gesetzentwurf dient der Umsetzung einer europäischen Richtlinie in deutsches Recht. Er soll das Strahlenschutzrecht modernisieren und den radiologischen Notfallschutz zur Bewältigung von Katastrophen in kerntechnischen Anlagen auf Grundlage der Erfahrungen von Fukushima fortentwickeln. In das neue Gesetz werden die bisherige Strahlenschutzverordnung sowie die Röntgenverordnung integriert. Eine Verabschiedung des Gesetzes ist 2017 geplant, letzte Umsetzungen sollen im Jahr 2018 erfolgen.

Strahlenschutz im betrieblichen Bereich:
Wird erforderlich, sobald die mögliche Belastung durch ionisierende Strahlen bezogen auf 2000 Arbeitsstunden pro Jahr oberhalb des allgemeinen Grenzwerts für die Bevölkerung von 1 mSv/Jahr liegen kann. Hierbei werden 3 Strahlenschutzbereiche unterschieden:

- **Überwachungsbereich:** Höhere effektive Dosis als 1 mSv oder höhere Organdosis als 15 mSV für die Augenlinse oder 50 mSv für Haut, Hände, Unterarme, Füße, Knöchel.
- **Kontrollbereich:** Höhere effektive Dosis als 6 mSv oder höhere Organdosis als 45 mSV für die Augenlinse oder 150 mSv für Haut, Hände, Unterarme, Füße, Knöchel.
- **Sperrbereich:** Ortsdosisleistung kann höher als 3 mSv pro Stunde sein.

Für **Kontroll- und Sperrbereich** gelten Zutrittsbeschränkungen sowie eine deutlich sichtbare Kennzeichnung. Weiterhin müssen ein Strahlenschutzbeauftragter ernannt sein, die Körperdosen bestimmt werden und eine Unterweisung erfolgen. Bei einer effektiven Dosis zwischen 6 und 20 mSv pro Jahr ist eine spezielle arbeitsmedizinische Vorsorge erforderlich. **Schwangere** dürfen im Kontrollbereich nur mit besonderer Genehmigung und bei Einhaltung eines Dosisgrenzwerts von 1 mSv bezogen auf die gesamte Schwangerschaft arbeiten. Eine innere berufliche Strahlenexposition muss bei ihnen ausgeschlossen sein.

Strahlenschutz für die allgemeine Bevölkerung:

- **Radon:** Radon ist ein radioaktives Edelgas, das aus dem Erdreich in Gebäude eindringen kann. Statistisch ist es nach Tabakrauch die zweithäufigste Ursache für Lungenkrebs. In dem Gesetz finden sich Regelungen zum Radonschutz bei Alt- und Neubauten. Radionuklide in Bauprodukten dürfen den Referenzwert von 1 mSv nicht überschreiten.

- **Bewältigung radioaktiver Altlasten:** Regelungen im Umgang mit radioaktiven Altlasten, wenn der Referenzwert von 1 mSv pro Jahr überschritten wird.

- **Anwendung von Röntgenstrahlen oder radioaktiven Stoffen am Menschen zum Zweck der Früherkennung von Krankheiten:** Außer zur Früherkennung von Brustkrebs bei der Frau durch Röntgenstrahlung können weitere Früherkennungsuntersuchungen zugelassen werden, wenn der Nutzen der eingesetzten Strahlung größer ist als das potentielle Risiko.

- **Radiologischer Notfallschutz:** Bund, Länder, Behörden und Hilfsorganisationen werden in ein neues Notfallmanagementsystem eingebunden und miteinander koordiniert. Für einen überregionalen Notfall wird ein radiologisches Lagezentrum unter Leitung des Bundesumweltministeriums eingerichtet.

VI.25 Biostoffverordnung (BioStoffV)

Abschnitt 1

Anwendungsbereich:

Die Verordnung gilt für Tätigkeiten mit biologischen Arbeitsstoffen (Biostoffen). Sie dient dem Schutz der Beschäftigten, die mit biologischen Arbeitsstoffen arbeiten oder in deren Gefahrenbereich tätig sind. Die Verordnung gilt auch für Tätigkeiten, die dem Gentechnikrecht unterliegen, sofern dort keine gleichwertigen oder strengeren Regelungen gelten.

Begriffsbestimmungen:

- **Biostoffe** sind natürliche oder gentechnisch veränderte Mikroorganismen, Zellkulturen und humanpathogene Endoparasiten, die beim Menschen Infektionen, sensibilisierende oder toxische Wirkungen hervorrufen können. Weiterhin gehören dazu mit transmissibler spongiformer Encephalopathie (TSE) assoziierte Agenzien, Mikroorganismen, die zur Vermehrung und Weitergabe genetischen Materials fähig sind, und Toxine, die beim Menschen toxische Wirkungen hervorrufen.
- Den **Biostoffen gleichgestellt** sind Ektoparasiten, die beim Menschen eigenständige Erkrankungen verursachen oder sensibilisierende oder toxische Wirkungen hervorrufen können.
- **Tätigkeiten** sind der **gezielte** Umgang mit Biostoffen oder **nicht gezielte** Tätigkeiten bei der beruflichen Arbeit mit Menschen, Tieren, Pflanzen, Produkten, Gegenständen oder Materialien, wenn es zur Exposition gegenüber Biostoffen kommen kann.
- **Beschäftigte** sind die in § 2 des Arbeitsschutzgesetzes genannten Personengruppen, zusätzlich Schüler, Studierende, sonst Exponierte und in Heimarbeit Beschäftigte.

Risikogruppeneinstufung:

- **Risikogruppe 1:** Biostoffe, bei denen es unwahrscheinlich ist, dass sie beim Menschen eine Krankheit hervorrufen.
- **Risikogruppe 2:** Biostoffe, die eine Erkrankung beim Menschen hervorrufen können und eine Gefahr für die Beschäftigten darstellen könnten. Eine Verbreitung in der Bevölkerung ist unwahrscheinlich, eine wirksame Vorbeugung oder Behandlung ist möglich.
  - *Bsp.:* Bordetella pertussis, Salmonella enteritidis, Herpes-simplex-Virus, Zytomegalievirus, Epstein-Barr-Virus, Influenzavirus, Masernvirus
- **Risikogruppe 3:** Biostoffe, die eine **schwere** Erkrankung beim Menschen hervorrufen und eine **ernste** Gefahr für Beschäftigte darstellen können. Gefahr einer Verbreitung in der Bevölkerung kann bestehen, eine wirksame Vorbeugung oder Behandlung ist möglich.
  - *Bsp.:* Salmonella typhi, Gelbfiebervirus, Hepatitis-B- und C-Virus, Tollwutvirus
- **Risikogruppe 4:** Biostoffe, die eine **schwere** Erkrankung beim Menschen hervorrufen und eine **ernste** Gefahr für die Beschäftigten darstellen. Die Gefahr einer Verbreitung in der Bevölkerung ist **groß**, eine wirksame Vorbeugung oder Behandlung ist **nicht** möglich.
  - *Bsp.:* Lassa-Virus, Ebola-Virus, Marburg-Virus

Abschnitt 2

Gefährdungsbeurteilung:

Eine Gefährdungsbeurteilung ist vom Arbeitgeber vor Aufnahme der Tätigkeit, bei maßgeblichen Veränderungen der Arbeitsbedingungen und nach einer Infektion oder Erkrankung durchzuführen und mindestens jedes zweite Jahr zu überprüfen. Je nach Risikogruppe ist die jeweilige Schutzstufe festzulegen. Auch sensibilisierende oder toxische Wirkungen sind zu berücksichtigen. Die Beteiligung von Betriebs- oder Personalrat, Betriebsarzt und Sicherheitsfachkraft ist gefordert.

Schutzstufenzuordnung:

- Bei gezielten Tätigkeiten richtet sich die Schutzstufe nach dem Biostoff mit der höchsten Risikogruppe (Risikogruppe 1/2/3/4 = Schutzstufe 1/2/3/4).
- Bei nicht gezielten Tätigkeiten richtet sich die Schutzstufe nach der Risikogruppe des Biostoffs, der am wahrscheinlichsten den Grad der Infektionsgefährdung des Beschäftigten bestimmt.
- Biostoffe, bei denen die Gefährdung vorrangig auf der sensibilisierenden oder toxischen Wirkung und nachrangig auf der Infektionsgefährdung beruht, müssen keiner Schutzstufe zugeordnet werden. Bsp.: Tätigkeiten in der Landwirtschaft, der Veterinärmedizin, der Abfall- und Abwasserbehandlung sowie in Biogasanlagen und in Schlachthöfen.

Dokumentation:

- Die Gefährdungsbeurteilung ist zu dokumentieren.
- Bei Tätigkeiten der Schutzstufe 3 oder 4 hat der Arbeitgeber zusätzlich ein Verzeichnis über die Beschäftigten zu führen, die diese Tätigkeit ausüben. Es ist personenbezogen für einen Zeitraum von mindestens 10 Jahren nach Beendigung der Tätigkeit aufzubewahren.

Abschnitt 3
Grundpflichten:

- Beachtung aller Arbeitsorganisations- und Arbeitsplatzfaktoren
- Schulung der Beschäftigten und Schaffung von Sicherheitsbewusstsein
- Arbeitsmittel und Arbeitsverfahren so auswählen, dass Biostoffe nicht frei werden. Zahl der Exponierten begrenzen
- Verfahren nach dem Stand der Technik. Ersatz gefährlicher durch weniger gefährliche Biostoffe
- Funktion der Schutzmaßnahmen überprüfen
- Heimarbeit nur mit Biostoffen der Risikogruppe 1 ohne sensibilisierende oder toxische Wirkung

Allgemeine Schutzmaßnahmen (Schutzstufe 1):

- Einhaltung allgemeiner und spezieller Hygienemaßnahmen
- Sichere Lagerung und Kennzeichnung der Biostoffe

Zusätzliche Schutzmaßnahmen (Schutzstufen 2, 3 und 4):

- Ab **Schutzstufe 2: zusätzlich** Zugangsbeschränkung, spezifische Desinfektionsverfahren, spezielle Anforderungen an Oberflächen, sichere Aufbewahrung, Prozess physisch von der Umwelt getrennt, Dekontaminations- und Waschanlagen, Abwasserbehandlung. Arbeitsspezifische Schutzkleidung muss getragen werden.
- Ab **Schutzstufe 3: zusätzlich** Abluftfilter, Raum mit Beobachtungsfenster, Unterdruck am Arbeitsplatz (wenn Infektion über Luftwege möglich), Bio-Gefahrenzeichen
- Ab **Schutzstufe 4: zusätzlich** Zu- und Abluftfilter, Luftschleuse, vor Verlassen des kontrollierten Bereichs duschen, sämtliche betriebliche Abwässer sammeln und vor Ableitung inaktivieren, stets Unterdruck am Arbeitsplatz

Weitere Anforderungen bei Tätigkeiten der Risikogruppe 3 und 4:
Bei Tätigkeiten der Risikogruppen 3 und 4 ist eine besondere Qualifikation der Beschäftigten sowie ein Notfallplan erforderlich.

Zusätzliche Schutzmaßnahmen in Einrichtungen des Gesundheitsdienstes:

- Wirksame Desinfektionsmaßnahmen
- Spitze und scharfe Instrumente durch weniger gefährliche Instrumente ersetzen
- Sichere Entsorgung spitzer und scharfer medizinischer Instrumente
- Sicherstellen, dass gebrauchte Kanülen nicht in die Schutzkappen zurückgesteckt werden

Arbeitsmedizinische Vorsorge:
Es gilt die Verordnung zur arbeitsmedizinischen Vorsorge (ArbMedVV).

Betriebsanweisung und Unterweisung:
Spätestens ab Schutzstufe 2 ist auf Grundlage der Gefährdungsbeurteilung eine arbeitsbereichs- und stoffbezogene Betriebsanweisung zu erstellen. Diese dient als Basis der obligaten Unterweisung. Im Rahmen der Unterweisung soll eine arbeitsmedizinische Beratung erfolgen.

Abschnitt 4
Erlaubnispflicht:
Der Arbeitgeber bedarf der Erlaubnis der zuständigen Behörde, bevor Tätigkeiten der Schutzstufe 3 oder 4 erstmals aufgenommen werden.

Anzeigepflicht:
Der Arbeitgeber hat der zuständigen Behörde die erstmalige gezielte Tätigkeit mit Biostoffen der Risikogruppe 2 sowie jede bedeutsame Änderung einer erlaubten oder angezeigten Tätigkeit der Risikogruppen 2-4 anzuzeigen.

Abschnitt 5
Ausschuss für Biologische Arbeitsstoffe:
Beim Bundesministerium für Arbeit und Soziales wird ein Ausschuss für Biologische Arbeitsstoffe (ABAS) gebildet mit fachkundigen Vertretern der Arbeitgeber, der Gewerkschaften, der Länderbehörden, der gesetzlichen Unfallversicherung und weiteren fachkundigen Personen, insbesondere der Wissenschaft.

VI.26 Gentechnik-Sicherheitsverordnung (GenTSV)

Allgemeines:
Diese Verordnung regelt Sicherheitsanforderungen bei gentechnischen Arbeiten in gentechnischen Anlagen einschließlich der Tätigkeiten im Gefahrenbereich.

Pflichtvorsorge:
Der Betreiber hat Beschäftigte, die gentechnische Arbeiten mit humanpathogenen Organismen der Risikogruppe 4 oder mit impfpräventablen oder chronisch schädigenden humanpathogenen Organismen der Risikogruppe 2 oder 3 durchführen, vor Aufnahme der Tätigkeit und danach in regelmäßigen Abständen arbeitsmedizinisch untersuchen zu lassen.

Angebotsvorsorge:
Beschäftigten, die gentechnische Arbeiten mit sonstigen humanpathogenen Organismen der Risikogruppe 2 oder 3 durchführen, sind vor Aufnahme der Beschäftigung und während der Beschäftigung arbeitsmedizinische Vorsorgeuntersuchungen anzubieten.

VI.27 Infektionsschutzgesetz (IfSG)

Zweck:
Vorbeugung, Erkennung und Verhinderung der Weiterverbreitung übertragbarer Krankheiten beim Menschen.

Übersicht:
In verschiedenen Hauptabschnitten wird u.a. Folgendes geregelt:
- Allgemeine Vorschriften: Definition von Kranken, Krankheitsverdächtigen und Ausscheidern im Sinne des IfSG
- Koordinierung und Früherkennung: Aufgaben des RKI: u.a. Koordinierungsaufgaben und epidemiologische Kontrolle und Überwachung übertragbarer Krankheiten
- Meldewesen: Meldepflichtige Krankheiten und Krankheitserreger, Meldepflicht, Meldungen an die WHO
- Verhütung übertragbarer Krankheiten: Aufgaben, Rechte und Zuständigkeiten der Behörden, Einrichtung einer Ständigen Impfkommission (STIKO), Hinweise zur Impfdokumentation (Impfpass), nosokomiale Infektionen (§ 23), personenbezogene Daten von Beschäftigten (§ 23a)
- Bekämpfung übertragbarer Krankheiten: Schutz- und Quarantänemaßnahmen zur Verhinderung von Krankheitsausbreitung, Möglichkeit, ein berufliches Tätigkeitsverbot auszusprechen
- Gesundheitliche Anforderungen an das Personal beim Umgang mit Lebensmitteln: Tätigkeits- und Beschäftigungsverbote (§ 42), Belehrungen (§ 43)
- Tätigkeiten mit Krankheitserregern: Behördliche Erlaubnispflicht
- Entschädigung in besonderen Fällen: unter anderem Ausgleich des Verdienstausfalls bei Tätigkeitsverbot und Versorgungsleistung nach Impfschaden

Umsetzung des IfSG bei Beschäftigten im Gesundheitsdienst (§ 23, § 23a):
Die Leitung von Krankenhäusern, Einrichtungen für ambulantes Operieren, Vorsorge- und Rehabilitationseinrichtungen mit medizinischer Versorgung, Dialyseeinrichtungen, Tageskliniken, Entbindungseinrichtungen, Arzt- und Zahnarztpraxen sowie Praxen sonstiger humanmedizinischer Heilberufe hat Maßnahmen zu treffen, um nosokomiale Infektionen zu verhüten und um die Weiterverbreitung von Krankheitserregern zu verhindern. Im Fokus stehen Erkrankungen, die leicht durch Tröpfchen übertragen werden, nicht immer eindeutige klinische Symptome aufweisen und bereits vor Auftreten von klassischen Symptomen infektiös sind. Beispiele: Masern, Mumps, Röteln, Varizellen und Pertussis. Der Arbeitgeber kann bei seinen Beschäftigten (unmittelbar, d.h. nicht über den Betriebsarzt) Auskunft oder die Vorlage eines Nachweises über das Bestehen von Impfschutz oder einer natürlichen Immunität in Bezug auf diese impfpräventablen Erkrankungen verlangen. Dieses Wissen darf er als Grundlage für die Begründung eines Beschäftigungsverhältnisses nutzen und um über die Art und Weise einer Beschäftigung zu entscheiden. Die Freiwilligkeit zur Impfung bleibt hiervon unberührt.

Umsetzung des IfSG bei Personal mit Lebensmittelkontakt (§ 42, § 43):
- Mündliche Belehrung durch einen Arzt des Gesundheitsamtes oder einen vom Gesundheitsamt beauftragten Arzt
- Bescheinigung des Arztes und Erklärung des Untersuchten nach § 43
- Jährliche Hygieneschulungen durch den Arbeitgeber mit Dokumentation
- Bei einem gastrointestinalen Infekt automatisch gesetzliches Tätigkeitsverbot (§ 42). Der feststellende Arzt meldet an das zuständige Städtische Gesundheitsamt. Dieses hebt das Tätigkeitsverbot nach Eingang negativer Stuhlproben wieder auf.

VI.28 Qualitätssicherung

Was ist Qualität?
Begriff, der die Güte eines Produkts oder einer Leistung bezeichnet. Im Sprachgebrauch von Unternehmen oder Organisationen versteht man unter Qualität die Gesamtheit der Eigenschaften und Merkmale eines Produktes, eines Prozesses oder einer Dienstleistung, die zur Erfüllung vorgegebener Erfordernisse geeignet sind.

Strukturqualität:
Qualität der personellen, apparativen und organisatorischen Rahmenbedingungen, die für die Umsetzung der arbeitsmedizinischen Aufgaben erforderlich sind.
Bsp.: Personalresourcen, Qualifikation der Mitarbeiter, Ausstattung mit Geräten, Räumlichkeiten in qualitativer und quantitativer Hinsicht

Prozessqualität:
Qualität der Abläufe, die Bestandteil der betriebsärztlichen Aufgaben sind. Es genügt nicht festzuhalten, *was* zu tun ist, sondern auch *wie*, mit welchen Hilfsmitteln eine Handlung ausgeführt wird und *wer* in welchem Schritt welche Funktion übernimmt.
Bsp.: Planung von Aktivitäten aufgrund von Kennzahlen, Koordination der Maßnahmen und deren Steuerung, Auswertung der Ergebnisse

Ergebnisqualität:
Zielerreichungsgrad der arbeitsmedizinischen Maßnahmen. Es soll beantwortet werden, wieviel Einfluss die arbeitsmedizinische Tätigkeit auf die Verbesserung der Arbeitsbedingungen betreffend Gesundheit und Sicherheit geleistet hat.
Bsp.: Unfallzahlen, Gesundheitsstand, Mitarbeiterbefragungen u.a. zu Themen wie Führung, Arbeitszufriedenheit, Genussmittelkonsum etc.

Kontinuierliche Qualitätsverbesserung und Qualitätssicherung:

PDCA (plan, do, check, act) **– Prinzip:**

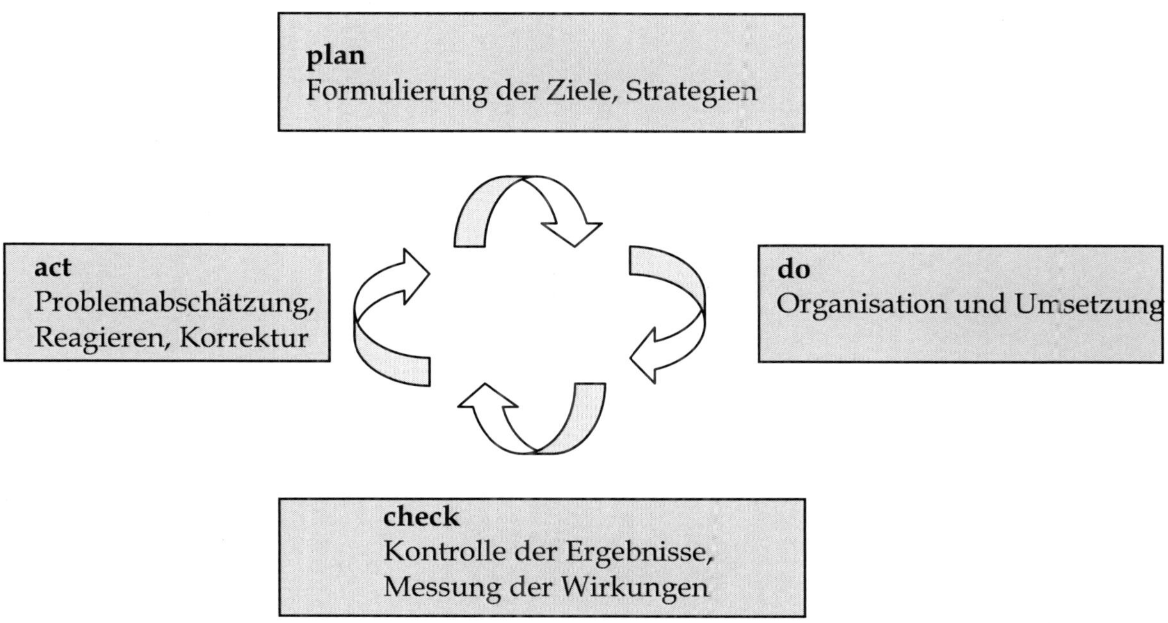

Qualitätsmanagement:
Ziel, eine in Umfang und Qualität weitestgehende Erfüllung der betriebsärztlichen Aufgaben mit einem möglichst hohen Grad an Kundenzufriedenheit zu erreichen. Hier stehen mehrere Instrumente zur Verfügung:

- Qualitätsmanagement-Handbuch: Beschreibung des Sollzustands → Grundlage der Auditierung
- Interne Prüfung des Geleisteten an eigenen oder fremden Vorgaben (Selbstaudit)
- Bewertung durch externe Auditoren, z.B. mittels eines Qualitätsaudits
- Befragungen von Kunden und auch der eigenen Mitarbeiter

Gesellschaft zur Qualitätssicherung in der betriebsärztlichen Betreuung (GQB)
Gründung durch den Verband Deutscher Betriebs- und Werksärzte (VDBW). Führt auf Antrag Qualitätsprüfungen durch geschulte Auditoren durch.

Notizen…………………………………………………………………………

Notizen……………………………………………………………………

Teil VII: Anhang

VII.1 Ausgewählte Prüfungsfragen aus Facharztgesprächen 200
VII.2 Aus der Geschichte der Arbeitsmedizin und der Sozialgesetzgebung 207
VII.3 Die deutschen Akademien für Arbeitsmedizin 209
VII.4 Literaturüberblick 210
VII.5 Internetadressen 213
VII.6 Abkürzungsverzeichnis 214
VII.7 Register 216

VII.1 Ausgewählte Prüfungsfragen aus Facharztgesprächen

Berufskrankheiten

- Was ist eine Berufskrankheit? Wie funktioniert das Berufskrankheitenverfahren?
- Nennen Sie die Gruppen der Berufskrankheiten. Bei der Einteilung gibt es einen logischen Bruch. Welchen?
- Welche Berufskrankheiten werden a) am häufigsten angezeigt und b) am häufigsten anerkannt?
- Wer stellt eine Berufskrankheitenverdachtsanzeige? Muss ein Berufskrankheitenverdacht gemeldet werden?
- Erklären Sie Einwirkungskausalität sowie haftungsbegründende und haftungsausfüllende Kausalität.
- Wann spricht man epidemiologisch von einer wesentlich höheren Belastung bei Berufstätigen im Vergleicht zur Normalbevölkerung?
- Was versteht man im Berufskrankheitenrecht unter der Öffnungsklausel?
- Welche Leistungen werden bei einer anerkannten Berufskrankheit von der Berufsgenossenschaft bezahlt? Was versteht man unter den §3-Maßnahmen?
- Was versteht man unter einem biologischen Monitoring? Definieren Sie den BGW.
- Beschreiben Sie den Blutausstrich bei einer Bleivergiftung. Wo treten Bleibelastungen auf? Was gibt es für Bleiverbindungen? Nennen Sie Klinik und die Therapie einer Bleiintoxikation?
- Chromatekzem: Welche Substanz ist hier kritisch? Bei welchen Berufsgruppen kommt das Chromatekzem vor allem vor?
- Nenn Sie die möglichen Folgen einer Benzolexposition? Welches Organsystem wird in erster Linie geschädigt? Wirkung?
- Was können Sie zu BK 2108 - 2110 sagen?
- Welche Berufserkrankungen durch mechanische Schwingungen kennen Sie? Können Sie diese näher ausführen?
- Ab wann muss ein Lärmbereich gekennzeichnet sein? Ab welchem Lärmpegel muss Gehörschutz zur Verfügung gestellt werden? Muss der zur Verfügung gestellte Gehörschutz getragen werden?
- Welche Dämmwerte werden durch persönlichen Gehörschutz erreicht?
- Was ist im Bereich Lärm die primäre, sekundäre und tertiäre Prävention?

- Was passiert pathophysiologisch bei einer lärmbedingten Innenohrschädigung?
- Ab welchem Beurteilungspegel wird eine Vorsorge gefordert? Beschreiben Sie die Vorsorge Lärm I bis Lärm III. Wie wird ein G 20 Bogen befundet?
- Silikose: Ursache und Krankheitsbild beschreiben, Komplikationen, Röntgenbild.
- Erklären Sie den Pathomechanismus der fibrinogenen Wirkung des Asbests. Welche Eigenschaften hat eine Asbestfaser, die sie bezüglich ihres Tumorrisikos so gefährlich macht?
- Welche asbestbedingten Erkrankungen sind Ihnen bekannt?
- Was wissen Sie zum Pleuramesotheliom? Was ist ein Brückenbefund?
- Was sind Auslöser einer exogenen allergischen Alveolitis? Wie sehen Schutzmaßnahmen aus? Vorlage einer Lungenfunktion mit Fieberkurve und Leukozytenzahl nach Provokationstestung.
- Bei welchem Beruf hat das berufsbedingte Asthma bronchiale eine besonders große Bedeutung?
- Beschreiben Sie das Hautarztverfahren.
- Eine Medizinische Fachangestellte erscheint bei Ihnen mit einem Handekzem. Wie gehen Sie vor?
- Welche Hauterkrankungen sind als Berufskrankheiten gelistet? Wie ist das bei den verschiedenen Formen des Hautkrebses?
- Kennen Sie Berufskrankheitern, die erst kürzlich in die Berufskrankheitenliste aufgenommen wurden bzw. deren Anerkennung empfohlen ist.

Kritische Arbeitsstoffe

- Wie erstellen Sie eine Gefährdungsanalyse?
- Bei einer Reizgasinhalation unterscheiden sich Hauptwirkungsort, Gefährdung und Therapie. Erklären Sie diese am Beispiel der nitrose Gase.
- Was sind Lösungsmittel? Wie bestimmen Sie eine Lösungsmittelexposition? Welche Aussagefähigkeit haben Sie durch Bestimmung der inneren und äußeren Belastungsparameter?
- Biomonitoring: Geeignetes Material, Zeitpunkt der Probeentnahme. Auf was sollte bei Lagerung, Labor und Versand geachtet werden?
- Was können Sie zur Blausäurevergiftung sagen (Pathophysiologie)?
- Kontakt mit Flusssäure: Welche große Gefährdung besteht? Ersttherapie?

- Welche Keime können in Duschräumen auftreten? Wie sind diese zu bewerten?

- Welche gesundheitlichen Probleme können Kühlschmiermittel verursachen? Welche Schutzmaßnahmen sind sinnvoll?

- Definieren Sie A-Staub und E-Staub.

- Können Sie nach WHO definieren, welche Eigenschaften Fasern anorganischen Faserstaubs haben müssen, um karzinogen zu sein? Sagen Sie etwas zur Biobeständigkeit und zum Kanzerogenitätsindex.

- In welche Kategorien werden kanzerogene und keimzellmutagene Gefahrstoffe eingeteilt? Nennen Sie Beispiele.

Arbeitsphysiologie

- Erklären Sie das Belastungs- Beanspruchungskonzept.

- Wie unterscheiden sich dynamische und statische Arbeit? Welche ist aus pathophysiologischer Sicht kritischer?

- Erläutern Sie Grundumsatz und Leistungsumsatz.

- Wie sieht die circadiane Rhythmik des Menschen aus und welche Punkte ergeben sich daraus bezüglich der Schichtplangestaltung? Was empfehlen Sie insbesondere bezüglich der Gestaltung des Nachtdienstes?

- Was versteht man unter Ergonomie? Nennen Sie wichtige ergonomische Vorgaben zu Körperhaltungen, dem Arbeitsplatz und zu Umgebungseinflüssen.

- In einem Großraumbüro klagen mehrere Mitarbeiterinnen über Kopfschmerzen und brennende Augen. Woran könnte das liegen?

- Nennen Sie wichtige Faktoren des Raumklimas. Wo wird die Temperatur gemessen? Nennen Sie Richtwerte zur Temperatur, Luftfeuchte und der Luftgeschwindigkeit?

- Büroangestellte in einem von Ihnen betreuten Betrieb wünschen eine Klimatisierung. Sie werden um eine Stellungnahme gebeten.

- Was verstehen Sie unter Beleuchtungsstärke und in welcher Einheit wird sie gemessen?

Arbeitsformen

- Was versteht man unter dem Begriff „Industrie 4.0“? Wie verändert sich die Arbeit in der Zukunft? Beschreiben Sie die Herausforderungen für die Arbeitsmedizin.

- Definieren Sie Schichtarbeit und Nachtarbeit. Welche Einschränkungsgründe gibt es für Nachtarbeit? Wo finden sich diese?

- Wo sehen Sie die Vorteile und die Probleme von Gruppenarbeit?
- Lastenhandhabung: Welche Scores finden sich in der Leitmerkmalmethode?
- Was versteht man unter a) Hitzearbeit und b) Kältearbeit? Wo liegen jeweils die Gesundheitsgefahren?
- Nennen Sie verschiedene Schweißverfahren und deren unterschiedliche Gefährdungsmöglichkeiten. Worauf würden Sie untersuchen und warum?
- Welche Klassen der Atemschutzgeräte gibt es und wie sieht die Untersuchung nach G 26 aus? Was versteht man unter PWC 150 bzw. PWC 170? Abbruchkriterien einer Ergometrie? Ausschlussgründe für G 26.3?
- Mit welchen Gefährdungen rechnen Sie in einer Autowerkstatt?
- Welche typischen Belastungen finden sich bei der Fertigung und bei der Montage in der Automobilindustrie?
- Beschreiben Sie den Untersuchungsgang im Rahmen der FEV. Welche Erkrankungen verbieten eine Fahrtätigkeit als LKW-Fahrer?
- Ein 55-jähriger Mitarbeiter mit Gleitsichtbrille klagt über Nackenschmerzen bei der Bildschirmarbeit. Woher kommen die Beschwerden?
- Beschreiben Sie, wie ein Bildschirmarbeitsplatz ergonomisch eingerichtet werden sollte.
- Welche Vorsorge ist bei Kantinenpersonal bei der Einstellung und in der Folgezeit indiziert? Was verlangt das Infektionsschutzgesetz?
- Definieren Sie berufliche Risikogruppen bzgl. einer Infektionsgefährdung. Wo sind diese zu finden? Nennen Sie anhand eines Beispiels sinnvolle Vorsorgemaßnahmen.
- Was ist bei der Betreuung von Müllwerkern zu beachten? Welche persönlichen Schutzausrüstungen sollten auf Mülldeponien getragen werden? An welche Impfungen ist zu denken?
- Wie sollte die arbeitsmedizinische Betreuung bei Erzieherinnen in einem Kindergarten bzw. einer Kinderkrippe aussehen? Nennen Sie spezifische Gefährdungen.
- Wann muss bei einer schwangeren Erzieherin ein Beschäftigungsverbot ausgesprochen werden? Welche Formen von Beschäftigungsverboten gibt es? Ist eine Versetzung an einen nicht gefährdenden Arbeitsplatz durch den Arbeitgeber erlaubt?
- Was sieht bei Pflegekräften bezüglich ihrer Infektionsgefährdung eine sinnvolle Vorsorge aus? Welche Impfungen schlagen Sie vor?
- Welche Bedeutung für den Arbeitgeber und den Arbeitnehmer im Gesundheitsdienst hat der §23 und der §23a des Infektionsschutzgesetzes?

- Was ist bei einer Kanülenstichverletzung im Krankenhaus zu tun? Beschreiben Sie die Postexpositionsprophylaxe.

- Worauf würden Sie in der Vorsorge bei Tropenaufenthalten achten und wann hätten Sie Bedenken? Wie würden Sie den Fall eines Mitarbeiters mit einer Colitis ulcerosa sehen?

- Wie beraten Sie reisemedizinisch einen Mitarbeiter, der mehrere Monate in Brasilien eingesetzt werden soll? Wer trägt die Kosten für die erforderlichen Impfungen?

- Was wissen zum aktuellen Stand über die Empfehlungen zur Malariaprophylaxe?

- Was empfehlen Sie einer Mitarbeiterin vor einem Langstreckenflug. Welche Informationen brauchen Sie für eine gute Beratung?

- Was ist bei der Lagerung von Impfstoffen zu beachten und wie führen Sie eine Impfung korrekt durch?

Arbeitspsychologie, Gesundheitsförderung und Sozialmedizin

- Was versteht man unter dem Begriff „Achtsamkeit"?

- Erklären Sie den Unterschied zwischen Eustress und Disstress. Nennen Sie typische Stressoren. Kennen Sie die Modelle von Karasek und Siegrist?

- Was sind Auslöser für ein Burnout-Syndrom? Welche Charaktermerkmale sind für die Entwicklung dieser Erkrankung förderlich?

- Nennen Sie Faktoren, die sich besonders negativ auf die Stimmung von Mitarbeitern auswirken. Was sind wichtige Führungsqualitäten?

- Eine Mitarbeiterin klagt über „Mobbing". Wie sehen Sie Ihre Aufgabe?

- Diskutieren Sie mit einem Unternehmer die möglichen Ursachen eines hohen Krankenfehlstands. Wo können beispielsweise Maßnahmen ansetzen?

- Was gibt es bei Mitarbeitern mit psychiatrischen Erkrankungen zu beachten?

- Was tun Sie bei einem Mitarbeiter mit Verdacht auf Alkoholmissbrauch? Welche Möglichkeiten der Intervention bestehen? An welchen Arbeitsplätzen darf dieser Mitarbeiter auf keinen Fall arbeiten? Wann besteht die Möglichkeit, striktes Alkoholverbot in einer Firma einzuführen?

- Erläutern Sie das Salutogenese-Konzept und was sich dadurch für die tägliche Praxis ableitet.

- Welches sind interne und externe Kooperationspartner des Betriebsarztes? Wie sollte eine gute Zusammenarbeit aussehen?

- Was versteht man unter dem „BEM"?

- Beschreiben Sie den therapeutischen Wiedereingliederungsversuch und nennen Sie ein Beispiel aus ihrer bisherigen Tätigkeit. Wer trägt die Kosten?
- Was bedeutet „Gleichstellung" im Schwerbehindertenrecht?
- Teilhabe von Menschen mit Behinderung: Pflichten des Arbeitsgebers, Wiedereingliederung, unterstützende Institutionen/Einrichtungen, Behindertenvertretungen?
- Was ist der Unterscheid zwischen einem Berufsbildungswerk und einem Berufsförderungswerk?
- Erläutern Sie MdE und GdB. Wo liegen die Unterschiede?

Rechtliche Grundlagen, Qualitätssicherung

- Wie erklären Sie dem Geschäftsführer eines größeren Unternehmens den Nutzen, den Sie für ihn haben? Wie bauen Sie eine gute betriebsärztliche Betreuung auf?
- Nennen Sie die für den Arbeitsmediziner relevanten Gesetze.
- Welche Bedeutung hat das Präventionsgesetz für die Arbeitsmedizin?
- Welche tägliche und wöchentliche Höchstarbeitszeit erlaubt das Arbeitszeitgesetz? Was wissen Sie zur Pausenregelung?
- Wo finden Sie Regelungen zur Telearbeit? Was versteht man unter diesem Begriff?
- Was sind für den Arbeitsmediziner wichtige Inhalte des Jugendarbeitsschutzgesetzes?
- Wer wird über das Ergebnis einer Jugendarbeitsschutzuntersuchung unterrichtet?
- Welche Tätigkeitseinschränkungen finden sich im Mutterschutzgesetz? Wie verbindlich sind sie? Welche weiteren Regelungen finden sich dort?
- Wo stehen die gesetzlichen Grundlagen zur Bestellung eines Betriebsarztes? Ab welcher Mitarbeiterzahl ist ein Betriebsarzt zu bestellen? Wo finden sich hier nähere Hinweise?
- Nennen Sie die Inhalte der DGUV Vorschrift 2. Diskutieren Sie die Umsetzung in einem Betrieb. Wie werden Grundbetreuung und betriebsspezifische Betreuung definiert?
- Was bedeutet das Unternehmermodell?
- Beschreiben Sie die Inhalte der Verordnung zur arbeitsmedizinischen Vorsorge.
- Nennen Sie die Unterschiede zwischen Pflichtvorsorge, Angebotsvorsorge und Wunschvorsorge.
- Welche Information erhält der Arbeitgeber zu einer durchgeführten arbeitsmedizinischen Vorsorge? Wie sieht das Formblatt aus?

- Was versteht man unter dem Erforderlichkeitsgrundsatz bei einer arbeitsmedizinischen Vorsorge?

- Was ist der prinzipielle Unterschied zwischen einer Einstellungsuntersuchung, einer Eignungsuntersuchung und einer arbeitsmedizinischen Vorsorge? Wie steht es jeweils mit den Anforderungen an den Datenschutz?

- Dürfen Sie als Betriebsarzt Ihre eigenen Mitarbeiter arbeitsmedizinisch untersuchen?

- Wer erstellt die arbeitsmedizinischen Regeln? Wofür sind diese da? Was findet sich in der AMR 2.1?

- Überprüft der Betriebsarzt Arbeitsunfähigkeitsbescheinigungen auf Richtigkeit?

- Wie sollte bei der Vorlage von Attesten verfahren werden?

- Erklären Sie das Ampelmodell der Gefahrstoffverordnung.

- Erklären Sie die Begriffe AGW und BGW.

- Für welche Beschäftigten ist eine Vorsorge nach der Biostoffverordnung verpflichtend durchzuführen? Nennen Sie wichtige Inhalte der Biostoffverordnung.

- Nennen Sie Beispiele für die Risikogruppeneinstufung und Schutzstufenzuordnung bei der Biostoffverordnung.

- Wie organisieren Sie die Erste Hilfe in Ihrem Betrieb?

- Halten Sie die Anschaffung eines halbautomatischen Defibrillators in einem Betrieb mit 500 Mitarbeitern für sinnvoll?

- Was ist ein Arbeitsschutzausschuss? Wo ist er gesetzlich verankert? Wie ist er besetzt und wie oft muss er tagen? Was sind die Themen?

- Was ist zu tun, wenn ein Mitarbeiter bzw. eine Mitarbeiterin des Kantinenpersonals an einer Durchfallerkrankung leidet? Muss eine Meldung an das Gesundheitsamt erfolgen, evtl. auch gegen den Willen des Erkrankten?

- Erklären Sie die Begriffe "Struktur-, Prozess- und Ergebnisqualität".

VII.2 Aus der Geschichte der Arbeitsmedizin und der Sozialgesetzgebung

Ca. 3000 v. Chr.:
Ägyptische Ärzte bemühen sich um die Gesundheit der Arbeiter.

Ca. 400 v. Chr.:
Hippokrates beschreibt berufsbezogene Erkrankungen von Bergarbeitern, Bleiarbeitern, Gärtnern und Lastenträgern.

Ca. 100 n. Chr.:
Plinius erwähnt Gefährdungen bei der Quecksilbergewinnung.

14. Jahrhundert:
Urbanisierung mit Berufsspezialisierungen und deren spezielle Gefährdungen und Beschwerden. Entwicklung von Zünften: Regelung von Arbeitszeit und Löhnen.

16. Jahrhundert:
Erstbeschreibung der „Bergsucht" durch Paracelsus. Es handelte sich dabei um die Krankheitsbilder der Silikose und Silikotuberkulose bei Bergarbeitern.

Um 1700:
Bernado Ramazzini (1633 – 1714) widmet sich berufsspezifischen Erkrankungen und fordert gesundheitliche Vorsorge. Er gilt als Begründer der Arbeitsmedizin.

18. Jahrhundert:
Besonderes Augenmerk gilt Bleivergiftungen. Gefahren bei der Herstellung von Glasuren und Legierungen sowie durch „Bleizucker" im Wein. Zunehmende Bedeutung hygienischer Maßnahmen bei der Entstehung größerer Manufakturen in der Zeit des Merkantilismus.

19. Jahrhundert:
Die Industrialisierung führt zu einem tiefgreifenden Wandel in der Gesellschaft. Die **Agrarrevolution** ermöglicht Bevölkerungswachstum durch Steigerung der Lebensmittelproduktion. Die **Industrielle Revolution** steht für den Übergang einer primär handorientierten zu einer maschinenorientierten Produktionsweise. Die entstehenden Fabriken sind gekennzeichnet durch völlig neue Arbeitsbedingungen und Arbeitsbelastungen:

- Von Maschinen vorgegebene Arbeitsrhythmen
- Vorgegebene Arbeitszeit und Pausen
- Arbeitsteilung und Monotonie
- Schichtarbeit
- Belastungen durch Lärm, Hitze und giftige Substanzen

1839:
Erstes Arbeitsschutzgesetz in Preußen. Es gilt ein Arbeitsverbot für Kinder bis zu 8 Jahren.

1877:
Carl Thiersch beschreibt Kieferknochennekrosen durch Phosphordämpfe.

1884:
Inkrafttreten des ersten Unfallversicherungsgesetzes im neuen Deutschen Reich unter Bismarck. Die Berufsgenossenschaften werden gegründet und sind die Träger der Unfallversicherung.

1889:
Einführung der Invalidenversicherung für den Fall der Invalidität und zur Altersabsicherung im Rahmen der Bismarckschen Sozialreform

1911:
Reichsversicherungsordnung (RVO): Zusammenfassung der Invaliden-, Kranken- und Unfallversicherung

1934:
Unfallverhütungsvorschriften bei allen Berufsgenossenschaften

1938:
Erste gesetzliche Regelung des Arbeitszeitrechts (Arbeitszeitverordnung)

1960:
Jugendarbeitsschutzgesetz

1970:
Arbeitsmedizin wird Pflicht- und Prüfungsfach im 2. klinischen Abschnitt des Medizinstudiums

1974:
Inkrafttreten des Arbeitssicherheitsgesetzes (ASiG)

1975:
Verwendungsverbot von Benzol

1976:
Der deutsche Ärztetag beschließt die Gebietsbezeichnung „Arbeitsmedizin" und die Zusatzbezeichnung „Betriebsmedizin". Einrichtung arbeitsmedizinischer Akademien.

1993:
Herstellungs- und Verwendungsverbot von Asbest

Ausblick:
Die moderne Arbeitsmedizin sieht sich im Strukturwandel des gesamten Erwerbslebens. Die industriellen Arbeitsplätze werden in Deutschland zunehmend von Kommunikations- und Dienstleistungsbetrieben abgelöst. Körperliche Belastungen am Arbeitsplatz treten zurück, psychomentale nehmen zu, ebenfalls umweltmedizinische Fragestellungen. Die Untersuchungsmedizin hat aufgrund rechtlicher Regelungen nur noch einen untergeordneten Stellenwert. Beratungsleistungen werden dagegen immer mehr gefordert. So sieht sich der Arbeitsmediziner vor vielfältigen Aufgaben:

- Vermeidung und Erfassung arbeitsbedingter Erkrankungen
- Arbeits- und allgemeinmedizinische Vorsorge und Beratung
- Reisemedizinische Beratung und Impfungen
- Sozial- und umweltmedizinische Beratung
- Gesundheitsberatung und Gesundheitsförderung
- Betriebliche Rehabilitation
- Mitwirkung bei der allgemeinen und individuellen Analyse der Arbeitsbedingungen und Beratung bei der Gestaltung der Arbeit sowie des Arbeitsplatzes
- Akutmedizinische Versorgung am Arbeitsplatz

VII.3 Die deutschen Akademien für Arbeitsmedizin

Akademie für Ärztliche Fortbildung und Weiterbildung der Landesärztekammer Hessen – Ressort Arbeits-, Sozial- und Umweltmedizin
Carl-Oelemann-Weg 5
61231 **Bad Nauheim**
Tel.: 06032/782-200
http://www.laekh.de/

Akademie für Arbeitsmedizin und Gesundheitsschutz in der Ärztekammer Berlin
Friedrichstr. 16
10969 **Berlin**
Tel.: 030/40806-0
http://www.aerztekammer-berlin.de/

Akademie für ärztliche Fortbildung der Ärztekammer Westfalen-Lippe und der Kassenärztlichen Vereinigung Westfalen-Lippe
Gartenstraße 210-214
48147 **Münster**
Tel.: 0251/929-0
http://www.aekwl.de/

Sächsische Landesärztekammer
Schützenhöhe 16
01099 **Dresden**
Tel.: 0351/8267-0
http://www.slaek.de/

Nordrheinische Akademie für ärztliche Fort- und Weiterbildung
Tersteegenstraße 31
40474 **Düsseldorf**
Tel.: 0211/4302-2830
http://www.akademienordrhein.info/

Bayerische Akademie für Arbeits-, Sozial- und Umweltmedizin
Pfarrstr. 1-3
80538 **München**
Tel.: 089/2184-338
http://www.lgl.bayern.de/arbeitsschutz/

Sozial- und Arbeitsmedizinische Akademie Baden-Württemberg e.V.
in Verbindung mit der Universität Ulm
Geschäftsstelle Stuttgart:
Adalbert Stifter Str. 105, 70437 **Stuttgart**
Tel.: 0711 / 848884-0
Geschäftsstelle Ulm:
Oberer Eselsberg 45, 89081 **Ulm**
Tel.: 0731/54044
http://www.sama.de/

VII.4 Literaturüberblick

Lehrbücher und Übersichtsliteratur

- Arbeitsmedizin : Handbuch für Theorie und Praxis / G. Triebig ; M. Kentner ; R. Schiele (Hrsg.). - 4. Aufl. - Stuttgart : Gentner, 2014

- Arbeitsmedizin kompakt : 2015/2016 / VDBW, Verband Deutscher Betriebs- und Werksärzte e.V. - DVD. - Heidelberg : Jedermann-Verl., 2015

- Enderle, Gerd ; Panter, Wolfgang: Update Arbeitsmedizin : Jahresgabe für Mitglieder des VDBW / Verband Deutscher Betriebs- und Werksärzte e.V. - Karlsruhe : VDBW, 2017

- Handbuch der Arbeitsmedizin / Letzel ; Nowak (Hrsg.). - Losebl.-Ausg. in 4 Ordnern mit CD-Rom. - Landsberg/Lech : Ecomed-Storck

- Handbuch der betriebsärztlichen Praxis / Hofmann ; Kralj (Hrsg.). – Losebl.-Ausg. in 5 Ordnern mit CD-ROM. - Landsberg/Lech : Ecomed-Storck

- Nowak, Dennis: Arbeitsmedizin und klinische Umweltmedizin. - 2. Aufl. - München : Urban & Fischer, 2010

- Praxishandbuch Arbeitsmedizin : mit CD-ROM / J. Petersen ; A. Wahl-Wachendorf (Hrsg.). - 1. Aufl. - Stuttgart : Gentner, 2009

Spezialliteratur

- Aligbe, Patrick: Einstellungs- und Eignungsuntersuchungen. - München : C.H. Beck, 2015

- Antonovsky, Aaron: Salutogenese : zur Entmystifizierung der Gesundheit. - Tübingen : Dgvt-Verl., 1997. - (Forum für Verhaltenstherapie und psychosoziale Praxis ; 36)

- Beckers, Heinz: Arbeitsmedizinische Einschränkungen bei bestimmten Erkrankungen. - 8. überarb. Aufl. - Köln : Verl. Arzt + Information, 2015

- Heinze, Gerhard ; Reuß, Marion: Alkohol-, Medikamenten- und Drogenmissbrauch im Betrieb. - 3. Aufl. - Berlin : Schmidt, 2009

- Lehrbuch betriebliche Gesundheitsförderung / Gudrun Faller (Hrsg.). - 3., vollst. überarb. und erw. Aufl. - Bern : Hogrefe, 2016

- Medizinisches Lexikon der beruflichen Belastungen und Gefährdungen / K. Landau u. G. Pressel (Hrsg.). - 2. Aufl. - Stuttgart : Gentner, 2009

- Nowak, Dennis: Verdacht auf Berufskrankheit? - 2., überarb. Aufl. - Landsberg/Lech : Ecomed-Storck, 2015

- Praxishandbuch psychische Belastungen im Beruf / D. Windemuth ; D. Jung ; O. Petermann (Hrsg.). - 2. erw. Aufl. - Stuttgart : Gentner, 2013

- Return to Work – Arbeit für alle : Grundlagen der berufl. Reintegration / A. Weber ; L. Peschkes ; W. E. L. de Boer (Hrsg.). - 1. Aufl. - Stuttgart : Gentner, 2014
- Poppelreuter, Stefan ; Mierke, Katja: Psychische Belastungen am Arbeitsplatz. - 4., durchges. Aufl. - Berlin : Schmidt, 2012
- Prävention und Gesundheitsförderung an der Schnittstelle zwischen kurativer Medizin und Arbeitsmedizin : ein Kompendium für das Betriebliche Gesundheitsmanagement. Rieger ; Hildenbrand ; Nesseler ; Letzel ; Nowak (Hrsg.). - Landsberg/Lech : Ecomed-Storck, 2016
- Psychische und psychosomatische Gesundheit in der Arbeit / Angerer ; Glaser ; Gündel u.a. (Hrsg.) . - Landsberg/Lech : ecomed, 2014
- Psychosoziale Gesundheit im Beruf / A. Weber ; G. Hörmann (Hrsg.) . - 1. Aufl. - Stuttgart : Gentner, 2007
- Schäfer, Hans: Vom Nutzen des Salutogenese-Konzepts / mit Beitr. von Johannes G. Gostomzyk u. Heide Berndt. - Münster : Daedalus, 2002. - (Schriftenreihe der Landeszentrale für Gesundheit in Bayern ; 11)
- Schönberger, Alfred ; Mehrtens, Gerhard ; Valentin, Helmut: Arbeitsunfall und Berufskrankheit. - 9., neubearb. Aufl. - Berlin : Schmidt, 2016
- Ulich, Eberhard: Arbeitspsychologie. - 7. Aufl. - Zürich : vdf, Hochschulverl. AG an d. ETH Zürich ; Stuttgart : Schäffer-Poeschel, 2011

Amtliche und berufsgenossenschaftliche Informationen

- Aktuell : amtl. Mitteilungen d. Bundesanstalt für Arbeitsschutz u. Arbeitsmedizin. - Dortmund : Bundesanst., 1984 ff
- ArbG, Arbeitsgesetze. - 90. Aufl. - München : dtv, 2017
- DGUV Grundsätze für arbeitsmedizinische Untersuchungen : mit CD-ROM / Hrsg. DGUV, Deutsche Gesetzliche Unfallversicherung Spitzenverband. - 6., vollst. neubearb. Aufl. - Stuttgart : Gentner, 2014

Gefahrstoffe und Grenzwerte

- Biologische Arbeitsstoff-Toleranz-Werte (BAT-Werte) / Drexler, Hans ; Hartwig, Andrea (Hrsg.). - 1. Aufl. - Losebl.-Ausg. - Weinheim : Wiley-VCH
- MAK- und BAT-Werte-Liste 2016 : Ständige Senatskommission zur Prüfung gesundheitsschädlicher Arbeitsstoffe / DFG. - Weinheim : Wiley-VCH
- Merkblätter Gefährliche Arbeitsstoffe / Kühn ; Birett. - CD-ROM. - Landsberg/Lech : ecomed

Zeitschriften

- Arbeitsmedizin, Sozialmedizin, Umweltmedizin : ASU ; Zeitschrift für medizinische Prävention. - Stuttgart : Gentner, 1.1966 ff

- Bundesgesundheitsblatt, Gesundheitsforschung, Gesundheitsschutz / Hrsg.: Bundesinstitut für Arzneimittel und Medizinprodukte (BfArM) ; Paul-Ehrlich-Institut ; Robert-Koch-Institut (RKI) ; Deutsches Institut für Medizinische Dokumentation und Information - DIMDI ; Bundeszentrale für Gesundheitliche Aufklärung (BZgA). - Berlin ; Heidelberg : Springer, 42.1999 ff

- Betriebliche Prävention : Arbeit, Gesundheit, Unfallversicherung. - Berlin : Schmidt, 1.1886 - 60.1945 ; N.F. 1.1949 ff

- Epidemiologisches Bulletin : akt. Daten u. Informationen zu Infektionskrankheiten u. Public Health / Hrsg.: Robert Koch-Institut. - Online-Ausg. - Berlin : Robert Koch-Inst., 1995 ff.

- Ergo Med : Zeitschrift für praktische Arbeitsmedizin ; Betriebssicherheit ; betriebliches Gesundheitsmanagement. - Leinfelden : Haefner, 1.1977 ff

- Zentralblatt für Arbeitsmedizin, Arbeitsschutz und Ergonomie : mit Beiträgen aus Umweltmedizin u. Sozialmedizin. – Berlin, Heidelberg : Springer, 1.1977 ff

Historische Werke

- Baader, Ernst W.: Gewerbekrankheiten : klin. Grundlagen d. 31 meldepflichtigen Berufskrankheiten. - Berlin : Urban & Schwarzenberg, 1931

- Hufeland, Christoph Wilhelm: Die Kunst, das menschliche Leben zu verlängern. - Jena : Akad. Buchhandlung, 1797

- Koelsch, Franz: Bernardino Ramazzini : d. Vater d. Gewerbehygiene (1633 – 1714) ; sein Leben u. seine Werke. - Stuttgart : Enke, 1912

- Koelsch, Franz: Physiologie und Hygiene der Arbeit. - Leipzig : Teubner, 1931

- Koelsch, Franz: Handbuch der Berufskrankheiten. - 2 Bd. - Jena : Fischer, 1935-1937

- Koelsch, Franz: Lehrbuch der Gewerbehygiene. - Stuttgart : Enke, 1937

- Ramazzini, Bernardino: Die Krankheiten der Künstler und Handwerker und die Mittel, sich vor denselben zu schützen / Nach d. Ital. des Bernard. Ramazzini neubearb. von Ph. Patissier. - Ilmenau : Voigt, 1823

VII.5 Internetadressen

- **Ausbildungs- und Berufsbeschreibungen** (Datenbank der Bundesagentur für Arbeit)
  http://berufenet.arbeitsagentur.de/berufe/

- **Bundesanstalt für Arbeitsschutz und Arbeitsmedizin (BAuA)**
  http://www.baua.de/

- **Bundesministerien Linksammlung**
  http://www.bundesregierung.de/

- **Bundeszentrale für gesundheitliche Aufklärung (BZgA)**
  http://www.bzga.de/

- **Deutsche Gesellschaft für Arbeitsmedizin und Umweltmedizin e.V. (DGAUM)**
  http://www.dgaum.de/

- **Hauptverband der Deutschen gesetzlichen Unfallversicherung (DGUV)**
  http://www.dguv.de/

- **Prüfungsfragen**
  http://www.kompendium-arbeitsmedizin.de/

- **Reisemedizin**
  http://www.crm.de/ (Centrum für Reisemedizin)
  http://www.dtg.org/ (Dt. Gesellschaft f. Tropenmed. und Internat. Gesundheit e.V.)

- **Robert-Koch-Institut (RKI)**
  http://www.rki.de/

- **Universität München – Institut und Poliklinik für Arbeits- und Umweltmedizin**
  http://www.klinikum.uni-muenchen.de/Institut-und-Poliklinik-fuer-Arbeits-Sozial-und-Umweltmedizin/de/
  (Hier Informationen und Anmeldung zum Listserver „ARBMEDNET“: Plattform zum Erfahrungsaustausch)

- **Verband deutscher Betriebs- und Werksärzte e.V. (VDBW)**
  http://www.vdbw.de/

VII.6 Abkürzungsverzeichnis

- AGW: Arbeitsplatzgrenzwert
- Allg.: Allgemeines
- AMV: Arbeitsmedizinische Vorsorge
- Anw.: Anwendung
- AS: Arbeitssicherheit
- Aufg.: Aufgaben
- BAuA: Bundesanstalt für Arbeitsschutz und Arbeitsmedizin
- BEM: Betriebliches Eingliederungsmanagement
- BK: Berufskrankheit
- BKV: Berufskrankheitenverordnung
- Bel.: Belastung
- BG: Berufsgenossenschaft
- BGW: Biologischer Grenzwert
- BIA: Berufsgenossenschaftliches Institut für Arbeitsschutz
- BK: Berufskrankheit
- Bsp.: Beispiel
- BZgA: Bundeszentrale für gesundheitliche Aufklärung
- dB(A): Dezibel (A-Filter)
- Ca: Karzinom
- CLP: Regulation on Classification, Labelling and Packaging of Substances/Mixtures
- CMR: Carzinogen - Mutagen - Reproduktionstoxisch
- Def.: Definition
- Dg.: Diagnose
- DGAUM: Deutsche Gesellschaft für Arbeits- und Umweltmedizin e.V.
- DGUV: Deutsche Gesetzliche Unfallversicherung
- DGUV-G: Deutsche Gesetzliche Unfallversicherung - Grundsätze
- DGUV-I: Deutsche Gesetzliche Unfallversicherung - Informationen
- DGUV-R: Deutsche Gesetzliche Unfallversicherung - Regeln
- DGUV-V: Deutsche Gesetzliche Unfallversicherung - Vorschriften
- DRV: Deutsche Rentenversicherung
- Eig.: Eigenschaften
- Einfl. Einflussgrößen
- Gef.: Gefährdung
- Herst.: Herstellung
- ILO: International Labour Office
- KG: Körpergewicht
- (k)Hz: (kilo)Herz
- Klin.: Klinik
- Kpl.: Komplikationen
- Krit.: Kriterien
- KSS: Kühlschmierstoffe
- KW: Kohlenwasserstoffe
- Npl.: Neoplasma
- ODIN: Organisationsdienst für nachgehende Untersuchungen
- PAK: Polyzyklische aromatische Kohlenwasserstoffe
- Path.: Pathologie
- ppm: parts per million
- Präd.: Prädilektion
- Präv.: Prävention

- Prg.: Prognose
- PSA: Persönliche Schutzausrüstung
- Probl.: Problematik
- REACH: Registration, Evaluation, Authorisation of Chemicals
- Res.: Resorption
- RKI: Robert-Koch-Institut
- RLT: Raumlufttechnische Anlagen
- SGB: Sozialgesetzbuch
- Sonst.: Sonstiges
- STIKO: Ständige Impfkommission
- Syn.: Synonym
- Th.: Therapie
- Tox.: Toxizität
- TRGS: Technische Regeln für Gefahrstoffe
- Urs.: Ursache
- UVT: Unfallversicherungsträger
- UVV: Unfallverhütungsvorschrift
- VDBW: Verband deutscher Betriebs- und Werksärzte e.V.
- VDI: Verein deutscher Ingenieure
- Vork.: Vorkommen
- WHO: World Health Organization
- Wkg.: Wirkung
- ZAS: Zentrale Erfassungsstelle für asbeststaubgefährdete Arbeitnehmer
- Zus.: Zusammensetzung

VII.7 Register

A

Abrissbrüche der Wirbelfortsätze ... 44
Achtsamkeit ... 130
Akkordarbeit ... 107
Akzeptanzkonzentration ... 188
Alkylaryloxide ... 37
Alkylarylsulfide ... 37
Alternative Betreuung ... 179, 180
Aluminium ... 59
Amine ... 79
Aminobenzol ... 33
Ammoniak ... 76
Ampelmodell ... 188
Angebotsvorsorge ... 183, 185, 193
Anilin ... 33
Anlassbezogene Betreuung ... 179
Antonovsky-Modell ... 139
Arbeiten in Überdruck ... 48
Arbeiten mit Absturzgefahr ... 114
Arbeitsaufenthalt im Ausland ... 123
Arbeitsbedingten Erkrankungen ... 20
Arbeitsbereicherung (Job enrichment) ... 137
Arbeitserweiterung ... 137
Arbeitsmedizinische Empfehlungen ... 187
Arbeitsmedizinische Regeln ... 186
Arbeitsmedizinische Vorsorge ... 120, 159, 163
Arbeitsplatzgrenzwert ... 189
Arbeitsplatzwechsel ... 137
Arbeitspuls ... 108
Arbeitsräume - Anforderungen ... 170
Arbeitsschutzausschuss ... 168
Arbeitsschutzgesetz ... 162
Arbeitssicherheitsgesetz ... 164
Arbeitsstättenverordnung ... 170
Arbeitssucht ... 134
Arbeitsunfähigkeit ... 152
Arbeitsunfall ... 174
Arbeitszeit ... 96, 165
Arbeitszeitgesetz ... 165
Aromatische Amine ... 28
Arsen ... 25
Asbest ... 55, 56, 57, 58, 62, 86
Atemluft ... 27
Atemschutz ... 113
Audiogramm ... 52
Aufbewahrungsfristen ... 160
Augen- und Ohrenärztliches Verfahren ... 175
Augenzittern der Bergleute ... 68
Ausschuss für Arbeitsmedizin ... 186
Ausschuss für Arbeitsstätten ... 171
Ausschuss für Gefahrstoffe ... 189

B

Bäckerasthma ... 65
Barotrauma ... 48
Beanspruchung ... 94
Behinderung ... 154
Belastung ... 94
BEM-Verfahren ... 147
Benzidin ... 28, 33
Benzin ... 82
Benzochinon ... 38
Benzol ... 32, 40
Bereitschaftsräume ... 171
Berufliche Wiedereingliederung ... 148
Beruflicher Umgang mit Kindern ... 118
Berufsbildungswerk ... 149
Berufsförderungswerk ... 149
Berufskrankheit ... 70, 174, 176
Berufskrankheitenverdacht ... 158
Berufskrankheitenverfahren ... 20
Berufskrankheitenverordnung ... 176
Beryllium ... 26
Beschäftigungsverbot ... 118, 158, 168
Betriebliche Gesundheitsförderung ... 140
Betriebl. Eingliederungsmanagement ... 147, 149
Betriebliches Gesundheitsmanagement ... 140
Betriebssanitäter ... 177
Betriebsspezifische Betreuung ... 180
Beurteilungspegel ... 49
Bildschirmarbeit ... 116
Bildschirmarbeitsverordnung ... 170
Bildschirmbrille ... 117
Biologischer Grenzwert ... 189
Biorhythmus ... 97
Biostoffverordnung ... 191
Bleiverbindungen ... 21
Body-Mass-Index ... 94
Boreout-Syndrom ... 134
Brom ... 76
Burning feet ... 24
Burnout-Syndrom ... 133
Büroarbeit ... 116
Butylphenol ... 38
Byssinose ... 63

C

C 5-Senke ... 52
Cadmium ... 23
Cadmiumoxid ... 76
Caisson-Krankheit ... 48
Carpaltunnelsyndrom ... 46
Chlor ... 76
Chrom ... 22
Chronisch obstruktive Bronchitis ... 61

CLP-Verordnung ... 188

D

D-Arzt ... 175
Dauerleistungsgrenze ... 95, 108
Demografischer Wandel ... 145
DGUV-Grundsätze ... 70, 178, 182
DGUV-Informationen ... 178
DGUV-Regeln ... 178
DGUV-Regelwerk ... 177
DGUV-Vorschrift 1 ... 177
DGUV-Vorschrift 2 ... 179
DGUV-Vorschriften ... 177
Dichlordimethylether ... 37
Dichlor-diphenyl-trichlorethan ... 31
Dimethylformamid ... 39
Disstress ... 131
Druckschädigung der Nerven ... 43
Durchgangsarzt-Verfahren ... 175
Dynamischer Arbeit ... 95

E

Eignungsuntersuchung ... 71, 160, 183
Einsatzzeit ... 180
Einschränkungen chronische Erkrankungen ... 150
Einstellungsuntersuchung ... 160
Einwirkungskausalität ... 20
Emotionale Kompetenz ... 133
Empfehlungen für neue Berufskrankheiten .. 69
Encephalopathie ... 39
Energieumsatz ... 94
Epoxidbildner ... 29
Erethismus mercuralis ... 22
Erforderlichkeitsgrundsatz ... 159
Ergänzungsuntersuchung „Lärm" ... 51
Ergonomie ... 98
Erkrankungen der Halswirbelsäule ... 45
Erkrankungen der Lendenwirbelsäule 44, 45
Erkrankungen der Schleimbeutel ... 43
Erkrankungen durch Erschütterung ... 42
Ermächtigungen ... 71
Ermüdung ... 95
Erschöpfung ... 95
Erste Hilfe ... 177
Erste-Hilfe-Raum ... 177
Ersthelfer ... 177
Erstickungsgase ... 27
Erwerbsminderung ... 153
Erythrozytentüpfelung ... 21
Escaper ... 139
Eustress ... 131
Exogen-allergische Alveolitis ... 63

F

Fahr-, Steuer-, Überwachungstätigkeiten 115
Fahrerlaubnisverordnung ... 172
Farmerlunge.. ... 63
Faserjahr ... 58
Fehlzeiten ... 136
Feinstaubjahre ... 61
Feuchtarbeit ... 110
Fließfertigung ... 105
Flugreisen ... 123
Fluor ... 36, 76
Fluorwasserstoffsäure ... 80
Flusssäure ... 80
Fokale Dystonie ... 69
Formaldehyd ... 76, 82
Führungskräfteschulung ... 141

G

Gefährdungsbeurteilung ... 188
Gefahrstoffverordnung ... 188
Gehörschäden ... 50
Gentechnik-Sicherheitsverordnung ... 193
Gesundheit ... 139
Gesundheitsdienst ... 121, 194
Gesundheitsmanagement ... 141
Gesundheitszirkel ... 141
Gleichgestellte ... 151
Gleichstellung ... 154
Gonarthrose ... 46
Grad der Behinderung ... 154
Grauer Star durch Wärmestrahlung ... 53
Grundbetreuung ... 179, 180
Grundumsatz ... 94
Gruppenarbeit ... 106, 137

H

Haftungsausfüllende Kausalität ... 20
Haftungsbegründende Kausalität ... 20
Halogenkohlenwasserstoffe ... 28
Hamburger Modell ... 148
H-Arzt-Verfahren ... 175
Hautarzt-Verfahren ... 175
Hauterkrankungen ... 66
Hautkrebs ... 67
Hitzearbeit ... 109
Hörprüfung ... 51
Hypothenar-Hammer-Syndrom ... 47

I

Impfprävention ... 161
Impfstoffe und Impfungen ... 124
Industrie 4.0 ... 104
Infektionsgefährdung ... 120, 121
Infektionsschutzgesetz ... 121, 161, 194
Informationelles Selbstbestimmungsrecht . 159, 182
Integrationsamt ... 151
Ionisierende Strahlen ... 53
Isozyanate ... 38, 65, 76
Itai-Itai-Krankheit ... 23

J

Job Enlargement ... 137
Job Rotation ... 137
Jugendarbeitsschutzgesetz ... 166

K

Kältearbeit ... 109
Kanzerogene Gefahrstoffe ... 88, 89
Kanzerogenitätsindex ... 86
Karasek-Modell ... 132
Kehlkopfkrebs ... 58
Keimzellmutagene Gefahrstoffe ... 88
Keramikfasern ... 87
Kohlenmonoxid ... 27
Kokereirohgase ... 60
Kontaktekzem ... 66
Kontrollbereich ... 190
Krankengeld ... 152
Krankheit ... 139
Kritische Faserabmessung ... 86
Kühlschmierstoffe ... 81
Künstliche Mineralfasern ... 86

L

Lärmschwerhörigkeit ... 49
Lastenhandhabungsverordnung ... 108
Lebensmittelkontakt ... 194
Leistungsumsatz ... 94
Leitmerkmalmethode ... 108
Lohnausgleichsverfahren ... 119
Lösungsmittel ... 39
Löten ... 111
Lötrauche ... 112
Lunatummalazie ... 42
Lungenfibrose ... 62
Lungenkrebs ... 58, 61, 62

M

Malariaprophylaxe ... 123
Mangan ... 23
Mees-Streifen ... 24, 25
Meniskusschäden ... 41
Mesotheliom ... 58
Metalldampffieber ... 26
Metallstäube ... 59
Methämoglobin ... 33, 78
Methylalkohol ... 35
Minderung der Erwerbsfähigkeit ... 154
Mitarbeiterführung ... 129
Mobbing ... 135
Monochlormethan ... 29
Monotonie ... 137
Mutterschutzgesetz ... 118, 167

N

Nacht- und Schichtarbeit ... 165
Nadelstichverletzungen ... 122
Naphthylamin ... 28, 33
Nichtraucherschutz ... 143
Nickel ... 60
Nitrate ... 78
Nitrite ... 78
Nitrobenzol ... 33
Nitroglycerin ... 36
Nitrosamine ... 79
Nitrose Gase ... 76, 77

O

Obstruktive Atemwegserkrankung ... 65
Öffnungsklausel ... 20
Organische Lösungsmittel ... 83
Organische Phosphorverbindungen ... 35
Ozon ... 76, 77

P

Passivrauchen ... 143
Pausen ... 96, 165
Peritonealmesotheliom ... 58
Pflichtvorsorge ... 183, 185, 193
Phosgen ... 76, 77
Phosphor ... 25
Physikal-Work Capacity ... 113
Pleuramesotheliom ... 58
Pneumokoniosen ... 55
Polychlorierte Biphenyle ... 31
Polyneuropathie ... 39
Polyzyklische aromatische Kohlenwasserstoffe ... 62, 69
Postexpositionsprophylaxe ... 122
Präventionsgesetz ... 161
Psychische Belastungsfaktoren ... 128
Psychische Erkrankungen ... 128
Psychische Gesundheit ... 128

Q

Qualitätsmanagement ... 196
Qualitätssicherung ... 195
Quarzstaublungenerkrankung ... 55
Quecksilber ... 22

R

Radikalbildner ... 28
Raumklimaparameter ... 99
Raumlufttechnische Anlagen ... 99
REACH-Verordnung ... 188
Rechtliche Fragen ... 158
Regelbetreuung ... 179
Rehabilitation ... 148
Reintonaudiometrie ... 51
Reizgase ... 76
Risikogruppeneinstufung ... 191
Röntgenverordnung ... 190
Ruhezeit ... 165, 166

S

Salpetersäureester 36
Salutogenese 139
Säuredämpfe 76
Schicht- und Nachtarbeit 108
Schipperkrankheit 44
Schutzstufen 192
Schwefeldioxid 76
Schwefelkohlenstoff 34
Schwefelsäurehaltige Aerosole 40
Schwefelwasserstoff 27
Schweißen 111
Schweißrauche 62, 112
Schwerarbeit 108
Schwerbehinderte 151
Schwerbehindertenrecht 151
Schwerbehinderung 154
Sehnenscheidenerkrankungen 41
Serokonversion 122
Siebtest „Lärm I" 51
Siegrist-Modell 132
Silikose 55, 61
Silikotuberkulose 56, 61
SISI-Test 52
Sonntagsarbeit 165
Sozialgesetzbücher 152
Sozialrecht 152
Sozialversicherungen 152
Sperrbereich 190
Sressprävention 132
Staatlicher Gewerbearzt 169
Staatliches Gewerbeaufsichtsamt 169
Statische Arbeit 95
Stäube 85
Stäube von Eichen- und Buchenholz 64
Stickstoffoxide 76
Strahlenkrankheit 53
Strahlenschutzgesetz 190
Strahlenschutzverordnung 190
Stress 131
Stressbewältigung 132
Stressoren 131
Stressreaktionen 132
Styrol 32
Suchtprävention 144

T

Tabakrauchen im Betrieb 143
Taylorismus 105
Technische Regeln für Gefahrstoffe 189
Technisches Regelwerk 189
Telearbeit 170
Tendovaginitis crepitans 41
Tetrachlorethylen 30
Tetrachlormethan 29
Thallium 24
Thenar-Hammer-Syndrom 47
Thomasmehl 59
Toleranzkonzentration 188
Toluol 32
Toxisches Lungenödem 76
Tremor mercuralis 22
Trennungsgebot 159
Trichlorethylen 30
Tropenkrankheiten 54

U

Überwachungsbereich 190
Umlageverfahren 168
Unfallverhütungsvorschriften 177
Unfallversicherungsrecht 174
Unfallversicherungsträger 174
UV-Strahlung 67

V

Vanadium 24
Verletzungsarten-Verfahren 175
Verordnung zur arbeitsmedizinischen Vorsorge 182
Vibrationsbedingtes vasospastisches Syndrom 43
Vinylchlorid 30
Vogelhalterlunge 63
Vorsorgebescheinigung 160, 182
Vorsorgekartei 160, 182

W

Wegeunfall 174
Weißfingerkrankheit 43
Weißfleckenkrankheit 38
Workaholism 134
Wunschvorsorge 183
Wurmkrankheit der Bergleute 54

X

Xylol 32

Z

Zahnabrasionen 46
Zahnschäden durch Säure 37
Zirkadiane Periodik 97